L•E•O

NICK ORTNER

Tapping

Leben ohne Stress

Die revolutionäre neue Selbsthilfe-Methode

Aus dem amerikanischen Englisch
übertragen
von Daniela Schenker

L•E•O

L · E · O Verlag ist ein Imprint der Scorpio Verlag GmbH & Co. KG,
herausgegeben von Michael Görden

FSC
www.fsc.org
MIX
Papier aus verantwortungsvollen Quellen
FSC® C014496

Published by Arrangement with Hay House Inc., Carlsbad, CA
Die Originalausgabe ist erstmals 2013 bei Hay House Inc. erschienen.
Titel der amerikanischen Originalausgabe: *The Tapping Solution*

Lektorat: Marita Böhm
Umschlaggestaltung: Torge Niemann, WRAGE
Umschlagillustration: Michelle Polizzi
Satz: BuchHaus, Robert Gigler, München
Druck und Bindung: GGP Media GmbH, Pößneck
ISBN 978-3-95736-000-7

Mehr über unsere Bücher
www.leoverlag.de

INHALT

VORWORT

Paula hatte fast täglich schreckliche, lähmende Kopfschmerzen und Migräne. Unter diesem Dauerschmerz litt sie seit über einem Jahrzehnt. Selbst mit den Migränemedikamenten und den Schlaftabletten, die ich ihr verschrieben hatte, ging sie wegen dieser hartnäckigen Schmerzen und der daraus resultierenden Schlaflosigkeit meist viermal im Monat in die Notaufnahme. Zusätzlich zu ihren Medikamenten hatte sie sich auf einen Lebensstil ausgerichtet, der sich für Menschen in einer ähnlichen Situation als hilfreich erwiesen hatte – sie vermied Gluten, Fleisch und Milchprodukte, führte eine Schlafroutine ein und nahm Nahrungsergänzungsmittel ein – aber bei ihr funktionierte nichts. Der Kopfschmerz schien nie abzuklingen und ruinierte ihr Leben.

Für einen Arzt gibt es nichts Entmutigenderes, als zu sehen, wie die eigenen Patienten leiden. Ich beschloss, Paula an meinen Freund Nick Ortner zu verweisen, der mit EFT oder »Klopfen« arbeitete, denn ich hatte gehört, dass man damit unglaubliche Resultate erzielte. Nick hatte ich ein Jahr zuvor durch einen gemeinsamen Freund kennengelernt. Während unserer Unterhaltung hatte er mir die Wissenschaft hinter dem Klopfen erklärt und warum es bei einem solch breiten Spektrum von Störungen der Gesundheit und des Wohlbefindens funktionieren würde – von der Linderung körperlicher und emotionaler Leiden bis hin zur Auflösung von Phobien und der Verbesserung unserer Beziehungen. Ich hoffte zwar, dass diese Technik Paulas Probleme lösen würde, hegte aber immer noch Zweifel. Ich sagte Paula auch, dass ich mir unsicher sei, aber an diesem Punkt war sie zu allem bereit. Uns beiden war klar, dass sie eine neue Heilmethode brauchte, eine neue Möglichkeit, um ihre Medikamentenabhängigkeit zu überwinden, da die längere Einnahme ihrer Gesundheit schadete.

Es dauerte einige Monate, bis ich einen vollständigen Bericht über Paulas Fortschritte erhielt, auch wenn ich im Laufe der Zeit immer wieder gelegentlich ein paar gute Neuigkeiten hörte – dass ihre Schmerzen abnahmen und sie weniger Medikamente benötigte. Als ich das von Paula persönlich hörte, war ich zutiefst erstaunt. Paula war nicht nur hundertprozentig schmerzfrei, sondern nahm auch überhaupt keine Medikamente mehr ein. Durch ihre Arbeit mit Nick, der das Klopfen einsetzte, um mit ihr, wie sie sagte, eine »emotionale Reise« zu unternehmen, wurde sie von ihren Schmerzen und Medikamenten befreit. Schließlich konnte sie wieder ein normales, aktives und erfüllendes Leben aufnehmen. Welch ein Unterschied!

Ich habe die beeindruckenden Wirkungen des Klopfens selbst erlebt und wollte dann natürlich noch mehr darüber erfahren. Ich begann, eigene Forschungen anzustellen, und konnte mich von den Vorteilen des Klopfens in Verbindung mit der funktionellen Medizin überzeugen, mit der ich seit über zwanzig Jahren Tausende von Patienten behandelt habe. Bis heute überweise ich besonders problematische Fälle an Nick, dessen Klopfergebnisse konstant sind und eine dauerhafte Wirkung zeigen.

Als praktizierender Arzt der funktionellen Medizin und als leidenschaftlicher Befürworter dessen, unser Verständnis der Gesundheitsfürsorge zu fördern und zu verbessern, freue ich mich über die Möglichkeiten, die das Klopfen bereithält. In der Medizin wie überall in der Wissenschaft müssen wir über die Grenzen unseres Wissens hinausgehen und unsere Herangehensweisen in Bezug auf Heilung bewerten. Es ist unsere Aufgabe und Verantwortung, kontinuierlich nach den effektivsten Wegen zu suchen, um nicht nur Krankheitssymptome zu behandeln, sondern auch einen Ansatz zu wählen, der das Ungleichgewicht oder Blockaden als Verursacher von Krankheiten ins Visier nimmt. Anstatt sozusagen den »welkenden Baum zu wässern«, müssen wir die Baumwurzeln pflegen, damit der Baum von selbst gedeihen kann.

Das Klopfen konzentriert sich auf die eigentliche Ursache von Problemen der Gesundheit und des Wohlbefindens, indem es die Stressreaktion des Körpers schnell und effektiv unterbindet. Wie Sie in diesem Buch entdecken werden, ist das Klopfen ein mächtiges Werkzeug, um die Gesundheit auf mehreren Ebenen – der geistigen, emotionalen und körperlichen – zu fördern. Das Klopfen führt zu konstanten und überzeugenden Ergebnissen – bei Depressionen, Ängsten, stressbedingten Störungen wie posttraumatischer Belastungsstörung (PTBS) und Fibromyalgie bis hin zu körperlichen Schmerzen und noch vielem mehr. Wenn es mit einem gesunden Lebensstil wie einer vollwertigen und vorwiegend pflanzlichen Ernährung, regelmäßiger körperlicher Bewegung und natürlichen Nahrungsergänzungsmitteln kombiniert wird, die die Gesundheit systematisch fördern, dann ist das Klopfen eine schnelle und nicht invasive Methode, um proaktiv den Stress zu bewältigen, der unseren Körper so oft krankheitsanfällig macht.

Wenn ich einen Augenblick lang in die Zukunft der Medizin blicke und spekuliere, wie wir als Kultur unser Leben und unser Wohlbefinden in den nächsten Jahren und Jahrzehnten verstehen und in den Griff bekommen, kann ich mit Leichtigkeit eine Welt erkennen, in der uns das Klopfen von unnötigen Medikamenten befreit, das Wohlsein fördert und ein bedeutenderes, besseres, liebevolleres und reicheres Leben schafft. Ich fühle mich geehrt und freue mich gleichzeitig darauf, zu dieser neuen Welt beizutragen, und hoffe, dass Sie ebenfalls dieses Buch nutzen werden, um die unendlichen Belohnungen zu ernten, die uns das Klopfen bietet.

Dr. med. Mark Hyman

EINLEITUNG

Wahrscheinlich wirkte ich ziemlich lächerlich. Oder meinte zumindest, dass ich lächerlich wirkte.

Es war im Frühjahr 2004. Ich saß allein da, starrte auf einen Bildschirm, führte Selbstgespräche und beklopfte verschiedene Stellen meines Körpers. Hätten Sie mich durchs Fenster beobachtet, hätten Sie vielleicht vermutet, dass da ein Verrückter saß.

Tatsächlich machte mich gerade etwas ein bisschen verrückt. Die Nackenschmerzen, mit denen ich an diesem Morgen aufgewacht war, waren so schlimm, dass ich keine Ahnung hatte, wie ich den Tag überleben sollte. Sie kennen sicherlich diese Art von Schmerzen, die ich meine. Sie schlafen in der falschen Haltung, wachen auf und haben einen steifen Hals. Manchmal hält das auch zwei oder drei Tage lang an, und in dieser Zeit können Sie den Kopf nur langsam bewegen. Für den Rest der Welt sehen Sie wie ein Roboter aus.

Ich war so ziemlich zu allem bereit, um den Schmerz zum Verschwinden zu bringen.

Dazu gehörte auch so etwas Seltsames wie das Klopfen.

Ich hatte schon viel vom »Klopfen« oder EFT (Techniken der Emotionalen Freiheit) gehört. Es sollte eine Kombination aus alter chinesischer Akupressur und moderner Psychologie sein und galt bei zahlreichen Problemen als Heilmittel. Ich hatte eine Wundergeschichte nach der anderen gelesen und dachte mir deshalb: »Warum nicht? Ich könnte es eigentlich mal ausprobieren und sehen, was passiert.«

Zu meinem Erstaunen verschwanden die Schmerzen nicht erst nach Tagen, sondern innerhalb von zehn Minuten. Was für eine Erleichterung, dass ich meinen Hals wieder wie ein normaler Mensch bewegen konnte! Es ging mir den ganzen Tag über gut! Diese Klopferei *funktionierte* tatsächlich!

Zufrieden, dass ich schmerzfrei war, wollte ich mich wieder meinem Tagesablauf widmen. Aber plötzlich wurde mir klar: Es ging hier um sehr viel mehr als nur um Nackenschmerzen. Wenn das Klopfen bei meinem Hals und Nacken funktionierte, wie konnte es mir dann sonst noch helfen? Wie viele von uns hatte ich eine bestimmte Weltsicht – und dazu gehörte, dass es so etwas wie sofortige Schmerzfreiheit nicht gab. Dieses kleine Experiment öffnete meinen Geist für einen Ozean an Möglichkeiten, über die ich zuvor noch nie nachgedacht hatte.

Seien wir ehrlich: Vielen von uns wurde beigebracht, dass es eine gewisse Zeit dauert, um ein Problem »in Ordnung zu bringen« oder um etwas zu verändern – falls wir überhaupt davon ausgehen, dass es gelöst werden kann. Was aber wäre, wenn Schmerzen, gesundheitliche Beeinträchtigungen, Süchte, Gewichts-, Beziehungs- und finanzielle Probleme wirklich gelöst werden *könnten* – und zwar auf schnelle und einfache Art und Weise? Was wäre, wenn das Unmögliche tatsächlich möglich wäre?

Das waren die Gedanken, die mir nach meiner ersten Klopferfahrung durch den Kopf gingen. Vielleicht hatten die Nackenschmerzen ja die Blutzufuhr zum Gehirn eingeschränkt – und ich war erst jetzt in der Lage, klarer zu denken! Ich begann zu erkennen – und mir vorzustellen –, was ich in meinem Leben noch verändern und wie ich den Menschen, die ich liebte, helfen konnte.

Zuerst war es bloß ein Hobby. Ich übte das Klopfen ausgiebig bei mir selbst aus und begann dann, mit Freunden und Familienangehörigen zu arbeiten. Bald hatte ich private Klienten. Die Menschen in meiner Umgebung lernten schnell, dass sie sich besser gleich zum Klopfen bereit machten, wenn sie sich mit mir über ein beliebiges Problem in ihrem Leben austauschten – ob es sich nun um ein körperliches Leiden oder eine hinderliche Emotion handelte! Ich verschonte niemanden und bestand darauf, dass jeder diese unglaubliche Technik ausprobieren sollte.

Immer wieder war ich davon fasziniert, was ich da erlebte. Damals ordnete ich alle Resultate einfach in folgende Kategorie ein: »Keine Ahnung, wie es funktioniert, aber es funktioniert, und nur das ist mir wichtig!« Aber inzwischen geben die neuesten Erkenntnisse aus Wissenschaft und Forschung Aufschluss über die Prinzipien, die dem Klopfprozess zugrunde liegen, und die Gründe, weshalb er eine solch radikale und positive Veränderung bewirken kann.

Als ich auf EFT stieß, wurde die Technik bereits von Zehntausenden oder Hunderttausenden von Menschen weltweit eingesetzt. Es gab eine blühende Gemeinschaft, deren Mitglieder diese Prinzipien gemeinsam erforschten und sich über die Ergebnisse austauschten. Aber trotzdem betrachtete man den Prozess mit sehr viel Skepsis. Ich verspürte den dringenden Wunsch, zur weiteren Verbreitung dieses Werkzeugs beizutragen.

Ohne Filmerfahrung und mit einem begrenzten Budget, das aus ausgereizten Kreditkarten und ein paar kleinen Krediten bestand, beschloss ich, einen Dokumentarfilm zu drehen, der die unglaublichen Resultate durch EFT festhielt. Ich bat meine jüngere Schwester Jessica und meinen besten Freund, Nick Polizzi (ja, es gibt hier zwei Nicks), um Unterstützung und machte mich daran, die Wirkungen dieser Technik auf eine greifbare, konkrete Weise zu dokumentieren. Der Film sollte nicht nur spannend sein und die erstaunlichen Ergebnisse zeigen, sondern den Zuschauern auch vermitteln, wie sie die Technik anwenden konnten.

Die ersten sechs Monate verbrachten wir damit, durchs Land zu reisen und jede Menge Fachleute, Ärzte, Psychologen, Psychiater, auf dem Gebiet der Persönlichkeitsentwicklung spezialisierte Referenten sowie Bestsellerautoren zu interviewen, die selbst EFT einsetzten. Immer wieder teilten sie ihre persönliche Leidenschaft, ihren Enthusiasmus und ihre positiven Erfahrungen mit uns. Das Filmmaterial war zwar faszinierend und informativ, aber es erzählte nicht die ganze Geschichte. Es war wichtig, auch die Geschichten von ganz normalen Leuten zu filmen, die diese Technik anwendeten, und nicht einfach nur auf deren früheren Erfahrungen einzugehen, sondern auch EFT-Ergebnisse in Echtzeit zu zeigen.

Und das führte mich und Nick Polizzi im Herbst 2007 in das Haus von Jodi McDonald. Jodi litt an Fibromyalgie, einer schmerzhaften und oft falsch diagnostizierten Erkrankung. Wir besuchten sie in ihrem Haus in Austin, Texas, um sie vor einer Veranstaltung zu filmen, die ein paar Wochen später stattfinden sollte: Zehn Personen mit verschiedenen schweren Problemen – chronischen Rückenschmerzen,Fibromyalgie, Trauer, Schlaflosigkeit usw. – kamen zusammen, um herauszufinden, wie ihnen EFT bei ihren Beschwerden helfen konnte.

Wir waren vor Ort, um Jodis Erkrankung und ihre Beschwerden vor dem Beginn der Klopfarbeit zu dokumentieren. Ich freute mich darauf, Jodi zu begegnen, um herauszufinden, was in ihrem Leben vorging und wie EFT helfen konnte.

Wenn man Jodis strahlendes Lächeln und ihre lebhaften Augen sah, wollte man nicht glauben, unter welchen Schmerzen sie litt. Häufig konnte sie nur am Boden kriechen, und im Laufe einer typischen Nacht wachte sie fünfzehn bis zwanzig Mal von ihren Schmerzen auf. Man hätte auch nicht vermutet, dass sie aufgrund ihrer chronischen Knieschmerzen gezwungen war, die langen Naturwanderungen aufzugeben, an denen sie sich jahrelang erfreut hatte.

Aber in Wahrheit waren Jodis Schmerzen so heftig, dass sie kaum eine kurze Treppe hinaufkam. Acht Jahre nach ihrer Diagnose bestimmte die Fibromyalgie ihr Leben – und ruinierte es langsam.

Als Lehrerin, Heilerin, angehende Schriftstellerin, Ehefrau und Mutter von vier Kindern war Jodi entschlossen, weiterhin voll und ganz zu leben. Egal wie stark die Schmerzen auch waren – sie konnte es einfach nicht akzeptieren, dass ihre Krankheit »unheilbar« sei, wie die Ärzte sagten. Da sie fest an die positive Psychologie und das Gesetz der Anziehung glaubte, war sie entschlossen, weiter zu lächeln. Sie weigerte sich einfach, ihr Leben aufzugeben.

Nachdem wir einige Minuten lang mit Jodi gesprochen hatten, waren zwei Dinge offensichtlich. Erstens hatte sie als junges Mädchen einige traumatische Ereignisse durchlebt. Dazu gehörte auch, dass sie mitansehen musste, wie ihre Mutter von ihrem Vater geschlagen wurde. Zweitens hatte Jodi es sich trotz allem zur Aufgabe gemacht, ein positiver, produktiver Mensch zu sein, der die meiste Zeit damit verbrachte, anderen zu helfen.

Sie tat ihr Bestes, um glücklich zu sein, ging zu all den richtigen Ärzten und probierte alternative Heilweisen aus. Sie hätte alles dafür getan, um ihre Schmerzen zu beseitigen und geheilt zu werden, aber es funktionierte einfach nicht. Was ging da vor sich? Und konnte diese seltsame Technik ihr helfen?

Mein Herz schlug für Jodi, und ich hätte gerne sofort mit ihr EFT gemacht. Aber ich musste damit warten, denn wir hatten vereinbart, dass sie erst einige Wochen später auf der viertägigen Veranstaltung in die Arbeit eingeführt werden würde.

Nachdem Jodi uns ihre Geschichte erzählt hatte (und sicherlich auch das leckerste Essen auf der ganzen Reise für uns gekocht hatte), waren Nick und ich wieder unterwegs. Wir besuchten die anderen wunderbaren Menschen, die zur Veranstaltung eingeladen waren – Menschen, die verzweifelt auf eine Lösung und verzweifelt auf eine Veränderung warteten.

Bei Donna war Brustkrebs diagnostiziert worden, und sie litt körperlich und emotional unter der Krankheit – sowie an kräftezehrender Schlaflosigkeit.

John, ein Vietnamveteran, hatte seit dreißig Jahren starke Rückenschmerzen. Von diesen Schmerzen hatten ihn weder Ärzte noch Operationen noch Schmerzmittel befreien können.

Rene war von lähmender Trauer erfüllt, seitdem seine Frau drei Monate zuvor bei einem Autounfall ums Leben gekommen war.

Jackie hatte Angst, in der Öffentlichkeit zu sprechen, und war zu scheu, um viele Dinge zu tun, die sie eigentlich machen wollte.

Und mehr. Wenn ich sage, dass sich mein Herz nach der Begegnung mit diesen erstaunlichen Menschen geöffnet hatte, ist das schlichtweg untertrieben. Wenn diese zehn Personen so sehr litten, nach Lösungen ihrer Lebensprobleme suchten und sie nicht fanden, wie viele Millionen oder Milliarden Menschen waren dann in derselben Lage? Die Frage für mich war letztendlich, ob das Klopfen wirklich helfen konnte.

Was dann geschah, werde ich im Laufe dieses Buches genauer schildern. Aber als Vorgeschmack möchte ich noch kurz auf Jodi eingehen. Jodi, deren Erkrankung als »unheilbar« galt und der niemand helfen konnte, war *am zweiten Tag* der viertägigen Veranstaltung schmerzfrei! Auch Jahre später ist sie schmerzfrei, und ihr Leben ist auf vielerlei Weise transformiert worden. (Mehr über ihre inspirierende Geschichte in Kapitel 6.)

Wenn Jodi angesichts solch schwerwiegender Erkrankung ein solch außergewöhnliches Ergebnis erfuhr, was ist dann bei Ihnen möglich?

Nun sind Sie an der Reihe. Sind Sie für diese Art von Veränderung bereit?

Gibt es irgendwelche Probleme oder Umstände in Ihrem Leben, die Sie ändern möchten?

Kindheitstraumata, Ängste, körperliche Leiden, Gewichtsprobleme, finanzielle Schwierigkeiten, Beziehungsprobleme? EFT hat sich als atemberaubend effektiv erwiesen, und dabei spielt es keine Rolle, wie Ihre Lage aussieht. In diesem Buch gehen wir in die Tiefe – wir erforschen jedes einzelne Problem (und mehr) und zeigen Ihnen, wie Sie die Klopftechniken einsetzen, um die *Grundmuster* zu verändern, die diesen Beeinträchtigungen in Ihrem Leben zugrunde liegen.

Ich brauche kein Hellseher zu sein, um zu wissen, dass bei Ihnen Ihr Leben lang die gleichen Muster abgelaufen sind, manchmal mit geringfügigen Abweichungen. Ich brauche Sie nicht einmal zu treffen, um zu erraten, dass Sie frustriert sind, weil Sie immer und immer wieder das Gleiche tun – und, wie zu erwarten, die gleichen Ergebnisse erhalten.

Sie haben sich wahrscheinlich unzählige Male gesagt: »Oje, es ist doch nicht zu fassen, dass ich das schon wieder so gemacht habe!«

»Warum habe ich wieder ... zu ihm gesagt?«

»Warum habe ich wieder ... gegessen?«

»Warum habe ich wieder keinen Sport gemacht?«

»Warum ist das Geld wieder knapp?«

»Warum bin ich wieder frustriert (oder wütend, orientierungslos, überfordert, ängstlich, müde oder was auch immer Ihr »Ding« ist?).

Und ich formuliere das Ganze hier noch äußerst freundlich. Wahrscheinlich gehen Sie nicht nett mit sich selbst um. Die meisten von uns fügen noch ein oder zwei saftige Schimpfwörter hinzu!

Über Ihrem negativen Denken und Verhalten steht die Tatsache, dass Sie ja *versuchen*, sich zu bessern. Und trotzdem ... Sie erzielen immer noch nicht die gewünschten Ergebnisse. Das macht es nur noch schlimmer! Wenn Sie sich Ihrer Muster und Verhaltensweisen wenigstens nicht bewusst wären ... aber Sie sind es! Und trotzdem läuft es so weiter. Wie wir später sehen werden, nahm ein Großteil Ihrer gegenwärtigen Verhaltensweisen vor Ihrem siebten Lebensjahr seinen Anfang! Und diese Verhaltensweisen haben Sie von den Eltern, Lehrern, der Gesellschaft und von Freunden gelernt.

In der Vergangenheit bestand die Herausforderung darin, diese Muster zu identifizieren – aber das war keine Möglichkeit, um sie zu beseitigen, um etwas dagegen zu unternehmen. Wir konnten Woche für Woche zum Psychologen oder Psychiater gehen, um über diese Probleme zu sprechen, aber oft erreichten wir dadurch nur wenig. Geringstenfalls erfolgten die Resultate langsamer als gewünscht. Wir konnten über das Problem meditieren, was uns vielleicht entlastete, aber ein paar Tage oder sogar nur Stunden später war es wieder da. Wir konnten uns dazu »zwingen«, uns zu ändern – ein meist schmerzhaftes Vorgehen, das nur selten von Dauer war. Manchmal hatten wir Erfolg, manchmal aber auch nicht. Aber alles in allem haben uns diese Methoden nicht das unerschütterliche Gefühl gegeben, unser Leben in der Hand zu haben.

Bis jetzt.

EFT funktioniert anders als alles andere, was ich je erlebt habe. Es wird unsere Welt revolutionieren. Und tatsächlich ist es auch schon dabei, wie Sie in Kapitel 13 erfahren, in dem wir uns mit der erstaunlichen Arbeit auf dem Gebiet der Traumaauflösung beschäftigen werden. Aber bevor wir sehen, was EFT für die Welt tun kann, wollen wir sehen, wie es auch nur ein Leben verändern kann: nämlich Ihres.

Erinnern Sie sich an diese Muster, von denen wir gesprochen haben? Endlich gibt es eine Möglichkeit, um sie zu unterbrechen, zu entkuppeln, aufzulösen und zu überwinden. Das Klopfen kommt an die Wurzel dessen heran, was vor sich geht, bringt Körper und Geist ins Gleichgewicht und verändert unser Handeln und Fühlen sowie unsere Wahrnehmung der Welt. Das Klopfen kann wirklich bei *allem* eingesetzt werden, und den Grund dafür werde ich im nächsten Kapitel erklären. Aber zuerst werden wir uns darauf konzentrieren, wie wir es in den Schlüsselbereichen unseres Lebens einsetzen – und zwar in den Bereichen, die Sie wahrscheinlich am stärksten beeinflussen. Später werden Sie dann lernen, wie Sie EFT auf beliebige Situationen anwenden, wie Sie es weitergeben und mit der Welt teilen.

Über dieses Buch

Die ersten beiden Kapitel dieses Buches sind absolut wichtig, denn sie bilden die Grundlage für alles Weitere. KAPITEL 1 befasst sich mit der Entdeckung und Geschichte des Klopfens und den neuesten wissenschaftlichen Erkenntnissen, die diesen Prozess bestätigen.

In KAPITEL 2 gliedere ich den EFT-Prozess auf, damit Sie seine Funktionsweise verstehen und das Klopfen unmittelbar bei sich selbst erleben können. Mit am spannendsten beim Klopfen ist, dass Sie den Unterschied, den es auf Körper und Geist ausübt, *unmittelbar* spüren können. Sie brauchen sich nicht stundenlang mit einem Prozess zu befassen oder dreißig Tage lang zu warten, bis sich Ergebnisse einstellen.

Wenn Sie einmal die Grundlagen des Prozesses gelernt und erlebt haben, wie sehr er Ihnen hilft, werden wir uns auch mit einigen Gründen befassen, warum Sie vielleicht für Veränderungen nicht bereit sind. Dem Veränderungswunsch liegen oft unbewusste oder halb bewusste Vorstellungen und Glaubenssätze zugrunde – Muster, die die gewünschte Veränderung verhindern. In KAPITEL 3 wenden wir EFT auf diese Muster an, damit Sie im weiteren Verlauf dieses Buches die besten Ergebnisse erzielen.

KAPITEL 4 untersucht, wie EFT eingesetzt werden kann, damit Sie umgehend den Stresspegel in Ihrem Leben senken und den Allgemeinzustand der Angst und des Gefühls der Überforderung lindern können, unter dem viele von uns leiden.

KAPITEL 5 beeindruckt und überzeugt vielleicht am meisten, denn hier untersuchen wir den Zusammenhang zwischen negativen Kindheitsereignissen und -erfahrungen und unserer jetzigen Situation. Aus diesem Bereich stammen einige der dramatischsten Resultate, die ich beim Einsatz von EFT beobachtet habe.

Die beiden darauf folgenden Kapitel gehen näher auf EFT und den physischen Körper ein. KAPITEL 6 gibt einen Überblick über die Wirkung von Stress auf den Körper und wie wir EFT bei Heilungsprozessen einsetzen können. KAPITEL 7 befasst sich wiederum direkt mit der Anwendung von EFT bei körperlichen Schmerzen.

In KAPITEL 8 befassen wir uns damit, wie wir EFT verwenden können, um heftiges Verlangen auszuschalten, für ein besseres Körperbild zu sorgen und abzunehmen. Ich weiß, dass dies für viele Leser ein Thema ist – und dass viele von Ihnen dieses Kapitel sofort lesen möchten –, aber ich rate Ihnen davon ab. Sie benötigen die Informationen der vorherigen Kapitel, damit EFT Ihnen beim Abnehmen effektiver helfen kann.

In den KAPITELN 9 und 10 verrate ich einige meiner beeindruckendsten persönlichen Erlebnisse mit EFT – wie ich die Liebe meines Lebens angezogen und meine Glaubensmuster und darauf folgenden Erfahrungen mit Geld und Finanzen verändert habe. Ich zeige Ihnen, wie Sie das Gleiche tun können, und zwar erstaunlich schnell!

KAPITEL 11 beginnt mit einer Geschichte, die Sie zum Lachen bringt und Ihnen die Werkzeuge an die Hand gibt, um sich mit einigen ernsten Problemen auseinanderzusetzen: nämlich mit Ihren stärksten Ängsten und Phobien. KAPITEL 12 enthält eine ausführliche Liste weiterer Anwendungsmöglichkeiten von EFT, wobei jeder Punkt ohne Weiteres in einem eigenen Kapitel behandelt werden könnte: Schlaflosigkeit und Schlafstörungen, Arbeit mit Kindern, Steigerung sportlicher Leistungen, Heilung von Süchten und vieles mehr.

KAPITEL 13 schenkt Ihnen vielleicht die stärksten Inspirationen, denn wir erfahren von der bahnbrechenden und wunderbaren EFT-Arbeit, die von Einzelnen und Organisationen weltweit geleistet wird.

In KAPITEL 14 schließlich zeige ich Ihnen eine neue Vision für Sie und Ihr Leben mithilfe von EFT. In diesem Kapitel finden Sie Hoffnung, Möglichkeiten und neue Ideen, die sie in das Leben hineinkatapultieren, von dem Sie schon immer geträumt haben.

Überall im Buch finden Sie sogenannte Klopfskripte, die Ihnen dabei helfen, diesen Prozess in Ihrem Leben zu nutzen. In den »Berufsprofilen« gehe ich auch auf einige Ärzte, Psychologen und Psychiater, die in ihrer Praxis EFT benutzen, ausführlicher ein. Das wird Ihnen die Augen öffnen für einige Einsatzmöglichkeiten des Klopfens in der traditionellen Medizin.

Es ehrt mich, Sie auf diesem Weg begleiten zu dürfen. Mein tiefster Wunsch besteht darin, dass Sie auf den Seiten dieses Buches die Hoffnung, die Magie, die Wunder und die Möglichkeiten finden, die ich bei EFT erlebt habe. Mein Leben hat sich dadurch verändert und verändert sich weiterhin Tag für Tag. Ich weiß, dass bei Ihnen und den Ihnen nahestehenden Menschen das Gleiche passieren kann.

Es ist an der Zeit, diese Muster zu ändern …

Es ist an der Zeit, einen gesunden, durchtrainierten und kräftigen Körper zu haben …

Es ist an der Zeit, Fülle, Wohlstand und Glück zu manifestieren …

Es ist an der Zeit, erfüllende, nährende, positive Beziehungen zu haben …

Es ist Zeit für die *Tapping Solution* – die »Klopflösung«!

KAPITEL 1
EINE MONUMENTALE ENTDECKUNG

Alle Wahrheit durchläuft drei Stufen. Zuerst wird sie lächerlich gemacht oder verzerrt. Dann wird sie bekämpft. Und schließlich wird sie als selbstverständlich angenommen.
SCHOPENHAUER

Dr. Roger Callahan steckte in einer Zwickmühle.

Es war ihm zwar schon einmal passiert, aber deshalb war die Angelegenheit nicht weniger frustrierend. Als traditionell ausgebildeter Psychologe arbeitete er mit seiner Klientin Mary, die seit ihrer Kindheit mit einer schweren Wasserphobie zu kämpfen hatte. Mary hatte nicht nur Angst vor dem Schwimmen, sondern auch vor allen Formen von Wasser – von der Badewanne über Regen, vom Ozean bis hin zum Schwimmbad. Sie litt unter solch extremen Ängsten, dass sie nicht einmal ihre beiden Kinder baden konnte. Außerdem wurde sie von Albträumen geplagt, die mit Wasser zu tun hatten. Und das war schon immer so gewesen, soweit sie sich erinnern konnte. Inzwischen war sie um die vierzig und hatte Dr. Callahan um Hilfe ersucht.

Dr. Callahan tat sein Bestes, aber nichts half. Ein Jahr lang hatte er Mary mit allen traditionellen psychotherapeutischen Techniken behandelt, die ihm zur Verfügung standen: kognitive Therapie, Hypnose, Entspannungstherapie, Rational-emotive Verhaltenstherapie, systemische Desensibilisierung, Biofeedback usw. Das war alles, was er kannte, und zugleich waren es die Techniken, die von Psychologen, Psychiatern und der Öffentlichkeit im Großen und Ganzen anerkannt wurden.

Es war nicht das erste Mal, dass diese Techniken versagt hatten. Dr. Callahan war enttäuscht, dass konkrete Ergebnisse fehlten und es so lange dauerte, bis sich für seine Klienten etwas veränderte. Er und Mary hatten in dem Jahr ihrer Zusammenarbeit nur minimale Fortschritte erzielt. Sie konnte zwar am Rand von Dr. Callahans Swimmingpool sitzen und ihre Füße ins Wasser tauchen, aber dabei hatte sie furchtbare Angst. Nach den Sitzungen am Schwimmbecken ging sie mit pochenden Kopfschmerzen nach Hause, die der Behandlungsstress ausgelöst hatte!

Etwa zu dieser Zeit hatte sich Dr. Callahan, den die Funktionen von Körper und Geist schon immer interessiert hatten, mit den Meridianpunkten des Körpers befasst. Die Meridiane bilden die Grundlage des alten chinesischen Akupunktursystems. Es sind Energiekanäle, die die Lebensenergie oder das Qi zu den Organen und anderen Körpersystemen transportieren. Sie verlaufen auf jeder Körperseite, wobei jeder Meridian mit einem anderen Organ in Zusammenhang steht – Magen, Galle, Niere usw. Jeder Meridian hat auch einen sogenannten »Endpunkt«. Dies ist eine spezifische Stelle an der Körperoberfläche, über die man Zugang zum Energiekanal hat. Dieser Punkt kann mithilfe von Akupunkturnadeln oder durch einfaches Berühren (Akupressur) manipuliert werden, um den Energiefluss im jeweiligen Meridian auszugleichen oder anzuregen.

In einer Sitzung verriet Mary, dass sie ein grässliches Gefühl in der Magengrube empfand, sobald sie an Wasser dachte. Da kam Dr. Callahan der Gedankenblitz, dass man durch Klopfen auf den Endpunkt des Magenmeridians – der sich knapp unterhalb des Auges befindet – Marys Gefühl in der Magengrube lindern konnte. Daher bat er sie, diesen Punkt mit den Fingerspitzen zu beklopfen.

Mary kam seiner Bitte nach. Zu ihrer beider Überraschung rief sie nur wenige Minuten später aus: »Es ist weg! Das grässliche Gefühl im Magen, das ich bekomme, wenn ich an Wasser denke, ist ganz weg!« Sie ging an den Rand des Pools, um zu sehen, wie es sich mit ihrer

Angst verhielt, und stellte fest, dass sie keine Angst mehr davor hatte, sich nahe am Wasser aufzuhalten.

Von dem Tag an waren ihre Wasserphobie und ihre um Wasser kreisenden Albträume verschwunden. Das war vor über dreißig Jahren, und Mary ist nach wie vor angstfrei.

Stellen Sie sich vor, wie überrascht Dr. Callahan über diese Wendung war. Nachdem er mit Mary so hart gearbeitet hatte, zahlreiche konventionelle Psychotherapietechniken und sogar einige alternative Techniken ausprobiert hatte, war er zufällig auf die Lösung gestoßen – nämlich unter dem Auge zu klopfen! Vielleicht noch wichtiger ist, dass die Phobie seit dreißig Jahren geheilt ist und Mary nie wieder einen Rückfall erlitten hat. Wie war das möglich?

Die Entwicklung des Klopfens

Aufgrund seiner Erfahrung mit Mary vertiefte Dr. Callahan sein Studium der Meridianendpunkte und erforschte die Kombination von traditioneller Psychotherapie mit dem Beklopfen verschiedener Körperstellen. Er entwickelte eine Reihe von »Algorithmen« oder Klopfsequenzen zur Behandlung verschiedener Störungen. Bei einer Phobie wie etwa Höhenangst verwendete man eine Abfolge von Klopfpunkten (z. B. unter dem Auge, unter dem Arm und am Schlüsselbein). Für den Fall, dass man wütend war – z. B. wenn der Chef etwas gesagt hatte, was einen aus der Fassung brachte –, gab es eine andere Abfolge (Augenbraue, unter dem Auge, unter dem Arm und am Schlüsselbein).

Als einer von Callahans Studenten, Gary Craig, diese Algorithmen gelernt hatte und einsetzte, stellte er fest, dass die Punkteabfolge beim Klopfen nicht so wichtig war wie das Klopfen selbst. Um das Klopfen zu vereinfachen, stellte er eine einzige Abfolge zusammen – die Grundlage von dem, was er später als EFT bezeichnete, die Abkürzung für »Emotional Freedom Techniques« (Techniken der Emotionalen Freiheit). Die EFT-Sequenz berücksichtigte alle Endpunkte der Hauptmeridiane, und zwar unabhängig von der Thematik. In Kapitel 2 werden wir uns ausführlich damit befassen. Kurz gesagt, beginnt die Sequenz an der Hand, es folgen der innere Augenbrauenansatzpunkt, die Augenbrauenaußenseite, der Bereich unter dem Auge, unter der Nase und unter dem Kinn, das Schlüsselbein, der Bereich seitlich am Brustkorb und schließlich der Scheitel.

Garys Genialität trug nicht nur dazu bei, dass der Prozess vereinfacht und verfeinert wurde, sondern er ließ auch um die Technik herum eine Gemeinschaft entstehen. Er dokumentierte sämtliche Fälle, in denen Leute die Technik bei sich selbst eingesetzt hatten, und teilte der Welt dann ihre unglaublichen Resultate mit. Mittlerweile kennen Tausende von Menschen weltweit diese Klopftechnik und wenden sie im Alltag an.

Dr. Callahan hatte 1979 mit Mary seinen Durchbruch. In den drei darauf folgenden Jahrzehnten konnte man im Westen keine wissenschaftliche Erklärung dafür finden. Wie kam es, dass Mary und so viele andere Menschen ihre Phobien, Ängste und anderen Probleme loswurden, indem sie einfach bestimmte Akupunkturpunkte beklopften? Erst in den letzten Jahren wurden viele wissenschaftliche Erkenntnisse im Hinblick auf das Klopfen gewonnen.

Wenn man sich in einem negativen emotionalen Zustand befindet – man wütend, aufgebracht oder ängstlich ist –, wird das Gehirn in Alarmbereitschaft versetzt. Es bereitet den Körper auf eine Kampf-oder-Flucht-Reaktion vor. Diese Reaktion hat sich entwickelt, um den Körper zu mobilisieren, damit er einer äußeren Bedrohung begegnen kann – man denke an einen Tiger, der einen unserer Vorfahren verfolgt. Sämtliche Verteidigungssysteme des Körpers werden nun eingeschaltet, um sich entweder für einen Kampf oder die Flucht vor der Gefahr zu wappnen. Adrenalin wird ausgeschüttet, die Muskeln verhärten sich, der Blutdruck schnellt empor, das Herz schlägt schneller, und es wird mehr Zucker bereitgestellt, um Sie mit zusätzlicher Energie zu versorgen, damit Sie dieser Herausforderung begegnen können.

Die Stressfaktoren in alten Zeiten waren wirklich lebensbedrohlich. In unserer Zeit wird die Kampf-oder-Flucht-Reaktion selten durch eine physische Bedrohung ausgelöst. Die meisten unserer Kampf-oder-Flucht-Reaktionen werden heutzutage vor allem *innerlich* ausgelöst. Wie bei Marys Angst vor Wasser: Ihr Körper reagierte auf eine Bedrohung, wenn sie bloß an Wasser dachte.

Bei vielen von uns wird die innerlich erzeugte Stressreaktion durch eine negative Erinnerung oder einen Gedanken ausgelöst, der von einem vergangenen Trauma oder von konditioniertem Lernen aus der Kindheit herrührt. Die Stressreaktion im Körper ist die gleiche, ob der Auslöser nun der Tiger (äußerlich) oder eine negative Erinnerung (innerlich) ist. Das Adrenalin strömt, das Herz rast usw.

Abgesehen von früheren Erlebnissen oder negativen Erinnerungen ist der Alltag von kleinen Kampf-oder-Flucht-Reaktionen erfüllt. Ihr Chef schickt Ihnen eine E-Mail, die Sie verärgert. Sie setzen sich zum Mittagessen hin und machen sich Gedanken über Ihre Gewichtsprobleme. Sie betreten Ihr unordentliches Zuhause, in dem es viel aufzuräumen gibt. In all diesen Situationen bereiten Sie sich körperlich auf Kampf oder Flucht vor.

Vielleicht sagen Sie: »Bei diesen kleinen Ereignissen findet in meinem Körper doch keine Kampf-oder-Flucht-Reaktion statt.« Aber so ist es! Es ist zwar nicht die Adrenalin- oder Cortisolausschüttung, die Sie hätten, wenn Sie von einem Tiger verfolgt würden, aber es findet eine abgeschwächte Reaktion statt. Wenn Sie die Hunderte oder Tausende von Reaktionen innerhalb einer Woche oder eines Monats zusammenzählen, dann ist die Gesamtwirkung auf Körper und Geist gewaltig. Durch die ständige Kampf-oder-Flucht-Reaktion werden wir erschöpft, krank, regen uns auf, nehmen zu, sind gestresst und im Allgemeinen einfach unglücklich über unsere Lebenssituation.

Das Klopfen bewirkt auf erstaunlich wirkungsvolle Weise, dass die Kampf-oder-Flucht-Reaktion unterbrochen wird und das Gehirn und der Körper neu programmiert werden, um anders zu handeln und zu reagieren. Sehen wir uns einmal an, wie das geschieht.

Die Mandel im Gehirn

Die Wissenschaft hat festgestellt, dass die Stressreaktion in der Amygdala beginnt. Die mandelförmige Amygdala (das Wort stammt aus dem Griechischen und bedeutet »Mandel«) gehört zum limbischen System oder Mittelhirn. Das Mittelhirn befindet sich zwischen den Frontallappen (dem Cortex) und dem Rautenhirn (auch Reptiliengehirn genannt – es ist der früheste und primitivste Teil des Gehirns). Das limbische System ist die Quelle der Emotionen und des Langzeitgedächtnisses, und dort werden negative Erfahrungen verschlüsselt.

Die Amygdala wird auch als Rauchmelder des Körpers bezeichnet. »Oje, jetzt gibt es Ärger«, sagt die Amygdala. »Unsere Sicherheit wird bedroht.« Sie signalisiert dem Gehirn, dass es den Körper für die Kampf-oder-Flucht-Reaktion mobilisieren soll. Eine frühe negative Erfahrung kann die Amygdala so programmieren, dass die Alarmbereitschaft ausgelöst wird, wenn in Zukunft ein ähnlicher Auslöser auftaucht. Wenn Sie in der vierten Klasse vor der Gruppe gesprochen haben und ausgelacht wurden, weil Sie etwas falsch ausgesprochen haben oder über etwas gestolpert sind, dann könnte Ihre Verlegenheit körperlich und geistig bewirkt haben, dass Sie das Sprechen vor einem Publikum mit einer »Gefahr« verknüpfen. Danach können ähnliche Erlebnisse – oder allein nur die Erwartung ähnlicher Ergebnisse – die Amygdala aktivieren. Denken Sie daran, dass der Körper nicht unterscheidet, ob es sich um eine tatsächliche Bedrohung handelt oder um etwas, was die Amygdala als Bedrohung wahrnimmt. Aufgrund dieser frühen Prägungen können die täglichen Stressauslöser des Lebens der Amygdala signalisieren, dass sie Alarm auslösen soll.

Auch wenn wir uns nicht sicher sind, warum das so ist, scheint das Klopfen den Amygdala-Alarm abzuschalten – und damit die Verbindungen zum Weckmechanismus des Gehirns. Das Beklopfen der Meridianendpunkte übermittelt dem Körper eine beruhigende Nachricht, und die Amygdala erkennt, dass sie in Sicherheit ist. Darüber hinaus wirkt das Klopfen stressauflösend, sobald man Stress erlebt – oder einfach nur von Stress spricht – und programmiert den Hippocampus neu, der frühere Bedrohungen mit aktuellen Signalen vergleicht und der Amygdala mitteilt, ob das aktuelle Signal eine echte Bedrohung darstellt oder nicht.

Der Beweis

Untersuchungen an der medizinischen Fakultät von Harvard in den letzten zehn Jahren haben gezeigt, dass die Stimulation ausgewählter

Meridianpunkte die Aktivität in der Amygdala, im Hippocampus (einem weiteren Bereich des limbischen Systems) und in anderen Gehirnbereichen, die mit Ängsten zu tun haben, verringert. Bei Gehirnscans (fMRI und PET) ist klar erkennbar, dass bei der Stimulation von Alarmpunkten die Alarmstufe Rot der Amygdala ausgeschaltet wird.[1] Dies sind die neuesten äußerst interessanten Forschungsergebnisse!

Während sich die Harvard-Studien auf Untersuchungen bezogen, in denen genadelt wurde, wurde in einer Doppelblindstudie das Nadeln und die Anwendung von Druck (ohne Nadeln) auf die Meridianpunkte untersucht (so wie das beim Klopfen geschieht). Bei beiden Methoden wurde eine ähnliche Verbesserung festgestellt. Informelle Studien zeigen, dass bei Angststörungen das Klopfen sogar *besser* wirkt als das Nadeln.

Eine weitere Studie bestätigt die Harvard-Untersuchungen. In diesem Fall untersuchte der Forscher Dr. Dawson Church eine andere Komponente der Kampf-oder-Flucht-Reaktion: den Cortisolspiegel. Wie Adrenalin ist Cortisol ein Stresshormon, das bei der Stressreaktion freigesetzt wird.

In einer randomisierten kontrollierten Studie – dem Nonplusultra der wissenschaftlichen Forschung – untersuchten Dr. Church und seine Kollegen Veränderungen der Cortisolausschüttung und der psychischen Symptome bei 83 Testpersonen, nachdem sie an einer einstündigen EFT-Sitzung oder einer einstündigen konventionellen Gesprächstherapie teilgenommen oder sich keinerlei Behandlungen unterzogen hatten (Kontrollgruppe). Die Cortisolausschüttung in der EFT-Gruppe verringerte sich deutlich, sie sank um durchschnittlich 24 Prozent – wobei einige Ergebnisse ein Absinken bis um 50 Prozent zeigten. Bei den Probanden der Gesprächstherapie- und der Kontrollgruppe gab es keine signifikanten Veränderungen im Cortisolspiegel über das normale Absinken hinaus im normalen Tagesverlauf. Der reduzierte Cortisolspiegel bei der EFT-Gruppe stand mit deren Stressniveau, Depressionen und den allgemeinen psychologischen Symptomen in Zusammenhang.

Dr. Church verriet mir die Geschichte zu dieser Studie, die hinter den Kulissen ablief. Sie zeigte, wie durchschlagend diese Ergebnisse wirklich waren. Als er die Proben ans Labor schickte, ging er davon aus, dass er die Ergebnisse rechtzeitig innerhalb von einigen Tagen erhalten würde, um sie auf einem Ärztekongress zu präsentieren, auf dem er einen Vortrag halten sollte.

Er war bestürzt, als er die Ergebnisse nicht rechtzeitig erhielt und sie nicht auf der Konferenz präsentieren konnte. Tatsächlich verzögerte sich das Ganze um Wochen. Als er mit dem Labor Kontakt aufnahm, stellte sich heraus, dass man dort der Meinung war, dass entweder mit den Proben oder mit den Messgeräten etwas nicht stimmte, weshalb alles neu eingestellt wurde und die Tests mehrfach wiederholt wurden.

Warum? Weil die Ergebnisse so weit unterhalb des normalen Cortisolspiegels lagen, dass das Labor von einem Messfehler ausging! Es bestätigte schließlich, was Dr. Church schon immer gewusst hatte – dass nämlich tatsächlich ein dramatisches und noch nie da gewesenes Absinken des Cortisolspiegels erfolgt war.

Die Arbeit an psychologischen Problemen mittels Beklopfen der Meridianpunkte ist Bestandteil eines neu entstehenden Bereichs, der als »Energiepsychologie« bekannt ist und auch als »Akupunktur ohne Nadeln« bezeichnet wird. Zahlreiche Studien belegen die Wirksamkeit der Akupunktur, eines komplexen 5000 Jahre alten Heilsystems. Nun häufen sich auch die Beweise über die Wirksamkeit der Energiepsychologie.

Tatsächlich entsprechen die Forschungen zur Energiepsychologie den Standards, die von der Society of Clinical Psychology (der Fachgruppe 12 des amerikanischen Psychologieverbands APA) als »evidenzbasierter Ansatz« bezeichnet werden. Nach Dr. David Feinstein, einem klinischen Psychologen, der an der Fakultät der psychiatrischen Abteilung der Johns Hopkins School of Medicine tätig ist, »... weisen die Forschungsarbeiten zur Energiepsychologie aus mehr als einem Dutzend Ländern darauf hin, dass sie bei einer Anzahl von Erkrankungen ungewöhnlich schnelle, effektive und dauerhafte Ergebnisse erzielt«.

In einem Forschungsbericht, der in einem führenden APA-Journal veröffentlicht wurde, berichtete Feinstein, dass die existierenden Studien zur Akupunktur-Stimulation wohl die von der Fachgruppe 12 festgelegten Kriterien zur Bestimmung von »bewährten Behandlungsmethoden« bei Phobien und Prüfungsängsten und von »möglicherweise wirksamen Behandlungsmethoden« bei PTBS (posttraumatischer Belastungsstörung), Sprechangst in der Öffentlichkeit und Depressionen erfüllen können. Drei Viertel der existierenden Studien waren in den vier Jahren vor seinem Bericht 2012 veröffentlicht worden, was darauf hindeutete, dass Forschungen zur Energiepsychologie zunehmen und immer mehr Erkrankungen auf die Liste gesetzt würden, bei denen sie erfolgreich eingesetzt wird.

Dutzende von Studien haben nun die Wirksamkeit des Klopfens bei einer Vielzahl von Erkrankungen und Störungen aufgezeigt. Eine detaillierte Auflistung dieser Studien finden Sie unter www.thetappingsolution.com/research.

Diese Studien zeigen ganz eindeutig die Wirksamkeit von EFT bei einigen der größten Probleme, denen wir Menschen begegnen: PTBS, Traumata, Phobien usw. Wenn das Klopfen bei den hartnäckigsten Problemen funktioniert, dann liegt es nahe – und ich zeige das im weiteren Verlauf dieses Buches –, dass es bei »kleineren« Problemen wie Beziehungsproblemen, Gewichtsabnahme, einschränkenden Glaubenssätzen und finanziellen Problemen genauso wirksam oder noch effektiver sein dürfte.

Jenseits von Wissenschaft und Forschung: sichtbare Beweise

Der aktuelle Fortschritt in der Forschung, der das belegt, was viele von uns seit Langem wissen – nämlich dass das Klopfen funktioniert –, freut mich, aber ich bin der Meinung, dass es auch wichtig ist, über die speziellen, sehr aufwendigen und kostspieligen Forschungsstudien hinauszugehen und einen weiteren Teil der Wahrheit zu sehen: den sichtbaren Beweis. An dieser Stelle glänzt EFT. Tausende von Fallstudien, von Einzelpersonen und Praktizierenden verfasst, dokumentieren deutlich die Ergebnisse. Der restliche Teil dieses Buches, in dem ich persönliche Erfahrungen und die Erfahrungen anderer Praktizierender schildere, schließt sich diesem wachsenden Beweismaterial an.

Sie *können* Ihr Gehirn verändern

Um noch genauer zu untersuchen, warum das Klopfen bei Phobien, Ängsten, PTBS und anderen Problemen so erfolgreich eingesetzt werden kann, kehren wir zum limbischen System zurück. Das Klopfen unterbricht nicht nur die Stressreaktion, sondern dadurch, dass Akupunkturpunkte stimuliert werden, während wir an ein beunruhigendes Ereignis oder Problem denken, wird auch die sogenannte *limbische Reaktion* umprogrammiert.

Das Umlernen der limbischen Reaktion ist die Grundlage der Konfrontationstherapie, einer psychologischen Technik, die Dr. Callahan bei Mary anwendete. Im Laufe der Zeit ließ er Mary immer näher an den Swimmingpool herangehen, wobei sie später die Beine im Wasser baumeln ließ – und damit allmählich dem Ursprung ihrer Phobie ausgesetzt wurde.

Bei der Konfrontationstherapie erlebt die Person entweder in vivo (in einer tatsächlichen Situation wie Mary am Pool) oder in ihrer *Vorstellung* eine Szene oder ein Ereignis, das das limbische System erregt oder eine Reaktion »auslöst«. Diese Art von konventioneller Konfrontationstherapie greift aber häufig sehr langsam. Bei Mary war die Angstschwelle während der In-vivo-Behandlung immer noch hoch und löste starke Kopfschmerzen aus.

Wenn Sie klopfen, während Sie sich eine unangenehme Szene aus der Kindheit ins Gedächtnis rufen, führen Sie eine modifizierte Version der Konfrontationstherapie durch. Diese Konfrontation erfolgt, wenn Sie an die beunruhigende Szene denken. Das limbische System wird durch das Klopfen oft schnell umprogrammiert. Und so funktioniert es: Wenn Sie an etwas denken, das bei Ihnen Angst oder Unbehagen entstehen lässt, löst dieser Gedanke den Feueralarm der Amygdala aus. Das Klopfen während der Auslösung Ihrer Kampf-oder-Flucht-Reaktion sendet eine Botschaft an die Amygdala, dass sie abschalten kann – und zwar auch dann, wenn man noch immer an diesen bedrohlichen Gedanken denkt. Durch die Wiederholung erhält der Hippocampus folgende Botschaft: Diese Angelegenheit, die zuvor noch als »gefährlich« eingestuft wurde, ist in Wirklichkeit keine Bedrohung.

Warum auf das Negative konzentrieren?

Eine der häufigen Fragen, die mir anfangs gestellt werden, wenn ich anderen den Klopfprozess zeige, lautet: »Warum klopfen wir bei negativen Gedanken? Ich möchte nicht über etwas Negatives nachdenken! Was ist mit dem Gesetz ›Deine Gedanken wirken als Verstärker ...‹?«

Das ist eine großartige Frage. Ich kann diese Sichtweise gut nachvollziehen.

Aber es ist einfach eine Tatsache, dass diese sogenannten negativen Gedanken existieren, ob man nun bewusst an sie denkt oder nicht. So wie der Stapel Rechnungen, den man in die Schublade steckt, weil man ihn sich jetzt nicht ansehen möchte. Aber er ist immer noch da – und die Rechnungen sind immer noch fällig! Unsere unverarbeiteten Emotionen, Glaubenssätze und Traumata zeigen immer noch eine Wirkung und kontrollieren unser Leben. Wir müssen uns mit ihnen auseinandersetzen und sie betrachten, uns eingestehen, dass sie vorhanden sind, und sie bearbeiten – um sie dadurch aufzulösen.

Wir reiten nicht auf dem Negativen herum, sondern wir konzentrieren uns nur kurz darauf. Beim Klopfen befassen wir uns mit dem Thema und lösen es auf. Dann können wir uns mit den positiven Ideen, Inspirationen und Affirmationen beschäftigen.

Anstatt die Emotionen als »das Negative« zu bezeichnen, können wir auch sagen, dass sie »die Wahrheit« sind. Sie sind die Wahrheit über unsere Gefühle; sie sind die Wahrheit über die Ereignisse; sie sind die Wahrheit über das, was wir glauben. Sie untersuchen nun diese Wahrheit, um herauszufinden, wie Sie diese in eine Wahrheit verwandeln können, die Ihnen mehr Kraft gibt.

Die Amygdala lernt also, keinen Alarm auszulösen. Sie bleiben ruhig, und der Hippocampus ordnet die Erfahrung nun als etwas Nichtbedrohliches ein. Der Hippocampus ist die Struktur im limbischen System, die kontextuelle Assoziationen kontrolliert. Das Ereignis oder die Sache, die Sie zuvor beunruhigt hat, wird nun eingeordnet als »kein großes Problem«. Wenn Sie also das nächste Mal über den Auslöser nachdenken oder ihn erleben, wird die Amygdala keinen Alarm auslösen – und Sie werden nicht in eine Stressreaktion hineingezogen.

Wenn Klienten zu einem bestimmten Thema geklopft haben, höre ich häufig, dass sie dazu »einfach keine Verbindung mehr herstellen können«. Sie können sich zwar noch daran erinnern, aber es sind keine starken Emotionen mehr damit verbunden. Das liegt daran, dass das limbische System die Erinnerung auf eine neutrale und manchmal sogar positive Art neu abgespeichert hat.

Wissenschaftler spekulieren, dass ein Umlernen des limbischen Systems auf diese Weise die Nervenverbindungen im Gehirn dauerhaft verändern kann und dass die konditionierten Angstbahnen in der Amygdala verschwinden. Das passt zu den neuesten wissenschaftlichen Entdeckungen der Neuroplastizität des Gehirns – d.h., dass die Gehirnbahnen nicht dauerhaft angelegt sind, sondern verändert werden können. Um es einfacher zu formulieren: Man kann neue Wege des Denkens entwickeln und die Welt neu wahrnehmen. Sie brauchen Ihre alten fixen Standpunkte nicht beizubehalten. Genauso wie Mary können Sie auch beeinträchtigende Ängste, Gedanken und Erinnerungen auflösen.

Durch das Klopfen können sich schmerzliche Erinnerungen verändern – und damit Ihr Fokus auf einen speziellen Aspekt von ihnen. Ich habe bei Menschen zum Thema negative Kindheitserinnerungen geklopft und sie so etwas sagen hören wie: »Wenn ich mir meine Familie betrachte, bei der ich aufgewachsen bin, sehe ich sie jetzt tatsächlich lächeln, und ich erinnere mich an all die guten Zeiten, die wir miteinander verbracht haben.« Haben wir die Vergangenheit oder ihre Erinnerungen daran verändert? Natürlich nicht. Aber wir haben das emotionale Trauma und den darauf folgenden Schwerpunkt auf negative Erlebnisse aufgelöst. Wenn das geschieht, dann können die schon immer existierenden positiven Erlebnisse an die Oberfläche kommen.

KLOPFTIPP: Warum klopfen wir?

Wenn Ihnen die Aussicht, dass Sie Ihre begrenzenden Gehirnbahnen und Denkweisen oder Ihre Biologie verändern können, nicht genügend Anreiz bietet, damit Sie wirklich klopfen, dann überlegen Sie doch einmal, welche Auswirkungen diese ständigen Stressreaktionen auf Ihre Gesundheit haben. Wenn sie nicht durch Klopfen oder andere Techniken aufgelöst werden, werden die Emotionen, die mit unangenehmen Ereignissen, Erlebnissen oder Gedanken verbunden sind, Ihre Stressreaktionen immer weiter aktivieren, was vielleicht viele Male am Tag geschieht. Zahlreiche Studien haben gezeigt, wie sehr eine solche Stressbelastung dem Körper schadet.

»Einer der wichtigsten epigenetischen Einflüsse ist Stress«, sagt Dawson Church. »Das emotionale Stresstrauma beeinträchtigt bekanntermaßen den Ausdruck von über tausend Genen, von denen viele den Alterungsprozess und die Zellregeneration beeinflussen.«

In Kapitel 6, das sich mit EFT bei körperlichen Beschwerden befasst, werden wir uns genauer ansehen, welchen Einfluss Stress auf den Körper hat – und wie das Klopfen diesen Stress verringern und damit zum Heilungsprozess beitragen kann.

Ost trifft West: alte chinesische Akupunktur und moderne Psychologie

Seit Jahrtausenden wird im Osten und vor allem in China die Akupunktur eingesetzt, um den Körper zu heilen und Schmerzen zu unterbinden. Mithilfe der Akupunktur wurden sogar invasive Operationen ohne Betäubungsmittel durchgeführt! Wie war das möglich? Nun, die neuesten Forschungen zeigen, dass die Akupunktur – und die Akupressur, wobei das Klopfen eine Form davon darstellt – den körpereigenen Endorphinspiegel ansteigen lässt. Dies sind die »Wohlfühl«-Neurotransmitter, von denen wir so viel hören.

Diese Zunahme an Neurotransmittern ist wahrscheinlich der Grund, weshalb sich so viele Menschen so gut fühlen, wenn sie einfach nur das Basis-Klopfen praktizieren und sich dabei nicht unbedingt auf ein bestimmtes Thema konzentrieren. Man kann übrigens jederzeit klopfen, und zwar einfach nur die Punkte, die sich für einen gut anfühlen. Häufig erleben wir dann mehr Ruhe und Zufriedenheit. Der Schlüsselbeinpunkt (siehe S. 45) ist bei den meisten äußerst beliebt, und ein paar leichte Schläge an dieser Stelle können entspannend wirken und die Laune heben.

Während die Akupunktur im Westen immer mehr Akzeptanz findet und sogar von schulmedizinischen Ärzten und Krankenhäusern empfohlen wird, gab es bis vor Kurzem keinen »westlichen Beweis« für deren Wirkung. In den letzten Jahren haben die Forscher jedoch die sogenannten »Bonghan-Kanäle« entdeckt.

Sie wurden nach Kim Bonghan benannt, einem nordkoreanischen Forscher, der sie in den 1960er-Jahren in seinen wissenschaftlichen Arbeiten beschrieb. Diese winzigen, fadenartigen, mikroskopisch kleinen anatomischen Strukturen entsprechen den traditionellen Akupunkturmeridianen oder Kanälen. Bilder mit dem Stereo- oder dem Elektronenmikroskop zeigen die röhrenartigen Strukturen, die einen Durchmesser von 30 bis 100 Mikrometer haben und wie die klassischen Meridiane im Körper nach oben und unten verlaufen. Im Vergleich: Ein rotes Blutkörperchen hat einen Durchmesser von 6 bis 8 Mikrometern – so winzig sind diese Strukturen!

Man kann sich die Bonghan-Kanäle wie ein Faseroptik-Netzwerk im Körper vorstellen. Sie übertragen eine Informationsmenge im Körper, die oft über das hinausgeht, was das Nervensystem oder die chemischen Systeme des Körpers transportieren können.

Mit anderen Worten: Das Klopfen liegt an der Schnittstelle der östlichen Tradition der Akupressur/Akupunktur und der westlichen Tradition der Psychologie und anderen Körper-Geist-Prozessen. Am Ende des Buches werden Sie mir wahrscheinlich zustimmen, dass es diese Schnittstelle ist, an der die wahre Magie geschehen kann.

Nicht nur für Experten

Während sich EFT etabliert hat, weil es wissenschaftlich und psychologisch untermauert wurde, habe ich mich davon angezogen gefühlt, weil man es so sicher und einfach bei sich und anderen anwenden kann. Tatsächlich sind viele der erfolgreichsten EFT-Praktiker in erster Linie in der Klopfmethodik ausgebildet worden, ohne jemals ein formelles Psychologie- oder Medizinstudium absolviert zu haben. Sicherlich hat eine jede Art von Ausbildung ihre eigenen Vorteile. Ein Arzt bringt beim EFT sein Verständnis vom menschlichen Körper mit ein, was wiederum bestimmte Vorteile oder Einsichten mit sich bringt, die andere nicht haben. Aber meine Bekannte und EFT-Expertin Dr. Patricia Carrington sagt gerne: »Es handelt sich wirklich um eine Methode fürs Volk.«

Gary Craig, der Begründer des EFT, war eigentlich Stanford-Ingenieur, der die Menschen und deren Probleme auf natürliche Art und Weise verstand. Er war in der Lage, die Klopfmethode anzuwenden, die er von Dr. Callahan gelernt hatte – und sie weiter zu verbessern. Mein persönlicher Hintergrund ist ähnlich. Mein primärer Wunsch ist, Menschen zu helfen, dieses wichtige Werkzeug zu verbreiten, und Leuten zu zeigen, wie sie es einsetzen können, um ihr Leben zu verändern.

Aus diesem Grund geht es in diesem Buch um Sie und Ihre Reise. Es geht darum, dass Sie Veränderungen erleben und die Ergebnisse erzielen, die Sie sich am meisten wünschen. Wir geben Ihnen auch Hinweise, falls Sie einen professionellen EFT-Praktiker für eine spezielle Unterstützung oder Beratung konsultieren möchten, aber Sie können auch erstaunliche Dinge bei sich allein bewirken, indem Sie einfach die hier gezeigten Ideen und Konzepte anwenden.

Nun, da Sie gesehen haben, dass es immer mehr Beweise für das Funktionieren von EFT gibt, bin ich mir sicher, dass Sie bereits in den Startlöchern sitzen, um es selbst zu erleben! Und genau das machen wir in Kapitel 2.

KAPITEL 2
SCHNELLSTART: ERLEBEN SIE DAS KLOPFEN JETZT!

Wenn jemand innerhalb von dreißig Sekunden traumatisiert werden kann, warum sollte er dann nicht innerhalb eines Tages, einer Stunde oder einer Minute geheilt werden können?
RICK WILKIES, EFT-EXPERTE

Jackie, eine erfolgreiche Maklerin aus Kanada, hatte fürchterliche Angst davor, in der Öffentlichkeit zu sprechen. Viele von uns haben Angst davor, vor einem großem Publikum zu sprechen, aber Jackie fürchtete sich vor allen Arten von Publikum – ob groß oder klein. Sie wurde auch nervös und ängstlich, wenn sie eine Telefonkonferenz mit Kollegen hatte – also mit Menschen, die sie kannte und denen sie vertraute.

Das beeinträchtigte offensichtlich ihre Arbeit. Es schränkte ihre Fähigkeit ein, in die Welt hinauszugehen und ihre Firma weiter wachsen zu lassen. Was vielleicht noch wichtiger war – ihre Lebenserfahrung wurde eingeschränkt. Sie können sich die Belastung vorstellen, wenn man ständig Angst hat, verurteilt zu werden, weil man nicht das »Richtige« sagt. Eine intelligente Frau wie Jackie hielt sich zurück, ihre Ideen beizusteuern, weil sie eine erdrückende Angst davor hatte, von anderen bewertet zu werden.

Jackie durchlief das Klopfprotokoll und konzentrierte sich darauf, ihre Glaubenssätze aus der Kindheit aufzulösen, bei denen es darum ging, dass sie keine Stimme hatte, nicht gehört wurde und auch nicht in der Lage war, die Stimme zu erheben. Sie konzentrierte sich speziell auf ihre Erlebnisse, als sie damals zusah, wie ihre Brüder vom Vater bestraft wurden und sie nicht in der Lage war, einzugreifen und sie zu schützen. Diese Erlebnisse hatten ihren Körper und Geist in den Entwicklungsjahren so stark geprägt, dass sie beim Austausch mit anderen negativ reagierte. Durch das Klopfen und Fokussieren auf solche Ereignisse lernten ihr Gehirn und ihre Körperreaktionen um, und ihre Ängste verschwanden.

Seitdem ist ihre Firma enorm gewachsen. Und was noch wichtiger ist – sie fühlt sich endlich wohl und entspannt im Umgang mit anderen Menschen.

Schmerzfrei in Minuten?

Mandy, eine alleinerziehende Mutter, kam zu mir, weil sie sporadische Schmerzen im ganzen Körper hatte. Die vielen Ärzte, die sie aufgesucht hatte, konnten keine physische Erklärung finden und behaupteten, dass bei ihr alles »im Kopf« stattfand. Auch wenn sie das teilweise akzeptierte, war sie frustriert, weil ihr als Lösung nur Schmerzmittel angeboten wurden, die ihr Leben beeinträchtigten. Wir begannen mit dem Klopfen, und innerhalb weniger Minuten verringerte sich der Schmerz in ihrem Kiefer, den sie auf einer 10er-Skala auf 8 geschätzt hatte, auf 5.

»Was für eine Emotion steckt hinter diesem Schmerz?«, fragte ich sie. Die Antwort kam rasch.

»Wut«, antwortete sie. Genauer gesagt, war es der Schmerz, der sich auf eine schwierige Arbeitssituation bezog. Nachdem sie einige Minuten damit verbracht hatte, über den Ärger zu sprechen und dazu zu klopfen, lösten sich die Schmerzen in ihrem Kiefer vollständig auf – ein Ergebnis, das für sie wie ein Wunder war.

Was war physisch mit ihrem Kiefer nicht in Ordnung? Vermutlich nichts. Der Schmerz war einfach die Art ihres Körpers, ihren Ärger zum Ausdruck zu bringen, dem sie auf andere Art und Weise keine Stimme verleihen konnte. (Auf mechanischer Ebene könnte der Schmerz durch eine verminderte Durchblutung verursacht worden sein, bedingt durch chronische Verspannungen, was wir durch das Klopfen auflösten.) Heute weiß Mandy, dass sie bei Schmerzen im Körper nicht fragt: »Was ist mit meinem Körper los?«, sondern eher: »Was versucht mir mein Körper zu sagen?« Und sie weiß, dass sie den Klopfprozess dazu einsetzen kann, um die Emotion und damit die Schmerzen aufzulösen.

Die Vergangenheit loslassen

Lori fand sich im Alter von 45 Jahren alleinstehend und einsam wieder. Vor Kurzem hatte sie eine schwierige Scheidung und einige negative Erfahrungen bei der Partnersuche erlebt und empfand Hoffnungslosigkeit. Sie hatte nicht nur das Selbstvertrauen verloren, den richtigen Mann anzuziehen, sondern sie war auch nicht gewillt, sich für weitere schmerzliche Erfahrungen zu öffnen. Im Kopf setzte sie Beziehungen mit Schmerz gleich. Das Sicherste war, es gar nicht erst zu versuchen.

Wir klopften uns durch ihre Scheidungserfahrung, ihre Glaubenssätze über sich selbst und über Männer. Im Wesentlichen beseitigten wir den ganzen »Ballast«, den sie in Bezug auf Beziehungen mit sich schleppte. Schritt für Schritt öffnete sie ihr Herz für die Möglichkeit einer neuen Liebe – und ließ eine Vision davon entstehen, wie diese Beziehung wohl aussehen könnte.

Erleben Sie das Klopfen jetzt

Dies sind nur einige Beispiele von Zehntausenden erstaunlicher Geschichten, die sich aus der Arbeit mit EFT ergeben haben. Ich bin mir sicher, dass Sie jetzt neugierig geworden sind, die beeindruckenden und dramatischen Wirkungen zu erleben, die das Klopfen auf Ihr Leben haben kann.

Bei all dem, was ich in den zehn Jahren meiner Klopfforschung erlebt habe, gefällt mir an dieser Methode weiterhin am meisten, dass sie so schlicht und einfach zu erlernen ist und leicht in die Praxis umgesetzt werden kann.

In Wirklichkeit sind wir Menschen alle extrem beschäftigt. Wir haben nicht die Zeit, um uns ausgiebig mit einer komplizierten Methode zu befassen, um dann darauf zu hoffen, dass wir in nächster Zukunft die Ergebnisse sehen. Leider konzentriert sich ein Großteil der Materialien auf dem Gebiet der Selbsthilfe und Persönlichkeitsentwicklung auf Konzepte und Ideen – und auch wenn vielen von uns der intellektuelle Weg des Studierens, Lernens und Ausprobierens verschiedener Konzepte gefällt, so suchen wir doch echte Veränderung.

Wie ich bereits sagte, ist der Anfang leicht. Ich werde jeden der acht einfachen Schritte später noch ausführlicher besprechen, aber zuerst möchte ich die Schritte hier aufzählen:

1. Wählen Sie Ihr »dringlichstes Thema« (engl. »Most Pressing Issue« = MPI) und entwickeln Sie dazu einen Erinnerungssatz (siehe S. 39 und 44).
2. Schätzen Sie die Intensität Ihres dringlichsten Themas auf einer subjektiven Stress-Skala (engl.: SUDS = Subjective Units of Distress) von 0 bis 10 ein (SUDS siehe S. 41).
3. Formulieren Sie einen Startsatz (siehe S. 42).
4. Klopfen Sie auf den Karateschlag-Punkt (siehe S. 45), während Sie Ihren Startsatz dreimal wiederholen.
5. Klopfen Sie die acht Punkte in der EFT-Reihenfolge (siehe S. 55), während Sie Ihren Erinnerungssatz laut sprechen. Klopfen Sie jeden Punkt fünf bis sieben Mal.
6. Nachdem Sie die acht Punkte in der entsprechenden Reihenfolge geklopft haben, atmen Sie tief durch.
7. Schätzen Sie die Intensität Ihres Themas erneut auf der 0-bis-10-Skala ein, um Ihren Fortschritt zu überprüfen.
8. Wiederholen Sie wenn nötig den gesamten Ablauf, um die gewünschte Entlastung zu erreichen.

Jetzt haben Sie ein Gefühl dafür, worauf Sie sich einlassen, und nun verbleibt nur noch eine weitere Frage, die Sie sich stellen müssen: Sind Sie genau jetzt für eine echte Veränderung bereit? Wenn ja, dann lesen Sie bitte weiter!

Was nervt Sie am meisten?

Meiner Meinung nach ist es am einfachsten, mit dem Klopfen bei Ihrem dringlichsten Thema zu beginnen, ich bezeichne es als »Thema, das mich am meisten bedrückt«. Wir haben alle eines, und es ist das Thema, Problem oder die Herausforderung, die unseren geistigen oder emotionalen Raum in diesem Moment am stärksten einnimmt. Wenn ich Sie fragen würde: »Was belastet Sie momentan am meisten?« – was wäre dann Ihre Antwort? Was bereitet Ihnen am meisten Stress oder Sorgen?

Zu den üblichen dringlichen Themen gehören:

Die Arbeit. Mein Chef macht mich wahnsinnig!
Mein Körper. Ich habe seit Tagen schreckliche Rückenschmerzen.
Mein Ehemann. Wir haben gestern Abend gestritten, und ich denke immer noch darüber nach, wie sehr ich mich aufgeregt habe.

Nehmen Sie sich jetzt einen Augenblick lang Zeit und beantworten Sie die folgenden Fragen für sich: Was macht mir im Moment am meisten zu schaffen? Was bereitet mir im Leben den meisten Druck?

Für viele ist es hilfreich, ihr dringlichstes Thema (MPI) zu notieren. Sie können es natürlich aber auch im Kopf formulieren.

Haben Sie es? Wenn mehrere Themen auftauchen, dann picken Sie sich eines heraus und fangen Sie damit an. Richten Sie sich nach Ihrem Bauchgefühl, denn hier gibt es kein Richtig oder Falsch (bei diesem Prozess werden Sie oft hören, dass Sie Ihre Intuition einsetzen sollen).

Wenn Sie Ihr dringlichstes Thema gefunden haben, möchte ich, dass Sie es ein bisschen näher definieren. Vielleicht kam Ihnen in den Sinn: *Ich bin wütend auf meinen Ehemann.* Dies ist eine sehr weit gefasste Formulierung, und deshalb denken Sie jetzt bitte an die Details im Hintergrund. Anstatt beispielsweise zu sagen: »Ich bin wütend auf meinen Ehemann«, könnten Sie sagen: »Ich bin wütend auf meinen Ehemann, weil er gestern das und das zu mir gesagt hat.«

KLOPFTIPP: Wie man präziser formuliert

Diejenigen, die mit dem Klopfen anfangen, höre ich oft sagen: »Ich weiß nie, was ich sagen soll.« Im Laufe des Buches gebe ich Ihnen immer wieder Beispielsätze an die Hand, die Sie für Ihr dringlichstes Thema (MPI) verwenden können. Da Ihre persönlichen Umstände jedoch einzigartig sind, kann ich unmöglich erraten, was bei Ihnen gerade genau abläuft. Ich werde auf diese Themen allgemein eingehen, aber dann müssen Sie weitermachen – und Ihre Formulierungen an Ihre jeweiligen speziellen Erfahrungen anpassen. Sie können dabei Ihrem Instinkt vertrauen; denn solange Sie dem beschriebenen Prozess entsprechend folgen, ist es praktisch unmöglich, beim Klopfen etwas falsch zu machen.

Genauso wichtig ist es, so präzise wie möglich zu formulieren. Das Klopfen zu einem allgemeineren Thema kann sicherlich Ihre Stimmung heben und bewirken, dass Sie sich besser fühlen. Aber wenn Sie Details hinzufügen, um das Ganze noch genauer zu beschreiben – Details, die eine Erfahrung auf den Punkt bringen, wie z. B. den Zeitpunkt des Geschehens, die Beteiligten, Ihre körperlichen Empfindungen usw. –, konzentrieren Sie sich deutlicher auf dieses spezielle Problem. Folglich fällt es Ihnen leichter, Ihre Gehirnreaktion darauf neu zu vernetzen.

Falls Sie sich mit der genauen Formulierung schwertun sollten, konzentrieren Sie sich auf das Gefühl. Oder visualisieren Sie ein Bild von dem, was passiert ist (oder was gerade passiert), und beschreiben Sie es dann. Tun Sie, was auch immer nötig ist, um eine klare Erinnerung oder ein klares Gefühl zu bekommen, und dann wird es funktionieren.

Hierzu ein Beispiel.
Ein weit gefasstes oder globales dringliches Thema (MPI) könnte lauten: *Ich habe diese Schmerzen in der Schulter.*

Eine präzisere MPI-Aussage würde lauten: *Ich habe diesen Schmerz in meiner linken Schulter, wenn ich den Arm hebe.*

Eine noch genauere MPI-Aussage könnte lauten: *Ich habe diesen stechenden, brennenden Schmerz in meiner linken Schulter, wenn ich den Arm hebe.*

Hier noch eine Formulierung für ein emotionales Thema:

Allgemein: *Ich bin wütend.*

Genauer: *Ich bin wütend auf meinen Chef, weil er etwas zu mir gesagt hat.*

Noch präziser: *Ich spüre diese Wut auf meinen Chef in meiner Brust, weil er mir gesagt hat, dass ich meine Arbeit nicht gut genug mache.*

Sie können auf vielerlei Weise präziser formulieren. Manchmal können immer tiefer greifende Fragen dabei helfen, Ihre speziellen Gefühle einzugrenzen.

»Ich bin wütend auf ihn.« Warum?
»Weil er sich dämlich benommen hat.« Was hat er gemacht?
»Er hat nicht zurückgerufen.« Und wie fühlt sich das für mich an?
»Ich bin wütend.« Wie wütend?
»So richtig wütend!« Was wäre das auf einer Skala von 0 bis 10?
»Sieben!« Wo spüre ich den Ärger in meinem Körper?
»In meiner Brust, sie platzt gleich!«

Jetzt haben Sie genauere Details darüber, weshalb Sie sich ärgern, wie wütend Sie sind, wo Sie diese Wut im Körper spüren und so weiter. Versuchen Sie immer, so präzise wie möglich zu formulieren!

SUDS, die 0–10-Skala

Jetzt, da Sie Ihr dringlichstes Thema (MPI) kennen, geben Sie ihm eine Zahl auf einer Skala von 0 bis 10. Das nennt sich SUDS (Subjektive Einheiten auf der Stress-Skala). Denken Sie über Ihr dringlichstes Thema nach und nehmen Sie wahr, wie es sich im Körper zeigt. Welche Stufe des Unbehagens löst dieses Thema bei Ihnen aus? Stufe 10 wäre der stärkste vorzustellende Stress, und 0 würde bedeuten, dass Sie keinerlei Unbehagen empfinden. Machen Sie sich bitte keine Gedanken darüber, dass Sie die SUDS-Stufe exakt oder »korrekt« bestimmen müssen – folgen Sie einfach Ihrem Bauchgefühl. Denken Sie an die Wut, die Sie immer noch auf Ihren Partner haben. Wenn Sie wirklich kochen, dann bewerten Sie die Wut vielleicht mit 8 oder 9. Wenn Sie sich immer noch ärgern, aber Ihre Wut seit gestern schon ein bisschen abgekühlt ist, dann bewerten Sie das Thema vielleicht mit 5. Um eine deutliche Veränderung erkennen zu können, beginnen Sie mit einem Thema, das Sie mit 5 oder höher bewerten können.

Formulieren Sie Ihre Startaussage

Da Sie jetzt Ihre SUDS-Stufe kennen, besteht der nächste Schritt darin, Ihre sogenannte »Startaussage« zu formulieren. Damit wird die Energie des dringlichsten Themas (MPI) sichtbar, an dem Sie arbeiten. Sobald Sie Ihre Startaussage wissen, können Sie mit dem Klopfen beginnen.

Die Startaussage wird folgendermaßen formuliert:

Auch wenn ich ______________________ (tragen Sie hier Ihr dringlichstes Thema ein), *akzeptiere ich mich voll und ganz.*

So könnten Sie sagen: »Auch wenn ich auf meinen Mann wütend bin, weil er das und das zu mir gesagt hat, akzeptiere ich mich voll und ganz.«

Oder: »Auch wenn mir mein Rücken wehtut, akzeptiere ich mich voll und ganz.«

Oder: »Auch wenn ich wegen des Abgabetermins gestresst bin, akzeptiere ich mich voll und ganz.«

Legen Sie los und versuchen Sie nun, eine Startaussage für Ihr dringlichstes Thema zu formulieren. Machen Sie sich keine Gedanken darüber, ob Sie es perfekt formulieren. Egal um was es sich bei Ihrem dringlichsten Thema handelt – tragen Sie einfach etwas in die Textlücke ein.

Sobald Sie Ihre Startaussage haben, können Sie mit dem Klopfen beginnen. Sie fangen damit an, dass Sie den Satz dreimal sagen und dabei auf den Karateschlag-Punkt klopfen (siehe S. 45). Sie können mit der Hand klopfen, mit der Sie sich am wohlsten fühlen. Klopfen Sie in einem Tempo und mit einem Druck, der sich für Sie stimmig anfühlt – Sie können nichts falsch machen!

Wenn Sie den Startsatz dreimal gesprochen haben, machen Sie weiter und klopfen Sie sich durch die acht Punkte in der EFT-Reihenfolge, während Sie die Erinnerungssätze sprechen.

Selbstakzeptanz trotz des Problems

Abgesehen davon, dass manche sich nicht gerne auf das »Negative« konzentrieren wollen, fühlen sich andere wiederum nicht wohl damit, sich angesichts des Problems zu akzeptieren, zu dem sie klopfen. Das Problem wirkt einfach zu groß, zu wichtig oder zu unerträglich, als dass man Selbstakzeptanz zulassen könnte.

Wenn Sie feststellen, dass Sie diesen Satz wirklich nicht so sagen können – was aber selten der Fall ist –, ist das in Ordnung. Sie können diesen Punkt überspringen, einfach das Thema durch Klopfen bearbeiten und es dann später nochmals versuchen. Aber für die meisten von uns ist es sehr wichtig, diesen Satz zu sagen, auch wenn es sich schwierig anfühlt.

Wenn wir uns selbst so akzeptieren, wie wir sind, dann »arrangieren« wir uns nicht damit und »belassen das Problem nicht einfach dabei«. Wir zeigen Liebe und Mitgefühl für uns selbst – für unsere Gefühle, unsere Situation und Geschichte.

Diese Selbstakzeptanz hat meist eine weitreichende Wirkung und führt tatsächlich zur Klärung des Themas. Wie das alte Sprichwort besagt: »Ohne Wandel kein Fortschritt.« Oft geschehen die dramatischsten Veränderungen, sobald wir uns selbst akzeptieren!

KLOPFTIPP: Bleiben Sie am Ball ...

Wenn Sie mir irgendwie ein bisschen ähnlich sind, dann werden Sie das Klopfen zuerst seltsam finden. Man muss sich ein bisschen anstrengen, um die Punkte auswendig zu lernen und den Ablauf zu verstehen.

Aber bleiben Sie bitte auf den nächsten Seiten weiter am Ball – gehen Sie den Text gegebenenfalls mehrmals durch – und nehmen Sie sich wirklich die Zeit, um die grundlegenden Schritte zu lernen. Was Sie jetzt investieren, wird viel ausmachen, und wenn Sie einmal mit den Grundlagen vertraut sind, geht es schneller.

Einen Erinnerungssatz wählen

Der Erinnerungssatz ist kurz – es sind einfach nur einige Wörter, damit Sie sich an Ihr dringlichstes Thema erinnern. Sie werden diesen Satz bei jedem der acht Punkte laut wiederholen (siehe S. 45). Wenn Ihr MPI beispielsweise mit dem Ärger auf Ihren Partner zu tun hat, dann klopfen Sie sich vielleicht durch die Punkteabfolge und sagen dabei: »Dieser Ärger … dieser Ärger … dieser Ärger …« Andere Beispiele für Erinnerungssätze sind vielleicht:

Diese Angst, die ich spüre …
Diese Trauer …
Diese Frustration …
Diese Rückenschmerzen …
Diese Kopfschmerzen …

Und so weiter. Sie wiederholen den Erinnerungssatz laut, um sich bei jedem Punkt an das Thema zu erinnern. Dieser Erinnerungssatz dient dazu, sich weiterhin auf das dringliche Thema zu konzentrieren und nicht abgelenkt zu werden. Er dient auch als Barometer und hilft Ihnen dabei, festzustellen, inwieweit sich das dringliche Thema für Sie stimmig anfühlt.

Wenn Sie sich einmal an das Klopfen gewöhnt haben, können Sie den Erinnerungssatz ändern, sobald Sie zum nächsten Punkt übergehen und klopfen. Sie könnten beispielsweise sagen: »Dieser Ärger … brennt mir in der Brust … ich bin so wütend …« Ich werde im ganzen Buch diese Art von sich entfaltenden Erinnerungssätzen in den Klopfskripten anbieten. Anfangs sollten Sie den Satz jedoch einfach halten und ihn bei jedem Punkt unverändert wiederholen.

Sich durch die Punkte klopfen

Wenn Sie einmal Ihren Erinnerungssatz haben, dann sind Sie bereit, sich durch die acht Punkte der EFT-Reihenfolge zu klopfen. Diese Punkte sind:

1. Augenbraue	5. Kinn
2. Seitlich vom Auge	6. Schlüsselbein
3. Unter dem Auge	7. Unter dem Arm
4. Unter der Nase	8. Scheitel

Klopfpunkte

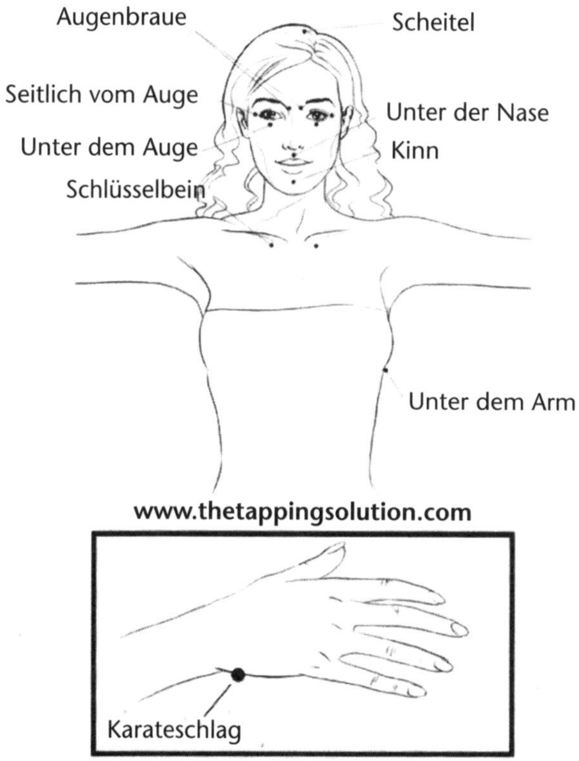

Die Meridiane verlaufen auf beiden Seiten des Körpers gleich, was bedeutet, dass Sie mit einer beliebigen Hand auf einer beliebigen Körperseite klopfen können, und zwar so, wie es sich für Sie am besten anfühlt. Wenn Sie wollen, können Sie sogar auf beide Seiten des Körpers gleichzeitig klopfen (das ist jedoch nicht notwendig, da Sie die gleichen Meridianlinien treffen, egal auf welcher Seite Sie klopfen). Klopfen Sie bei jedem Punkt fünf- bis siebenmal, während Sie sich durch die Sequenz hindurcharbeiten. Sie brauchen dabei nicht genau zu zählen. Wenn es sich für Sie richtig anfühlt, zwanzigmal – oder auch hundertmal – auf einen Punkt zu klopfen, dann tun Sie das! Es geht einfach nur darum, bei diesem Punkt lange genug zu verweilen, um Ihren Erinnerungssatz zu sagen und ihn eindringen zu lassen.

Möchten Sie das einmal ausprobieren? Beginnen Sie jetzt, indem Sie Ihren Startsatz dreimal sagen, während Sie auf den Karateschlag-Punkt klopfen. Dann gehen Sie weiter und klopfen bei Ihrem Erinnerungssatz auf jeden der acht Punkte in folgender Reihenfolge: Augenbraue, seitlich am Auge, unter dem Auge, unter der Nase, Kinn, Schlüsselbein, unter dem Arm und Scheitel. Machen Sie sich keine Gedanken darüber, dass es bei der ersten Runde perfekt sein muss – geben Sie einfach Ihr Bestes und machen Sie die Erfahrung!

Kontrolle

Sie haben jetzt eine Klopfrunde hinter sich! Atmen Sie zuerst einmal tief durch. Spüren Sie Ihren Körper und achten Sie darauf, was sich bei Ihnen abspielt. Fragen Sie sich: *Hat sich das Thema verändert? Welche Gedanken sind beim Klopfen aufgetaucht? Wie geht es mir jetzt auf der 0–10-Skala?*

Gehen Sie zurück und denken Sie darüber nach, was Ihr Partner gestern Abend gesagt hat, und prüfen Sie nach, wie sich das jetzt für Sie anfühlt. Vielleicht stellen Sie fest, dass die zuvor schäumende Wut nur noch leicht köchelt. In diesem Fall können Sie noch ein paar weitere Runden klopfen, mit den gleichen Formulierungen arbeiten und das Thema vollständig klären.

Oder Sie stellen vielleicht fest, dass Ihnen zu dem, was Ihr Partner gestern Abend gesagt hat, etwas anderes eingefallen ist, was er vor drei Wochen gesagt und Sie noch viel wütender gemacht hat. Das ist großartig! Sie sind nicht nur wütend auf Ihren Partner, sondern erkennen für sich, was *wirklich* läuft. In diesem Fall können Sie weitermachen und vom gestrigen Abend zum Thema von vor drei Wochen wechseln. Auf diese Art und Weise »häuten wir die Zwiebel« und enthüllen Schicht für Schicht eines Themas, um eine Lösung, Freiheit, Hoffnung und Verständnis zu finden.

Ich rate Ihnen, so lange weiterzuklopfen, bis Ihr dringlichstes Thema so weit entlastet ist, dass es Ihnen richtig gut damit geht. Das kann bedeuten, dass Sie das SUDS-Level auf eine 2 oder 3 bringen, sodass sich das Thema für Sie überschaubar anfühlt. Vielleicht ist es für Sie auch ganz erledigt und auf null. Klopfen Sie lange genug, um Ihren Schmerz aufzulösen, egal ob dieser psychischer, emotionaler oder körperlicher Art ist. Bleiben Sie dran. Machen Sie fünf oder zehn Runden. Sorgen Sie dafür, dass Sie die gewünschte Entlastung erreichen. Wenn Sie Ihr dringlichstes Thema einmal geklärt haben, gehen Sie zum nächsten Thema über, das Sie auflösen möchten.

Klopf-Kurzübersicht

Hier sind die acht Schritte des EFT-Klopfens nochmals aufgeführt. Vielleicht ist es hilfreich für Sie, diese Seite zu markieren, damit Sie beim Lesen der weiteren Kapitel immer wieder darauf zurückgreifen können. Aber die meisten lernen diese Schritte relativ schnell auswendig, und daher brauchen sie nicht lange nachzuschlagen.

1. Wählen Sie Ihr dringlichstes Thema (MPI).
2. Bewerten Sie Ihr MPI mithilfe der 0–10-Skala.
3. Formulieren Sie einen Startsatz und füllen Sie die Lücke mit Ihrem dringlichsten Thema:
   Auch wenn ________________________, akzeptiere ich mich voll und ganz.
4. Sprechen Sie dreimal Ihren Startsatz, während Sie auf den Karateschlag-Punkt klopfen.
5. Klopfen Sie auf die acht Punkte in der EFT-Reihenfolge, während Sie Ihren Erinnerungssatz laut sagen. Klopfen Sie auf jeden Punkt fünf- bis siebenmal, beginnend bei der Augenbraue und am Scheitel endend.

6. Atmen Sie tief durch.
7. Bewerten Sie die Intensität Ihres dringlichsten Themas auf der 0–10-Skala.
8. Wiederholen Sie das Ganze oder gehen Sie zu einem weiteren dringlichen Thema über.

Sie können sich den Ablauf auch auf Video ansehen: www.thetappingsolution.com/tappingvideo.

Klopfziele

Im Abschnitt zuvor haben wir zu einer Emotion geklopft – nämlich Wut. Im Laufe des Buches werden wir eine Vielzahl von Themen behandeln, die vom Klopfen profitieren – von quälenden Emotionen wie beispielsweise Wut bis hin zu Gewichtsproblemen, Beziehungen und sogar Geldthemen. Zu welchem Thema auch immer in einer bestimmten Runde geklopft wird – dieses Thema ist Ihr »Ziel«. Wenn Sie klopfen, tauchen unterschiedliche Schichten oder Aspekte dieses Themas auf. Häufig beginnen Sie mit einem Thema und finden darunter dann ein anderes – das sind die Schichten! Ihr Ziel ist beispielsweise die Wut, die Sie verspüren, weil ein Freund oder eine Freundin etwas gesagt hat. Wenn Sie zu dieser Wut klopfen, kann sie sich auflösen – und es bleibt eine andere Schicht wie beispielsweise Trauer übrig. Wenn Sie sich durch die Trauer hindurchklopfen, erkennen Sie vielleicht, dass Sie frustriert sind, weil Sie sich nicht behaupten können, wenn dieser Mensch so etwas sagt. Und das setzt sich fort, bis Sie ein Thema vollständig aufgelöst haben. Wenn Sie an diesen Themen arbeiten, kann das zuerst mühselig sein. Die Realität ist aber, dass emotionale, physische und geistige Erlebnisse oft vielschichtig sind. Wenn wir nicht jede Problemschicht angehen, können wir nicht darauf hoffen, das Thema umfassend aufzulösen.

Woher sollen Sie wissen, welches Ziel Sie auswählen müssen, um mit Ihrer Klopfforschung zu beginnen? Die vier häufigsten Arten von Zielen, mit denen wir arbeiten können, sind Symptome/Nebenwirkungen, Emotionen, Ereignisse und einschränkende Glaubenssätze. In den folgenden Abschnitten werden wir diese Ziele einzeln behandeln.

Damit Sie diese Ziele besser bestimmen können, präsentiere ich Ihnen das wunderbare grafische Konzept, das meine Freundin – und EFT-Expertin – Lindsay Kenny geschaffen hat. Es heißt »Der Klopfbaum«. Dieses kreative Konzept zeigt die einzelnen Zielkategorien und deren Einfluss auf bestimmte dringliche Themen.

DER KLOPFBAUM: Identifizieren Sie Ihre Ziele

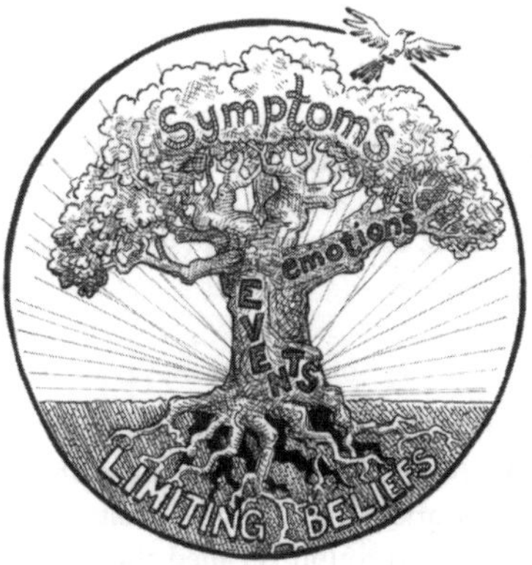

Symptome/Nebenwirkungen (die Blätter): Süchte, posttraumatische Belastungsstörung (PTBS), Herzbeschwerden, Bluthochdruck, Gewichtsprobleme, Asthma, Selbstsabotage, Schmerz und Krankheit, Unordnung, Aufschieberitis usw.

Emotionen (die Äste): Scham, Schuld, schlechtes Gewissen, Zurückweisung, Wut, Groll, Trauer, Depression, Machtlosigkeit, Furcht, Angst, Stress usw.

Ereignisse (der Stamm): Distanzierte Eltern, in der Kindheit schikaniert, verlassen/betrogen, Missbrauch jeglicher Art, übermäßig diszipliniert/kritisiert, körperliche Bestrafungen, Streit und lautstarke Auseinandersetzungen in der Familie, keine Unterstützung, ungeliebt, Elternteil ist Alkoholiker usw.

Einschränkende Glaubenssätze (die Wurzeln): »Ich mache nichts richtig.« »Ich bin nicht in Sicherheit« »Ich bin nicht in Ordnung« »Ich bin nicht liebenswert.« »Ich bin anders.« »Ich bin nichts wert.« »Ich bin nicht gut genug.« usw.

In dieser Illustration stellen die Baumwurzeln unsere einschränkenden Glaubenssätze dar – was wir in Bezug auf uns und die Welt für wahr oder nicht wahr halten. Der Baumstamm steht für frühere, häufig traumatische Ereignisse, die uns bis heute beeinträchtigen. Die Äste sind die Emotionen, die aufkommen – dazu gehören auch Wut, Trauer, Frustration und Hoffnungslosigkeit. Die Blätter schließlich tragen die Nebenwirkungen oder äußerlichen Symptome in sich, die sich manifestieren und in unserem Leben Leid erzeugen.

Im restlichen Teil des Buches werden wir verschiedene Bereiche des Klopfbaums herausgreifen und dazu klopfen – zu Symptomen, Emotionen, traumatischen Ereignissen und tiefer liegenden Glaubenssätzen. Die meisten dringlichen Themen sind vielschichtig. Bei Ihnen gibt es vielleicht ein äußerliches körperliches Symptom sowie ein Gefühl der Verzweiflung, die beide von einem Kindheitserlebnis stammen. Wenn Sie zu einem Teil des Baumes klopfen, stellen Sie vielleicht fest, dass Sie zugleich einen anderen Teil in den Griff bekommen.

Wenn Sie beispielsweise zu einem einschränkenden Glaubenssatz an der »Wurzel« klopfen, kann das auch einen tief greifenden Effekt auf ein »Blatt«-Symptom oder eine Nebenwirkung haben.

Symptome und Nebenwirkungen

Vielleicht wählen Sie Symptome und Nebenwirkungen wie Süchte, Gewichtsprobleme, körperliche Schmerzen, Selbstsabotage, finanzielle Probleme und Herzprobleme als Klopfziele aus. Diese sind am leichtesten zu erkennen und oft am lästigsten, weil sie so real und präsent sind. Und auch wenn sie an sich Probleme darstellen, sind sie oft Ausdruck eines tiefer liegenden Themas. Im Laufe der Zeit werden Sie dieses Thema identifizieren und als Klopfziel einsetzen.

Andererseits ist es manchmal einfacher, zu einem offensichtlichen Problem oder einer Nebenwirkung zu klopfen – die für sich allein ebenfalls großartige Ergebnisse liefern können. Meine Freundin Arielle kam beispielsweise zu mir, weil sie Kopfschmerzen hatte. Der Schmerz ließ nicht nach, egal was sie versuchte. Wir verbrachten mehr als 30 Minuten mit dem Klopfen und konzentrierten uns ausschließlich auf das körperliche Symptom – die Kopfschmerzen.

Wir arbeiteten mit der Startaussage: *Auch wenn ich diese Kopfschmerzen habe, akzeptiere ich mich voll und ganz.* Dann klopften wir die Punkte durch und verwendeten dabei Erinnerungssätze wie *Diese Kopfschmerzen, diese schlimmen Kopfschmerzen* usw.

Wir konzentrierten uns nicht auf die den Kopfschmerzen zugrunde liegenden Emotionen oder auf irgendwelche einschränkenden Glaubenssätze, die sie ausgelöst haben könnten. Wir sprachen nur kurz darüber, wann die Kopfschmerzen begonnen hatten. Wir klopften einfach zum Symptom – man nennt das daher »Symptomklopfen« –, und die Kopfschmerzen verschwanden!

Wenn das Symptomklopfen aber nicht die gewünschte Wirkung erzielt, weiß man, dass man am Klopfbaum weiter hinuntergehen muss, um ein tiefer liegendes Ziel zu bestimmen, das die gewünschte Entlastung herbeiführt. Ein guter erster Schritt ist Ihr emotionaler Zustand.

Emotionen

Wenn Arielle beim Klopfen zu den Kopfschmerzen kein Ergebnis erzielt hätte, hätte ich sie als Nächstes gefragt: »Welche Emotion steckt hinter den Kopfschmerzen? Was genau empfindest du, wenn du über diese Kopfschmerzen nachdenkst?« Sie hätte vielleicht geantwortet: »Wut«, »Trauer« oder »Kummer«, und dann hätten wir zu diesen Emotionen geklopft, bis sie sich aufgelöst hätten.

Manchmal stecken hinter einem Symptom mehrere Emotionen. Während wir die Zwiebel häuten, können verschiedene Zielaspekte zum Vorschein kommen. Was als Wut begann, verwandelt sich oft in Trauer und dann in tiefen Kummer. Wir können immer damit beginnen, direkt zu den Emotionen zu klopfen. Falls eine Emotion am dringlichsten ist, sollten Sie mit dieser beginnen. Wenn Sie sich über etwas aufregen, klopfen Sie dazu. Wenn Sie sich zurückgewiesen, hilflos oder machtlos fühlen, fangen Sie jetzt mit dem Klopfen an.

Ein tieferes emotionales Erleben

Es kann manchmal leicht passieren, dass wir bei den Emotionen stecken bleiben, mit denen wir am vertrautesten sind. Beispielsweise enden viele von uns damit, zu Gefühlen wie Wut und Traurigkeit zu klopfen, die leicht zu erkennen sind. Aber der Zugang zu einem größeren emotionalen Vokabular kann helfen, das Klopfen präziser zu gestalten. Hier sind einige Schlüsselemotionen, die viele von uns erleben. Verwenden Sie diese Liste, um sich tiefer mit dem zu verbinden, was bei Ihnen abläuft.

- Abscheu
- Ambivalenz
- Angst
- Bedauern
- Bitterkeit
- Demütigung
- Depression
- Einsamkeit
- Entfremdung
- Feindseligkeit
- Frustration
- Gewissensbisse
- Groll
- Hass
- Heimweh
- Hoffnung
- Horror
- Hunger
- Hysterie
- Kummer
- Langeweile
- Leiden
- Mitleid
- Neid
- Nörgelei
- Paranoia
- Rage
- Schamgefühl
- Scheu
- Schuld
- Sorgen
- Unbehagen
- Unsicherheit
- Verachtung
- Verlegenheit
- Verzweiflung
- Wut
- Zweifel

Frühere Ereignisse

Eine weitere verbreitete Klopfkategorie sind Ereignisse aus der Vergangenheit. Wie wir in Kapitel 5 sehen werden, gibt es zwei Kategorien von Ereignissen: diejenigen, die stattfinden und leicht verkraftet werden, und diejenigen, die »hängen bleiben« und uns behindern. Der Unterschied zwischen den beiden besteht darin, inwiefern wir sie emotional, energetisch und/oder körperlich verarbeitet haben.

Jemand kann an etwas zurückdenken, das an der Highschool passiert ist – eine schwierige Trennung beispielsweise –, und ist in der Lage zu sagen: »Ja, das war eine harte Erfahrung, aber das hat sich für mich erledigt, und ich bin weitergegangen.« Er erinnert sich an das Erlebnis, empfindet aber nichts dabei. Ein anderer denkt an seine schwierige Trennung an der Highschool und erlebt das ganz anders. Er spürt sie im Bauch, eine tiefe Trauer taucht auf, und er bedauert die verlorene Liebe und sehnt sich nach ihr. Das ist eine Erfahrung, die noch nicht verarbeitet wurde. Diese alte Erfahrung mit EFT zu bearbeiten hilft Ihnen dabei, den Schmerz loszulassen und weiterzugehen.

Einschränkende Glaubenssätze

Ein einschränkender Glaubenssatz ist ein falscher Glaubenssatz, den wir über uns selbst oder die Welt haben. Einschränkende Glaubenssätze sind falsche Schlussfolgerungen, die wir aufgrund von Ereignissen oder Erlebnissen ziehen. So können wir beispielsweise den einschränkenden Glaubenssatz haben, dass wir nicht in der Lage sind, Projekte erfolgreich durchzuführen, weil wir schon einmal versagt haben. Wir nehmen vorweg, dass das Gleiche auch in Zukunft passieren wird, und schränken damit unsere Erwartungen ein.

Wie anhand des Klopfbaums gezeigt wurde, sind unsere einschränkenden Glaubenssätze das Wurzelsystem für unser Leben. Manchmal ist es schwierig, das Konzept eines solch einschränkenden Glaubenssatzes zu erfassen, denn bis wir ihn einmal als einen solchen erkannt haben, betrachten wir ihn einfach als »die Wahrheit«! Vielleicht glauben wir, dass wir nie abnehmen werden, weil unsere Eltern nie abgenommen haben, oder dass wir nie reich sein können, weil Reiche nicht spirituell sind. Jegliche Vorstellungen, die eine Möglichkeit ausgrenzen, sind einschränkende Glaubenssätze.

Einige weitere verbreitete Glaubenssätze sind:

Ich mache alles falsch.
Für mich gibt es keine Sicherheit.
Ich bin nicht liebenswert.
Ich bin anders.
Ich bin wertlos.
Ich bin nicht gut genug.

Diese Glaubenssätze lernt man häufig in der Kindheit. Wir übernehmen sie in unseren frühen Jahren von unseren Eltern, Lehrern und unserer Peergroup, und von da an ist alles davon gefärbt. Der Glaube, »alles falsch zu machen«, wird dann gravierende Auswirkungen auf unser ganzes Handeln haben. Er verändert unser Verhalten und das, was wir sagen, welche Ziele wir verfolgen und vieles mehr.

Oft löst das Klopfen zu den Ereignissen aus der Vergangenheit oder Kindheit einschränkende Glaubenssätze auf. Aber wenn wir uns der einschränkenden Glaubenssätze bewusst sind, können wir sie durch Klopfen direkt bearbeiten.

ÜBUNG: Erstellen Sie Ihren eigenen Klopfbaum

Der Klopfbaum ist eine fantastische bildliche Darstellung von unseren Lebensereignissen. Er ist ein wunderbares Werkzeug, mit dem wir systematisch verschiedene Themen bearbeiten können. Durch ihn können wir leichter erkennen, wie ein Symptom mit einer Emotion, einem Ereignis oder Glaubenssatz verknüpft sein könnte – und wie das »Blatt« mit »Ast«, »Stamm« oder »Wurzeln« verbunden ist. Diese Verknüpfungen und Einsichten sind ausschlaggebend, um beim EFT die besten Ergebnisse zu erzielen. Wie ich bereits zuvor erwähnt habe und immer wieder erwähnen werde, ist es absolut wichtig, bei Klopfen präzise zu formulieren, um wirklich herauszufinden, was vor sich geht. Und um genau auf den Punkt zu kommen, sollten Sie tiefer gehen und nachforschen.

Nehmen Sie sich jetzt ein paar Minuten Zeit, um Ihren eigenen Klopfbaum zu zeichnen. Sie können auch eine unbeschriftete Version dieser Zeichnung aus dem Internet unter www.thetappingsolution.com/tree herunterladen und ausdrucken oder einfach eine Zeichnung auf einem Stück Papier anfertigen. Sie braucht nicht hübsch auszusehen – sorgen Sie nur dafür, dass Sie genügend Platz für ihre Einträge lassen. Bei den meisten von uns ist mehr los, als dieser Baum zeigt!

Die Blätter: Symptome und Nebenwirkungen

Welche Symptome haben Sie momentan? Wie fühlt sich Ihr physischer Körper an? Wie lautet die Diagnose? Haben Sie irgendwo Schmerzen im Körper? Tragen Sie alle diese sichtbaren, greifbaren Themen als Blätter ein. Vielleicht notieren Sie Symptome wie »Übergewicht«, »Rückenschmerzen«, »klinische Depression«, »Energiemangel« oder »fehlende Klarheit«. Am besten finden Sie heraus, worüber Sie am häufigsten klagen, und notieren das. Wenn Sie jemand fragt: »Was ist bei Ihnen nicht in Ordnung?«, was würden Sie dann normalerweise antworten?

Die Äste: Emotionen

Welche Gefühle nehmen Sie regelmäßig wahr? Wie geht es Ihnen, wenn Sie morgens aufwachen? Wie fühlen Sie sich, wenn Sie abends schlafen gehen? Denken Sie an den gestrigen Tag zurück und schreiben Sie sämtliche negativen Emotionen auf, die Sie erlebt haben. Wenn Ihnen nichts einfällt, dann schlagen Sie die Emotionsliste auf Seite 52 auf.

Der Stamm: Ereignisse

Welche Erlebnisse der Gegenwart und Vergangenheit sind für Sie noch aktuell? Welche Ereignisse waren letzte Woche für Sie eine Stressquelle? Im letzten Jahr? Im letzten Jahrzehnt? In Kapitel 5 werden wir uns mit der Vergangenheit und ihren Auswirkungen noch ausführlicher befassen. Deshalb brauchen Sie sich jetzt nicht darum bemühen, jedes einzelne Ereignis aufzuspüren. Notieren Sie einfach die Punkte, die für Sie am offensichtlichsten und am wichtigsten sind.

Die Wurzeln: einschränkende Glaubenssätze

Welche Glaubenssätze hegen Sie in Bezug auf sich selbst? Über das Leben im Allgemeinen oder Ihr Leben im Besonderen? Wie denken Sie über Geld? Über Beziehungen? Über Ihren Körper? Es spielt keine Rolle, wenn Ihnen hierzu nicht sofort etwas einfällt, denn häufig müssen wir das Ganze tiefer erforschen. Denken Sie daran, dass sich solche einschränkenden Glaubenssätze einfach wie die Wahrheit anfühlen – bis wir sie erkannt haben. Hier sind ein paar gute Fragen, mit denen Sie einige Glaubenssätze aufspüren können:

- Wie lautet meine Wahrheit über mich selbst?
- Was ist meine Wahrheit in Bezug auf die Welt?
- Was ist meine Wahrheit zum Thema Geld?
- Was ist meine Wahrheit über Beziehungen?
- Wie lautet meine Wahrheit über meinen Körper?

Und auch diese Punkte werden wir noch im Laufe dieses Buches ausführlich untersuchen. Bis dahin notieren Sie einfach, was Ihnen dazu einfällt.

Wenn Sie fertig sind, treten Sie einen Schritt zurück und betrachten Sie Ihren Baum. Er stellt eine kurze Zusammenfassung Ihrer aktuellen Herausforderungen dar. Sie ist sicherlich nicht vollständig, aber sie dient hoffentlich zwei Zielen. Erstens wird Ihnen der Baum dabei helfen, zu erkennen, was sich in Ihrem Leben abspielt. Dadurch können Sie sich auf Ihre anvisierten Ziele konzentrieren. Zweitens wird er Ihnen dabei helfen, mithilfe des Klopfens die besten Ergebnisse zu erzielen, weil Sie die Aspekte und Schichten der einzelnen Themen verstehen und erkennen können, wie diese miteinander verknüpft sind. Mit diesen Emotionen, Symptomen, Ereignissen und einschränkenden Glaubenssätzen werden wir uns im Laufe des Buches immer wieder befassen. Wir werden sie ein für alle Mal auflösen, um Platz zu schaffen für ein neueres, gesünderes und glücklicheres Ich!

Negative versus positive Aussagen

Wie in Kapitel 1 bereits erwähnt, werde ich häufig gefragt, warum wir uns beim Klopfen auf das Negative und nicht auf das Positive konzentrieren. Ich möchte ein bisschen näher darauf eingehen, weil das ein so wichtiges Thema ist.

Viele haben sich mit dem Gesetz der Anziehung befasst – auf der einfachsten Stufe besagt es, dass sich das verstärkt, worauf man sich konzentriert –, und deshalb entstehen die Bedenken, dass durch die Wiederholung von negativen Erinnerungssätzen eine Affirmation entsteht, mit der man verstärkt Negatives anzieht. Aber es ist ja so, dass diese negativen Gedanken, Erfahrungen, Glaubenssätze und Symptome tatsächlich existieren, und es spielt keine Rolle, ob wir uns nun bewusst damit befassen oder nicht – wir werden davon beeinträchtigt. Sie verschwinden nicht einfach, wenn wir ihre Existenz verleugnen. Indem wir uns etwas Zeit dafür nehmen, um sie anzunehmen, ans Licht zu bringen und der Amygdala zu vermitteln, dass diese Dinge ungefährlich sind, können Sie sie ein für alle Mal auflösen.

Wenn in Ihrem Garten Unkraut wuchert, ist es ungut, wenn Sie sagen: »Da ist kein Unkraut, es gibt kein Unkraut, es gibt kein Unkraut …« Es hilft uns nicht, wenn wir so tun, als gäbe es kein Unkraut! Es spielt keine Rolle, wie sehr Sie sich auf die schönen Pflanzen konzentrieren, die da wachsen! Das Unkraut wird nicht verschwinden, bis Sie sich hingekniet und es ausgerissen haben.

Wenn Sie sich Zeit zum Unkrautjäten nehmen, bleibt Ihnen ein Garten voller schöner und gesunder Pflanzen. Das Gleiche gilt für Ihre Psyche. Wenn Sie sich die Zeit dafür nehmen, das Unkraut aus der Vergangenheit auszureißen, bleibt Ihnen ein gesundes, strahlendes, glückliches und leuchtendes Selbst.

Der andere wichtige Punkt bei EFT ist der, dass die Erinnerungen nicht gelöscht werden. Wir löschen keine Ereignisse aus der Vergangenheit und wir löschen auch keine Emotionen. Wir verarbeiten sie. Das ist ein wesentlicher Unterschied. Nach dem Verarbeiten besitzen wir immer noch die Lektionen, Einsichten und das Wachstum unserer Erfahrung. Wenn wir andererseits eine Erfahrung begraben und löschen wollen, ohne sie verarbeitet zu haben, bleibt sie dort stecken, wo sie ist.

Ich klopfe oft mit Klienten zu ihrer Wut, die über Körper und Geist verarbeitet wird und sich dann in Traurigkeit verwandelt. Wenn wir zur Trauer klopfen, könnte sie sich in Verlustangst verwandeln. Wenn wir zur Verlustangst klopfen, könnte sie sich in Dankbarkeit für die Erfahrung und die Lektion verwandeln. Wenn die ursprüngliche Wut befreit wird, können sich positivere Gefühle einfinden.

Wenn es kein Ein-Minuten-Wunder ist, klopfen Sie weiter!

Einer der erstaunlichen Vorteile von EFT ist, dass sich sehr schnell echte, lang anhaltende Ergebnisse zeigen, die mithilfe der eher konventionellen Therapien Monate oder Jahre gebraucht hätten.

Das sogenannte Ein-Minuten-Wunder geschieht oft und dann, wenn Sie es am wenigsten erwarten. Aber egal wie häufig es passiert – es ist nicht die Norm. Wir haben alle tief sitzende emotionale Muster, die möglicherweise schwer zu durchbrechen sind, und unser Gehirn ist fest vernetzt, um sich allen möglichen Veränderungen zu widersetzen. Daher ist es unsere fortlaufende Bereitschaft zum Klopfen, die die größten und tiefsten Durchbrüche bewirkt.

Vor allem bei den tief sitzenden Emotionen – den dicksten und knorrigsten Wurzeln Ihres Klopfbaums – kann Ihre Klopfreise gelegentlich unerwartete Wendungen nehmen. Wenn sich bei etwas, was Sie aufzulösen versuchen – üblicherweise eine Emotion –, durch das Klopfen zuerst eine Verschlechterung einstellt, wissen Sie, dass Sie auf dem richtigen Weg sind. Wenn Sie beginnen, sich Ihren Emotionen zu öffnen, kann sehr viel Unterdrücktes an die Oberfläche steigen. Lassen Sie sich dadurch nicht entmutigen, denn das ist die Art und Weise, wie Ihnen der Körper vermittelt, wie viel emotionale Energie er innerhalb eines bestimmten Themas abgespeichert hat. Indem Sie weiterklopfen, lösen Sie es weiter auf. Die Ergebnisse, die Sie in diesen Fällen erhalten – egal ob innerhalb von Minuten, Stunden oder Wochen –, sind wirklich lebensverändernd.

Sie können es schaffen

Ich weiß, dass das Klopfen anfangs ein bisschen verwirrend und seltsam wirken mag. Wenn Sie aber einmal die Punkte gelernt und den Ablauf verstanden haben, werden Sie in allen in diesem Buch behandelten Bereichen schnell Ergebnisse erzielen.

Sie sollten genügend Selbstliebe empfinden und sich genau jetzt mindestens 15 Minuten Zeit nehmen, um EFT zu erfahren. Wenn Sie einmal etwas erlebt haben – sei es eine kleine Veränderung oder ein riesiges Wunder –, wissen Sie, dass es sich lohnt, EFT zu lernen und in Ihrem Leben einzusetzen.

Und stellen Sie sich einmal vor – falls dieses Werkzeug wirklich so funktioniert, wie es behauptet wird, und falls Sie Ergebnisse erreichen, wie sie Millionen anderer Menschen erlebt haben –, wie könnte Ihr Leben dann auf der anderen Seite aussehen?

Wie wäre es, wenn Sie Ihre körperlichen Schmerzen loswerden könnten?

Wie wäre es, wenn Sie alte Wunden, Traumata und Geschichten loslassen könnten, die Ihnen nicht mehr dienlich sind?

Was könnten Sie erschaffen, erreichen oder beitragen, wenn Sie sich schließlich von den einschränkenden Glaubenssätzen, dem Ballast und der Geschichte befreien könnten, von denen Sie zurückgehalten werden?

Alles beginnt mit diesen ersten Schritten – Sie lernen die Klopfpunkte und praktizieren das Klopfen oft genug, um eine Veränderung wahrzunehmen.

Das können Sie schaffen!

(Sie können sich übrigens unter www.thetappingsolution.com/tappingvideo ein Video mit weiteren Anweisungen zu den Punkten ansehen.)

KAPITEL 3

ÄNGSTE, GEFÜHLE DER ÜBERFORDERUNG UND STRESS AUFLÖSEN

Gott, gib mir die Gelassenheit, Dinge hinzunehmen,
die ich nicht ändern kann,
den Mut, Dinge zu ändern, die ich ändern kann,
und die Weisheit, das eine vom anderen zu unterscheiden.
REINHOLD NIEBUHR

Claire befand sich am Rande eines Zusammenbruchs ... was aber niemand um sie herum hätte erkennen können.

Nach außen wirkte sie aufgeräumt und glücklich – sie hatte einen tollen Job, großartige Kinder und eine gute Beziehung zu ihrem Mann. Sie war liebevoll und gewissenhaft und versuchte, in der Welt etwas zu bewirken. Sie hatte den Wunsch, sich selbst und ihr Leben zu verbessern, und machte sich immer bewusst, was sie aß, dachte und tat. Sie arbeitete an sich, versuchte, ihren Stresspegel niedrig zu halten und eine positive Einstellung zu pflegen. Aber irgendwie fehlte etwas.

Es fing ganz harmlos an – mit seltsamen Schmerzen im Körper. Ihre Ärzte hatten keine medizinische Erklärung dafür. Sie konnte nicht durchschlafen, war tagsüber im Allgemeinen erschöpft, hatte ein paar Pfunde zu viel, die sie vergeblich versuchte loszuwerden, und wurde von einem Grundgefühl der Angst geplagt, von dem sie sich einfach nicht befreien konnte.

Als sie Raum zum Atmen fand und ihr Leben unter die Lupe nahm, hatte sie nur den einen Gedanken: Mir ist alles zu viel.

Zu viel Verantwortung. Es gibt zu viel zu tun. Zu viel finanzieller Druck. Es ist mir zu viel, mich um die Kinder zu kümmern und eine gute Mutter zu sein. Es ist mir zu viel, zu versuchen, eine liebevolle Ehefrau zu sein. Es ist mir zu viel, mich ideal zu ernähren. Es ist mir zu viel, gut auszusehen, mich gut zu fühlen und mit den Nachbarn Schritt zu halten.

Das moderne Leben mit seinen Stressfaktoren – mit all den Dingen, die wir kennen und mit denen wir so vertraut sind – überforderte sie.

Kommt Ihnen das bekannt vor?

Was ist Ihnen in Ihrem Leben »zu viel«? Was stresst Sie am meisten? Was bekommen Sie nicht in den Griff? Welche körperlichen Symptome zeigen sich bei Ihnen?

Allgemeine Gefühle von Angst, Überforderung, Erschöpfung und erdrückender Verantwortung sind zu einem Begriff für das moderne Leben geworden. »So ist das Leben eben«, sagen wir uns. »Es ist hektisch, arbeitsreich; eins folgt dem anderen, und die Dinge stauen sich bis an einen Punkt, an dem man manchmal nach Luft ringt.«

Kennen Sie diese Zeiten, in denen Sie tief durchatmen? Atmen Sie jetzt einmal so und forschen Sie nach, was Sie finden. Ihre Erkenntnis könnte folgendermaßen lauten: *Meine Güte, bin ich gestresst! Mein Körper ist im Schnellgang, und ich habe das nicht gemerkt. Wann habe ich mich denn zum letzten Mal so richtig entspannt?*

Wir haben Denk- und Handlungsmuster entwickelt, die uns einfach nicht dienlich sind und die wir nicht aufrechterhalten können. Aus diesem Grund haben wir unerklärliche körperliche Schmerzen und auch gesundheitliche Störungen, die man leicht auf biologische Probleme wie Viren, Bakterien oder andere äußerliche Faktoren zurückführen kann. Wegen dieser Muster laufen wir herum und sind gestresst, ängstlich und fühlen uns unwohl. Daher haben wir Schlafprobleme und können auch nicht abnehmen. Das ist der Grund, weshalb wir den Eindruck haben, dass es zu viel zu tun gibt und der Stress nicht enden will. Wir können deswegen nicht im Hier und Jetzt präsent sein oder unser Leben genießen.

Einige meiner Klienten argumentieren, dass das Problem nicht ihre Art des Denkens oder Handelns ist, sondern *das Leben selbst!*

Sie sagen zu mir: »Ich könnte glücklich sein, wenn sich das und das ändern würde.« Oder: »Ich wäre glücklich, wenn ich weniger zu tun hätte.« Oder: »Ich wäre glücklich, wenn ich mehr Geld hätte.« Oder: »Ich wäre glücklich, wenn ich abnehmen würde.« Viele von uns glauben, erst glücklich sein zu können, wenn diese Dinge eingetreten sind.

Nun, ich habe ein paar schlechte Neuigkeiten. (Ich weiß, dass ich damit nur eins draufsetze, nicht wahr? Aber die guten Nachrichten kommen noch, versprochen!) Die einzige Art und Weise, wie Sie mehr verdienen, abnehmen sowie gesünder und erfüllter leben können, besteht darin, dass Sie Ihre Denkmuster verändern. Sie müssen einen Weg finden, um Ihr Stressniveau zu verringern, negative Emotionen zu verarbeiten, die Vergangenheit loszulassen und negative Muster nicht mehr zu wiederholen. Erst von diesem Punkt aus können Sie sich das Leben erschaffen, von dem Sie wirklich träumen.

Es hat eine Zeit gegeben, in der diese Art von Stressreduktion und die Veränderung von Mustern gigantische oder gar unmögliche Aufgaben waren, aber mit dem EFT-Klopfen haben Sie eine schnelle Umsetzungsmöglichkeit an der Hand.

Im ersten Kapitel haben wir die überraschende Wirkung erlebt, die das Beklopfen des Körpers auf einer rein körperlichen Ebene haben kann, was durch Verringerung des Kampf-oder-Flucht-Reflexes und die Beruhigung der Amygdala geschieht. Das Gleiche gilt für Ihre emotionale Welt. Wenn Sie das Klopfen bei Ihren bestehenden Mustern, Glaubenssätzen und Emotionen anwenden, verändert sich Ihr Leben fast sofort. Bei Claire hat es sich auf scheinbar wundersame Weise verändert, wie Sie auf den folgenden Seiten lesen werden – und das kann auch bei Ihnen passieren.

»Nichts funktioniert …«

Als ich begann, mit Claire über ihr Leben und all das zu sprechen, was bei ihr passierte, erwähnte sie mit als Erstes, dass sie es so frustrierend fand, dass alle stressauflösenden Methoden nicht funktioniert hatten, die sie in der Vergangenheit ausprobiert hatte – von Yoga über Meditation bis hin zu Affirmationen und positivem Denken. Sie war fest davon überzeugt, dass bei ihr »nie etwas funktionierte«. Wenn wir uns einige Jahre lang auf einem Weg der Selbstentdeckung und persönlichen Weiterentwicklung befunden und nicht die erwarteten oder versprochenen Ergebnisse erzielt haben, kann das extrem frustrierend sein! Aber diese Frustration – und das Erwarten eines weiteren negativen Ergebnisses – ist genau das, weshalb wir festsitzen. Häufig ist diese Frustration die Krönung der negativen Gefühle über uns selbst und unsere Bemühungen, etwas zu verändern.

Ich weiß, was ich tun sollte, aber ich tue es nie.

Ich habe schon andere Techniken ausprobiert, aber sie scheinen nicht zu funktionieren.

Es scheint bei anderen zu funktionieren, aber nicht bei mir.

Ich fange immer etwas an, aber ich bringe es nie zu Ende. (Wir werden dieses Muster jetzt sofort ändern, damit Sie dieses Buch zu Ende lesen können!)

Es ist wichtig, diese Frustration, Ihre Angst aufzulösen, dass die von Ihnen ausprobierten Techniken der Persönlichkeitsentwicklung nicht funktionieren. Indem Sie diese Gefühle auflösen, öffnen Sie sich für neue Möglichkeiten. Ansonsten wird sich die Einstellung, dass »nie etwas funktioniert«, oder der Glaubenssatz »Was ich anfange, bringe ich nie zu Ende« weiter manifestieren. Und dann würden Sie dieses Buch nicht zu Ende lesen – auch wenn der Durchbruch im Leben, den Sie sich so sehr wünschen, in Kapitel 9 beschrieben würde! Oder Sie würden jedes Wort lesen, aber nicht wirklich klopfen, und darin liegt ja die ganze Magie!

Dann klopfen wir doch jetzt gleich einmal ein bisschen, um diese negativen Erwartungen aufzulösen.

KLOPFSKRIPT: »Nichts hat jemals funktioniert ...«

Überall im Buch finden Sie Klopfskripte zu den unterschiedlichsten Themen. Alle beginnen mit einem »Startsatz«, damit Sie feststellen können, ob es sich um ein Thema handelt, an dem Sie arbeiten sollten.

Der Startsatz für dieses Skript lautet: *Ich bin frustriert, weil bei mir nie etwas funktioniert.*

Fangen Sie an, sagen Sie diesen Satz einige Male laut und legen Sie dann fest, wie wahr diese Aussage ist, indem Sie sie auf der 0–10-Skala bewerten, wobei 10 »absolut zutreffend ist« und 0 »absolut nicht zutrifft«.

Wenn Ihre Wahrheit bei 5 oder höher liegt, ist es wohl im Allgemeinen ein Thema, das Sie sofort bearbeiten sollten.

Denken Sie daran, dass es sich hier um allgemeine Formulierungen und Ideen handelt, die Ihnen dabei helfen, anzufangen. Wenn eine andere Formulierung für Sie besser geeignet sein sollte oder Sie andere Ideen haben, können Sie gerne Ihrer Intuition folgen.

Karateschlag: Auch wenn ich frustriert bin, weil bei mir nie etwas funktioniert, akzeptiere ich mich voll und ganz.
Karateschlag: Auch wenn ich dazu neige, etwas anzufangen und nicht zu Ende zu bringen, liebe und akzeptiere ich mich zutiefst.
Karateschlag: Auch wenn ich Angst habe, weil bei mir nichts zu funktionieren scheint, entscheide ich mich jetzt, zu entspannen.

Augenbraue: Nichts hat je funktioniert ...
Seitlich am Auge: Dieser ganze Frust ...
Unter dem Auge: Ich bin frustriert, weil bei mir nie etwas funktioniert ...
Unter der Nase: Ich habe wirklich so viele verschiedene Dinge ausprobiert ...
Kinn: Und nichts hat je funktioniert ...
Schlüsselbein: Das funktioniert wahrscheinlich nicht ...
Unter dem Arm: Das funktioniert bei mir wahrscheinlich nicht ...
Scheitel: Dieser ganze Frust ...

Augenbraue: Nichts hat je funktioniert …
Seitlich am Auge: Ich fange etwas an und bringe es nicht zu Ende …
Unter dem Auge: Ich habe Angst, noch etwas auszuprobieren …
Unter der Nase: Weil ich das so oft erlebt habe, dass nichts funktioniert …
Kinn: Es funktioniert bei den anderen …
Schlüsselbein: Aber nicht bei mir …
Unter dem Arm: Dieser ganze Frust …
Scheitel: Diese ganzen Ängste und Frustrationen.

Und jetzt machen wir eine Positivrunde. (Denken Sie bitte daran, erst zu den positiven Aussagen überzuwechseln, wenn Sie eine Erleichterung verspüren oder sich diese Aussagen für Sie zumindest irgendwie stimmig anhören. Erzwingen Sie das Positive nicht, sondern klopfen Sie so lange zu dem, was Sie bremst oder stört, bis sich das Positive natürlicher anhört. Wenn Ihr Kopf bei einer Positivrunde sagt: »Ich glaube dir nicht«, oder: »Das stimmt nicht«, müssen Sie wahrscheinlich zu den negativen Glaubenssätzen zurückkehren, bis diese aufgelöst sind.

Augenbraue: Ich entscheide mich, mich für die Möglichkeit zu öffnen, dass das hier funktionieren kann …
Seitlich vom Auge: Ich entscheide mich, jegliche Frustrationen im Körper loszulassen …
Unter dem Auge: Die Dinge haben zuvor bei mir funktioniert …
Unter der Nase: Ich habe viele positive Veränderungen vorgenommen …
Kinn: Und ich entscheide mich dafür, noch mehr solcher Veränderungen vorzunehmen …
Schlüsselbein: Ich entscheide mich dafür, an meine Fähigkeit zu glauben, dass ich mich verändern kann …
Unter dem Arm: Ich entscheide mich dafür, jegliche Frustration oder Angst in meinem Körper loszulassen …
Scheitel: Loszulassen … alles loszulassen.

Für eine längere Klopfsitzung zu diesem Thema gehen Sie auf www.tappingsolution.com/tap1.

Kognitive Veränderungen feststellen und den »Gipfeleffekt« erleben

Nachdem sie dieses Klopfskript absolviert hatte und weniger frustriert war, sagte Claire schließlich: »Wissen Sie was? Es stimmt gar nicht, dass nichts je wirklich funktioniert hat. Ich hatte viele Erfolge und habe in den letzten Jahren mein Leben wirklich sehr stark verändert. Ich hoffe, dass dieses Klopfen dabei sogar noch mehr helfen kann.«

Was war in den wenigen Minuten passiert, seit Claire mir erzählt hatte: »Nichts hat je bei mir funktioniert?« Hatte sie zuvor gelogen? Hatte sie in diesen wenigen Minuten ihre Meinung geändert?

Zuvor war Folgendes passiert: Bei ihr lief ein Muster und ein Glaubenssystem, das »Nichts hat jemals bei mir funktioniert« besagt. Ihr Gehirn und Körper ließen alle negativen Erfahrungen aus der Vergangenheit an die Oberfläche steigen – die ganzen Minitraumata, bei denen sie sich selbst heruntergemacht, sich nicht vergeben und die Erfahrung nicht verarbeitet hatte. Indem sie zu den Frustrationsgefühlen und der Geschichte klopfte, die sie sich selbst erzählte, lösten wir die alten Gedankenmuster auf, und dadurch konnte sich ein neuer Glaubenssatz entfalten.

Wenn wir diese Gefühle und Erfahrungen mit EFT bearbeiten, findet eine kognitive Veränderung statt, durch die wir die Dinge klarer sehen und den Lärm in Kopf und Körper verringern können. Oft ist diese Veränderung so tief greifend, dass sich die Menschen beinahe nicht mehr an das erinnern können, was sie zuvor gedacht haben. Wie ich bereits erwähnte, ist EFT kein Gedankenlöscher. Es beseitigt in keinerlei Weise die Erinnerungen, sondern löst die negativen emotionalen und energetischen Muster auf, die hinter einer Erinnerung stecken. Daher kann es unsere Herangehensweise und Reaktion auf das Ereignis verändern – und bewirken, dass wir im Leben weiter vorangehen.

Auf der extremsten Stufe wird diese Veränderung als »Gipfeleffekt« bezeichnet. Der Gipfeleffekt stellt sich ein, wenn sich die Gedankenmuster so dramatisch verändern, dass die Person sich überhaupt nicht bewusst ist, dass das Klopfen eine Veränderung bewirkt haben soll. Manche sagen dann sogar, dass dieser Glaubenssatz noch nie ein Problem war! So kann jemand Angst vor Spinnen haben, klopfen, die Angst auflösen und schließlich behaupten, nie Angst vor Spinnen gehabt zu haben, weil sich der Verstand so weit von der Angst distanziert hat, dass sie in seinem Leben nicht mehr real ist. Das ist einer der Gründe, weshalb es immer wichtig ist, nach jeder Klopfrunde die 0–10-Skala zu benutzen. So können Sie Ihren Fortschritt genau messen und sich daran erinnern, wo Sie begonnen haben.

Identifizieren Sie Ihre Muster

Im Laufe dieses Buches werden wir Ihre Muster zu allen wichtigen Lebensthemen behandeln. Dazu gehören Abnehmen, Beziehungen, Finanzen und so weiter. In diesem Kapitel befassen wir uns jedoch mit den allgemeineren Mustern – den einschränkenden Glaubenssätzen und Gewohnheiten, die in Ihrem Leben Stress erzeugen.

Stress selbst ist bei den meisten Alltagsproblemen Symptom und Ursache zugleich. Natürlich ist Stress nichts Angenehmes. Er richtet im Körper verheerenden Schaden an, lässt den Cortisolspiegel ansteigen (der bewirkt, dass man zunimmt und das Gewicht hält), verursacht Bluthochdruck, Diabetes und vieles mehr. Aber darüber hinaus führt die Stressreaktion an sich häufig zu noch stressigeren Situationen. Wenn beispielsweise durch einen Kollegen bei einem Geschäftsmeeting Stress ausgelöst wird, geht man vielleicht nach Hause und lässt den Stress an den Kindern oder am Partner aus. Der Kreislauf setzt sich damit fort.

Wie beenden wir den Stresszyklus? Die Antwort darauf lautet, dass wir unsere Kampf-oder-Flucht-Reaktion ändern, was in Kapitel 1 ausführlich beschrieben wurde.

KLOPFTIPP: Die Formulierung der Wahlmöglichkeit

Wie wir gelernt haben, beginnen wir normalerweise eine Klopfrunde mit dem Startsatz *Auch wenn ich* ________________ (tragen Sie hier das Problem ein), *akzeptiere ich mich voll und ganz.*

Ich stelle Ihnen nun eine Alternative vor, bei der man seine »Wahlmöglichkeit« formuliert. Diese Wahlformulierung wurde von Dr. Patricia Carrington entwickelt – einer der frühen EFT-Pionierinnen – und ermöglicht es Ihnen, den Abschluss des Startsatzes so zu formulieren, dass sich für Sie eine Option ergibt.

Es gibt zwei wichtige Gründe, weshalb man diese Wahlaussage verwendet:

a) Falls Sie Probleme mit der Formulierung haben, dass Sie sich »voll und ganz akzeptieren«.

b) Die Formulierung der Wahlmöglichkeit kann Ihnen sehr viel Kraft geben und Ihnen vermitteln, dass Sie die Kontrolle über Ihre eigene Erfahrung haben.

Formulieren Sie folgendermaßen: *Auch wenn ich* ________________ (setzen Sie hier das Problem ein), *entscheide ich mich für* ________________ (setzen Sie hier eine positive Affirmation ein).

Beispiele:
Auch wenn ich wütend darüber bin, was bei der Arbeit passiert ist, entscheide ich mich dafür, das loszulassen.

Auch wenn ich diese Schmerzen im unteren Rücken habe, entscheide ich mich jetzt dafür, mich zu entspannen.

Auch wenn mich das frustriert hat, was ich zu ihr gesagt habe, entscheide ich mich jetzt dafür, mir selbst zu vergeben.

Entscheiden Sie mithilfe Ihrer Intuition, ob diese Formulierung der Wahlmöglichkeit bei einem bestimmten Problem geeignet ist.

»Mir wächst alles über den Kopf«

Melissa hatte gerade ein großes Lebensziel erreicht – sie hatte Ihr erstes Buch geschrieben. Seit Jahren hatte sie davon geträumt, und man sollte eigentlich glauben, dass sie stolz auf sich war und ihre Errungenschaft feiern und die entsprechenden Schritte unternehmen würde, um das Buch in die Welt zu bringen.

Stattdessen war sie blockiert.

Seit Monaten hatte sie nichts getan, um ihr Buch zu bewerben. Die Bücher lagen gestapelt in der Garage. Sie rührte keinen Finger, und ich fragte sie nach dem Grund. Sie sagte: »Es gibt zu viel zu tun! Ich muss eine Website machen. Ich muss es bei Amazon ausschreiben. Ich weiß nicht, wie ich das mache! Ich habe eine ewig lange Liste, die ich abarbeiten muss, und ich habe noch nicht einmal angefangen!«

Im weiteren Gespräch mit ihr fiel mir eine unterbewusste Sabotage und ein Widerstand gegen Veränderungen auf – diese beiden Themen werden wir in Kapitel 4 besprechen. Aber bevor wir die großen Themen angingen, mussten wir das Gefühl, dass ihr alles über den Kopf wuchs, abschwächen.

KLOPFSKRIPT:
»Ich bin gestresst, und mir wächst alles über den Kopf«
(Die Abbildung der Klopfpunkte finden Sie auf Seite 45.)

Fragen Sie sich vor dem Klopfen: »Was wächst mir über den Kopf?« Was meine ich nicht zu schaffen? Was genau stresst mich?«
Dann probieren Sie den Startsatz *Mir wächst alles über den Kopf, und ich habe zu viel zu tun.* Bewerten Sie ihn auf der 0–10-Skala, wobei 10 »absolut zutreffend« und 0 »absolut nicht zutreffend« bedeutet. Dann legen Sie los und verwenden entweder die nachfolgenden oder eigene Formulierungen. Vielleicht möchten Sie auch herausfinden, welches der erste Gedanke oder das erste Ereignis war, das bei Ihnen Stress erzeugt hat. Geben Sie diesem eine eigene Bewertung auf der 0–10-Skala. Auf diese Weise dringen Sie noch tiefer in das Thema ein, sodass Sie noch bessere Ergebnisse erzielen.

Karateschlag: Auch wenn ich gestresst bin, mir alles über den Kopf wächst und ich einfach zu viel zu tun habe, akzeptiere ich mich voll und ganz.
Karateschlag: Auch wenn meine Aufgabenliste ewig lang ist und mich stresst, akzeptiere ich mich voll und ganz.
Karateschlag: Auch wenn ich das Gefühl habe, dass ich das nie alles schaffe, weil ich zu dumm bin, akzeptiere ich mich voll und ganz.

Augenbraue: Ich schaffe das nicht ...
Seitlich am Auge: Dieses Gefühl, überfordert zu sein ...
Unter dem Auge: Ich spüre so viel Stress, und mir wächst alles über den Kopf ...
Unter der Nase: Es gibt einfach zu viel zu tun ...
Kinn: Ich bin überfordert ...
Schlüsselbein: Es gibt zu viel zu tun ...
Unter dem Arm: Und es ist nicht genug Zeit ...
Scheitel: Ich bekomme das alles nicht geregelt ...

Augenbraue: Wie bekomme ich das alles geregelt? ...
Seitlich am Auge: Ich bekomme das nicht geregelt ...
Unter dem Auge: Weil ich zu viel zu tun habe ...
Unter der Nase: Ich brauche Hilfe ...
Kinn: Der Tag hat nicht genügend Stunden ...
Schlüsselbein: Um all das zu schaffen ...
Unter dem Arm: Diese ganzen Gefühle, überfordert zu sein ...
Scheitel: Diese ganzen Gefühle, dass mir alles über den Kopf wächst ...

Klopfen Sie sich weiter durch die Negativrunden (stellen Sie sich vor, dass dies »Wahrheits«-Runden sind, weil Sie einfach sagen, wie es Ihnen geht – denn Sie sagen Ihre Wahrheit!), bis Sie eine Entlastung spüren. Wenn Sie bereit sind, gehen Sie zu einigen Positivrunden über.

Augenbraue: Ich entscheide mich dafür, mich zu entspannen ...
Seitlich am Auge: Ich habe die Ressourcen, um das zu erledigen ...
Unter dem Auge: Ich habe es zuvor geschafft und ich kann es wieder schaffen ...

Unter der Nase: Ich entscheide mich dafür, dieses Gefühl der Überforderung loszulassen …
Kinn: Ich muss tun, was ich zu tun habe …
Schlüsselbein: Es hilft mir nicht, deswegen gestresst zu sein …
Unter dem Arm: Ich lasse dieses Gefühl los, überfordert zu sein …
Scheitel: Lasse alles los.

Klopfen Sie sich durch die positiven Aussagen, so oft Sie wollen.

Denken Sie daran, dass wir hier anfangs sehr allgemein formulieren. Je präziser Sie Ihre eigene Situation beschreiben können, desto bessere Ergebnisse werden Sie erhalten.

Während Sie sich durch die oben beschriebenen Runden hindurchgeklopft haben, ist Ihnen vielleicht klar geworden, dass dieses eine Projekt bei der Arbeit Ihr größter Stressfaktor ist. Dann klopfen Sie genau zu diesem Projekt und den dazugehörigen Gefühlen. Beispiel: *Auch wenn mich dieses Projekt bei der Arbeit wirklich stresst und ich das Gefühl habe, dass ich das nie schaffe, akzeptiere ich mich voll und ganz.*

Wiederholen Sie diese Formulierung dreimal und klopfen Sie sich durch die Punkte.

Während dieser Runde fällt Ihnen vielleicht ein, dass Sie eigentlich wütend sind. Sie haben den Eindruck, dass Ihr Chef den Arbeitsaufwand nicht zu würdigen weiß, den Sie in dieses Projekt stecken. In diesem Fall sagen Sie vielleicht: »Auch wenn es mich wütend macht, dass er mich trotz der ganzen Arbeit nicht anerkennt, akzeptiere ich mich voll und ganz.«

Wiederholen Sie die Aussage und klopfen Sie sich durch die Punkte.

Machen Sie weiter, bis Sie bei diesem Thema eine Klarheit verspüren. Manchen fällt es zuweilen richtig schwer zu entscheiden, wann sie damit abgeschlossen haben oder wann sie aufhören sollten zu klopfen. Ich empfehle normalerweise, weiterzumachen, bis sie bei einem Thema auf Stufe 1 oder 2 der 0–10-Skala angelangt sind. Die Stufe 0 ist offensichtlich das beste Ergebnis, aber manchmal klingen die Themen noch ein bisschen nach und können einige Stunden später noch weiter nachlassen.

Es gibt auch kein Richtig oder Falsch! Wenn Sie fünfzehn Minuten zu einer tiefen Verletzung klopfen und es von einer 10 auf eine 4 bringen und dann einfach nicht mehr weiterklopfen können, ist das

in Ordnung! Hören Sie auf Ihre Intuition und auf Ihren Körper. Machen Sie es so gut, wie Sie können. Legen Sie vielleicht eine ein- oder zweitägige Pause ein, bis Sie dazu bereit sind, das Thema weiter zu bearbeiten.
Wenn Sie sich eine längere Sitzung zu diesem Thema ansehen möchten, gehen Sie auf www.thetappingsolution.com/tap2.

Melissas Ergebnisse

Nachdem sie gerade einmal 15 Minuten lang mit mir geklopft hatte, sagte Melissa: »Wissen Sie, es gibt bei diesem Buch eigentlich gar nicht so viel zu tun. Was es da zu tun gibt, schaffe ich auch. Ich muss nur Schritt für Schritt vorgehen und mir klarmachen, dass nicht alles auf einmal erledigt werden kann.«

Das ist doch wirklich eine völlig andere Sichtweise! Was war passiert? Sie hatte nach dem Klopfen immer noch genauso viel zu tun wie zuvor. Hieran hatte sich nichts geändert. Was hatte sich aber verändert? Sie hatte den Lärm im Kopf beruhigt, der ihr vermittelte, dass diese Situation, mit der sie konfrontiert war (alles, was sie für das Buch tun musste), gefährlich war und sie überforderte. Ihr Geist und ihr Körper hatten eine Bedrohung erzeugt (für Kampf-oder-Flucht-Reaktion siehe Kapitel 1), die überhaupt nicht existierte. Sie war körperlich natürlich nicht in Gefahr, aber was ihre Themen anging, waren die mentalen Muster ihre Stressauslöser, und aus diesem Grund steckte sie fest.

Ich sage es immer wieder: Wenn wir EFT einsetzen, sind wir *einfallsreicher*. Wir haben das Gefühl, viel mehr Möglichkeiten zur Verfügung zu haben, um der Welt um uns herum zu begegnen. Es ist so, als würde sich das Gehirn einschalten und alles erhellen, der Körper sich danach ausrichten und als wären wir in der Lage, die Dinge wirklich anzugehen! Das führt uns an einen Ort des Friedens und Verstehens – in Bezug auf uns selbst, auf andere und unsere Lebenssituation.

Warum kann der eine Mensch einen arbeitsreichen Tag gelassen durchlaufen, sich an den Herausforderungen erfreuen und sich mühelos durch die Aufgaben und Ereignisse bewegen, während ein anderer mit der gleichen Anzahl an Aufgaben und Herausforderungen Panik und Stress empfindet und sich überfordert fühlt?

Das liegt daran, dass der eine Mensch gesunde, nährende Glaubenssätze und Denkweisen entwickelt hat und der andere nicht. Mit EFT können wir diese ungesunden Gewohnheiten und Muster verändern. Wir können damit aufhören zu reagieren und damit anfangen zu sein. Wir können den Lärm im Kopf reduzieren und den Stress, die Gefühle des Überlastetseins und die Ängste loslassen. Wenn wir das tun – und Melissa beweist das –, werden wir einfallsreich. Wir können weitergehen und unser Leben genießen!

KLOPFTIPP:
Was überfordert Sie am meisten? Reden und klopfen Sie.

Leute, für die EFT neu ist, bleiben beim Klopfen oft an dem Punkt stecken, an dem sie nicht wissen, was sie sagen sollen. Dann klagen sie darüber, dass sie keine Ahnung haben, ob sie es richtig machen und wie sie einen Satz formulieren sollen. Eine einfache und angenehme Möglichkeit, diese Frage »Was soll man sagen?« zu umgehen, besteht darin, locker wie bei einer Unterhaltung über das Thema zu sprechen, während man sich durch die Punkte klopft. Anstatt dem exakten Klopfprotokoll zu folgen, können Sie die Sequenz durchklopfen und dabei ganz frei über das Thema sprechen, das Ihnen Unbehagen bereitet.

Sie können sich beispielsweise vorstellen, dass Sie mit einem Freund/einer Freundin am Telefon darüber reden, wie grässlich Ihr Arbeitstag war. Sie können dabei einfach mit dem Klopfen beginnen, und zwar direkt am Telefon! Der andere braucht ja nicht zu wissen, was Sie tun. Während Sie Luft ablassen, kommt Ihr Körper zur Ruhe, und Sie verarbeiten die Emotionen durch das Klopfen. Sie profitieren also von dem Klopfen, auch wenn Sie sich nicht an ein bestimmtes Skript halten.

Und es ist kein Problem, auch einmal ein bisschen Dampf abzulassen. Das Problem taucht nur auf, wenn Sie sich immer und immer wieder über das gleiche Thema Luft machen, ohne dass sich etwas verändert oder eine Lösung auftaucht. Wenn Sie Dampf ablassen und dabei klopfen, wird einiges passieren:

a) Sie lassen die Geschichte viel schneller los.
b) Sie beginnen, ein neues Bewusstsein zu diesem Thema zu entwickeln.
c) Ihnen fallen auf ganz natürliche Weise kreative Lösungen ein.

Mir sind viele Menschen begegnet, die mir erzählt haben, dass es für eine bestimmte Situation keine Lösung gibt. Ich nicke dann und bitte sie, zu klopfen, während sie mir von ihrem Stress, ihrem Ärger oder Kummer zu berichten. Sehr häufig entdecken sie mögliche Lösungen, von denen sie nicht geglaubt hatten, dass sie existieren, und zwar sofort an Ort und Stelle! Nehmen Sie sich also die Freiheit zu reden, zu schimpfen, zu zetern und alles rauszulassen – aber klopfen Sie gleichzeitig. Sie werden sehen, dass sich das ganz anders anfühlt!

Die Geschichten, die Sie erzählen

Lauren kam aus Colorado und war Mutter von zwei Kindern. Sie hatte mit einigen Problemen zu kämpfen – im Hinblick auf Ehe, Übergewicht und das Gefühl, überfordert und deprimiert zu sein. Sie begann unsere Sitzung mit ihrem Bericht darüber, was sich in ihrem Leben alles abspielte.

Zwanzig Minuten lang erzählte sie mir ihre Geschichte ohne Punkt und Komma und mit nur wenigen Atempausen. Dabei konzentrierte sie sich auf eine wichtige, dramatische Arbeitssituation. Ich versuchte, sie ein paarmal zu unterbrechen, um sie zu fragen, wie es ihr denn dabei ging, aber das war so gut wie nicht möglich.

Schließlich hob ich die Hand, um ihr zu signalisieren, dass sie aufhören sollte. Dadurch entstand eine Pause, und ich sagte liebevoll, aber mit fester Stimme: »Lauren, bitte keine Geschichten mehr. Das ist alles eine große, dramatische Geschichte, aber das sind nicht *Sie*.«

Sie verstand sofort. Sie hielt inne, atmete tief durch und sagte: »O meine Güte ... alles, was ich tue, ist, diese Geschichten zu erzählen.«

Das Problem war nicht das, was sie mir erzählte, sondern vielmehr, dass sie so von ihrer Geschichte absorbiert war. Sie hatte die Geschichte immer und immer wieder erzählt – hatte sie immer und immer wieder neu überdacht – und spielte dieselben Szenen immer und immer wieder durch. Was die Situation anging, so hatte Lauren mit ihren Gefühlen keinen Kontakt und erzählte die Geschichte auch nicht so, als ob sie sie analysieren wollte oder nach einer Lösung Ausschau hielt – sie erzählte die Geschichte eher um ihrer selbst willen.

Wir verlieren uns alle in unseren persönlichen Seifenopern mit ihren Charakteren, dem Drama und dem Richtig oder Falsch. Wir erzählen Geschichten, in denen uns Menschen etwas »angetan« haben. In denen uns die Welt schlecht behandelt und es keine Gerechtigkeit zu geben scheint. Wir erzählen Geschichten, die von Ärger, Herzschmerz, Eifersucht, Angst und sämtlichen anderen Emotionen erfüllt sind. Wir erzählen diese Geschichten, um zu beurteilen, was wir getan und was andere uns angetan haben.

Aber wenn wir diese Geschichten dann erzählt haben, was bleibt uns dann noch? Was haben wir gewonnen? Laurens Leben wird sich nicht verändern, bis sie damit aufhört, immer und immer wieder die gleichen Geschichten zu erzählen. Jetzt wurde ihr das klar, und wir fingen an, zu ihren Geschichten zu klopfen – und nicht zu ihrem Thema bei der Arbeit, was der ursprüngliche Grund ihres Kommens gewesen war. Wir arbeiteten mit den folgenden Formulierungen:

Auch wenn ich immer diese Geschichten erzähle und in diesem Drama gefangen bin, akzeptiere ich mich voll und ganz.

Auch wenn ich immer und immer wieder die gleichen Muster einsetze, akzeptiere ich mich voll und ganz.

Dann konzentrierten wir uns auf ihre Emotionen im Zusammenhang mit der Geschichte. Es ging nicht darum, die Geschichte insgesamt zu ignorieren, sondern sie in eine positive Richtung zu bringen. Als ich Lauren fragte, wie es ihr damit ging, konnte sie langsamer werden, sich mit ihrem Herzen verbinden und sagen: »Ich habe das Gefühl, dass es bei diesem Drama um andere Menschen und um das geht, was ich für sie tue. Ich hege einen Groll auf sie. Ich setze mich nie an die erste Stelle.«

Das war für Lauren ein großes Lebensthema, und wir untersuchten andere Lebensbereiche, in denen sie nicht für sich selbst sorgte, anderen den Vorrang gab und beide Seiten darunter litten. Sie wissen ja, wie das im Flugzeug ist – wir werden gebeten, zuerst die Sauerstoffmasken aufzusetzen, bevor wir jemandem anderen helfen. Das traf auch auf Laurens Leben zu. Sie erkannte, dass sie sich selbst eine höhere Priorität einräumen musste, bevor sie sich um andere kümmerte. Aber würde sie das auch tun?

Eines der spannenden Dinge beim EFT ist die Flexibilität. Es kann sehr erfolgreich mit anderen Systemen und Prozessen kombiniert werden. Dazu gehört auch die geführte Visualisierung. Ich beschloss, eine Kombination mit Lauren auszuprobieren.

Ich sagte ihr zuerst, dass es sich so anhörte, als ob sie ein Computerprogramm mit dem Namen »Ich setze andere an erste Stelle« hätte, und fragte sie, ob sie gerne ein neues Programm mit dem Namen »Lauren zuerst« installieren würde. Mit dieser Analogie konnte sie sofort etwas anfangen und stimmte zu, dass bei ihr das falsche Programm lief und sie bereit sei, etwas Neues auszuprobieren.

Über eine geführte Visualisierung mit geschlossenen Augen, bei der sie weiterhin sämtliche Punkte durchklopfte, leitete ich sie durch die »Deinstallation« ihres alten Programms und die »Installation« des neuen Programms. Der Geist funktioniert auf geheinmnisvolle Weise, und ich habe keine Ahnung, warum, aber die Resultate waren immer großartig, wenn ich einen Klienten durch einen solchen Prozess geführt habe. Schritt für Schritt löschte Lauren alle alten Dateien – ihre alten Gewohnheiten – und installierte neue und gesündere.

Hat das funktioniert? Wir trafen uns an einem Freitag, und hier ist ein Ausschnitt aus der E-Mail, die ich von ihr montags bekam:

Das Wochenende war großartig. ... Die Coachingsitzung hat mir geholfen, mich neu zu platzieren! Ich nehme mich und die anderen um mich herum neu wahr. Ich nehme es so wahr, als wäre es mit dem verknüpft, was ich im Herzen empfinde. Eine Art von wahrer

Ausrichtung. Zuvor wusste ich viel im Kopf und ich wusste, dass ich es im Herzen spüren wollte, aber es fiel mir schwer, beides miteinander zu verbinden. Jetzt … gibt es keine Kluft mehr zwischen dem, was für mich stimmig ist, und dem Gefühl, dass es für mich stimmig ist. Das Gefühl ist mit den Entscheidungen im Kopf im Einklang!

Es sieht so aus, als würde Lauren eine andere Geschichte erzählen!

Fragen Sie sich … Fragen zu Ihrer Geschichte

Welches sind die Geschichten, die Sie erzählen und loslassen möchten?
Wie lautet die neue Geschichte, die Sie über sich selbst und Ihr Leben erzählen möchten?
Welche alten Programme laufen bei Ihnen, die Sie löschen möchten?
Welches sind die neuen Programme, die Sie installieren möchten?

»Die Welt stresst mich«

Für die meisten Menschen wäre es hilfreich, wenn sie nie wieder die Nachrichten sehen würden. Die Menge an Negativität, Angst und bloßer Falschinformation ist entsetzlich. Gleichzeitig ist es auch nicht die beste Entscheidung, den Kopf in den Sand zu stecken und überhaupt keine Ahnung zu haben, was in der Welt passiert. Was tun? Gibt es einen Weg, sich zu informieren, sich auf die wichtigen Themen zu konzentrieren, ohne sich so darin zu verstricken, dass wir davon beeinträchtigt werden?

Ich glaube, dass es einen Weg gibt – und EFT kann dabei helfen. In Wirklichkeit schaden wir unserem Körper und sind weniger kreativ, wenn wir uns von den für uns wichtigen Themen wie dem Planeten, Politik oder Krieg stressen lassen.

Es ändert sich nichts, wenn wir uns über ein wichtiges Umweltthema aufregen. Viele von uns glauben fälschlicherweise, dass sich nichts ändern wird, außer wenn wir uns aufregen. In Wirklichkeit können wir nur durch positives Handeln etwas verändern – und nicht dadurch, dass wir uns von diesem Thema stressen lassen.

So etwas erlebte ich gerade erst vor einigen Wochen, und zwar durch eine enge Freundin, die sich sehr um Tiere kümmert. Sie hatte herausgefunden, dass ein Nachbar viele Hunde und ein Pferd misshandelte. Sie hatte zwar die richtigen Behörden gerufen, aber aus gewissen rechtlichen Gründen war sie machtlos.

Wir klopften gemeinsam zu den Emotionen, die mit der Situation zusammenhingen: ihrer Wut, ihren Gefühle der Machtlosigkeit (typisch bei Weltthemen), der Trauer wegen der Tiere usw.

Danach war sie gelassener und konnte die Geschehnisse aus einer anderen Perspektive betrachten. Sie nahm das Thema immer noch wichtig, es ging ihr deswegen aber nicht mehr schlecht. Darin liegt der entscheidende Unterschied. Wir werden vor allem im Kapitel über Partnerschaften erfahren, wie sich die Menschen um uns herum verändern, wenn wir unsere Glaubenssätze, unseren Zustand und unsere Haltung ändern. Das Gleiche gilt, wenn wir die Welt verändern wollen.

KLOPFSKRIPT: Was stresst Sie am meisten?

(Die Abbildung der Klopfpunkte finden Sie auf Seite 45.)

Nehmen Sie sich einen Moment Zeit, um darüber nachzudenken, welche Weltereignisse Sie stressen. Dann werden wir zur Entlastung ein bisschen klopfen.

Karateschlag: Auch wenn mich das Thema ____________________ stresst (ergänzen Sie hier Ihr Weltthema), entscheide ich mich jetzt dafür, mich zu entspannen.
Karateschlag: Auch wenn ich nicht damit aufhören kann, über ____________________________ (ergänzen Sie hier Ihr Weltthema) nachzudenken, akzeptiere ich mich voll und ganz.
Karateschlag: Auch wenn ich mir wirklich um ___________________ (ergänzen Sie hier Ihr Weltthema) Sorgen mache, entscheide ich mich dafür, mich sicher zu fühlen.

Augenbraue: Ich bin so gestresst wegen ...
Seitlich am Auge: Es ist nicht richtig ...
Unter dem Auge: Diese ganzen Probleme in der Welt ...
Unter der Nase: Sie stressen mich ...
Kinn: Diese ganzen Sorgen ...
Schlüsselbein: Diese ganzen Ängste ...
Unter dem Arm: Wegen dieses Problems ...
Scheitel: Und wegen der Welt ...

Augenbraue: Um diese Probleme muss ich mir Sorgen machen ...
Seitlich am Auge: Wenn ich mir um diese Probleme keine Sorgen mache, wer tut es sonst?
Unter dem Auge: Ich muss mir deswegen Gedanken machen ...
Unter der Nase: Diese ganzen Sorgen ...
Kinn: Dieser ganze Stress ...
Schlüsselbein: Nichts wird sich verändern, außer wenn ich mir Sorgen mache um ...
Unter dem Arm: Nichts wird sich verändern, außer wenn ich mir Sorgen mache ...
Scheitel: Diese ganzen Sorgen.

Klopfen Sie weiter, bis Sie eine Erleichterung verspüren, und führen Sie dann ein paar Positivrunden durch:
Augenbraue: Ich entscheide mich dafür, zu entspannen ...
Seitlich am Auge: Ich entscheide mich dafür, loszulassen ...
Unter dem Auge: Ich kann entspannen und trotzdem etwas verändern ...
Unter der Nase: Ich kann diese negativen Emotionen loslassen ...
Kinn: Und ich kann mich immer noch kümmern ...
Schlüsselbein: Ich brauche nicht gestresst zu sein, um zu helfen ...
Unter dem Arm: Ich brauche nicht gestresst zu sein, um etwas zu verändern ...
Scheitel: Ich lasse alles los.

Für eine längere Klopfsitzung zu diesem Thema gehen Sie bitte auf www.thetappingsolution.com/tap3.

Eine neue Sichtweise

Vielleicht haben Sie in diesem Kapitel einen Leitgedanken erkannt: Wenn wir uns die Ängste, das Gefühl der Überlastung und den Druck des modernen Lebens betrachten, kann uns EFT zu einer veränderten Sichtweise verhelfen.

Wir verändern die Situation nicht auf magische Art und Weise – falls ich aber einmal auf eine solche Methode stoßen sollte, werde ich Sie darüber informieren –, sondern wir verändern unsere Sichtweise und Reaktion darauf. In den letzten zehn Jahren meiner Arbeit habe ich festgestellt, dass eine veränderte Sichtweise häufig die eigenen Gefühle, Reaktionen und die Situation selbst auf natürliche Weise meist zum Besseren verändern kann.

Klopfen Sie, um den Lärm im Kopf und in Ihrem Leben zu reduzieren und eine klarere Sichtweise zu finden. So können Sie beginnen, eine neue Geschichte zu erzählen. Es ist möglich, dass wir uns voller Anmut, Freude und Frieden durch unser hektisches Leben in einer hektischen Welt bewegen. Mit EFT kann das zu einer Realität werden.

Übung: Ich sollte ...

Das Wort »sollte« ist zumeist ein wichtiger Bestandteil unseres Vokabulars. Leider ist es ein extrem belastetes Wort, dem Schuldgefühle, Angst, Scham, Bedauern und andere negative Emotionen anhaften. Oft merken wir nicht einmal, wie wir uns auf subtile Weise beschuldigen und stressen und damit das Gefühl der Überforderung verstärken, wenn wir sagen: »Ich sollte ...«

Ich sollte mehr Sport machen.
Ich sollte besser essen.
Ich sollte härter arbeiten.
Ich sollte dünner sein.
Ich sollte mehr Zeit mit meinen Kindern verbringen.
Ich sollte mehr lesen.
Als Vater/Mutter sollte ich meinen Kindern mehr Aufmerksamkeit schenken ...

Das Problem beim Wort »sollte« besteht darin, dass wir meinen, nicht genug zu sein. Diese Formulierung beschämt uns und richtet den Fokus auf unsere Misserfolge. Wenn die Aussagen in der obigen Liste das Wort »sich entscheiden« anstatt »sollen« enthalten würden, würden sie viel stärkender klingen.

Ich entscheide mich dafür, mehr Sport zu machen.
Ich entscheide mich dafür, besser zu essen.
Ich entscheide mich dafür, härter zu arbeiten.
Ich entscheide mich dafür, schlanker zu sein.
Ich entscheide mich dafür, mehr Zeit mit meinen Kindern zu verbringen.
Ich entscheide mich dafür, mehr zu lesen.
Ich entscheide mich dafür, ein aufmerksamerer Vater/eine aufmerksamere Mutter zu sein.

Fühlt sich das besser an? Finden wir nun heraus, was wir in unserem Leben alles »sollen«. Dann klopfen wir dazu und ersetzen sie durch positivere Formulierungen.

Nehmen Sie ein Blatt Papier und einen Stift zur Hand und erstellen Sie eine Liste mit all den Dingen, von denen Sie glauben, sie tun zu sollen. Benutzen Sie die obige Liste als Vorlage, aber bringen Sie darüber hinaus Ihre persönlichen Erfahrungen ein. Den meisten von uns fällt es nicht schwer, eine solche Liste zu erstellen.

Sobald Sie Ihre Liste haben, werden wir uns nach und nach durch all die »Sollte«-Formulierungen durchklopfen.

Wenn ein Punkt lautet: »Ich sollte mehr Sport treiben«, klopfen Sie den Karatepunkt und sagen Sie: »Auch wenn ich mehr Sport treiben sollte, akzeptiere ich mich voll und ganz.« Wiederholen Sie das dreimal.

Dann klopfen Sie weiter die Punkte durch und wiederholen Sie dabei jedes Mal: »Ich sollte mehr Sport treiben.«

Machen Sie weiter, bis Sie eine Veränderung spüren und die Aussage für Sie nicht mehr stimmig ist. Von da an klopfen Sie sich weiter durch die Punkte-Reihenfolge und formulieren dabei positiv, z. B.: »Ich entscheide mich dafür, mehr Sport zu treiben.« (Formulieren Sie das so oder anders, wie es sich für Sie richtig anfühlt. Sie ändern vielleicht Ihre Denkweise und beschließen, dass Sie bereits genügend Sport treiben!)

Gehen Sie jede Ihrer »Sollte«-Aussagen durch und klopfen Sie, bis Sie eine Veränderung spüren, und dann klopfen Sie zu den neuen, positiven Emotionen. Falls Sie viele »Sollte«-Sätze haben, können Sie sie auf mehrere Tage aufteilen.
Wenn Sie einmal zu jeder »Sollte«-Aussage geklopft haben, spüren Sie nach, was Sie empfinden. Wenn Sie den meisten meiner Klienten ähnlich sind, werden Sie über das Maß an Selbstliebe, Mitgefühl und allgemeinem Frieden erstaunt sein, das Sie empfinden, wenn Sie all diese »Sollte«-Aussagen in Ihrem Leben aufgelöst haben. Wenn Sie in den nächsten Tagen und Wochen feststellen, dass sich eine solche Aussage wieder einschleicht, klopfen Sie erneut!
Ein Leben frei von »Sollte«-Aussagen ist ein Leben voller Optionen. Wenn wir die Wahl haben, haben wir die größte Kraft, fühlen uns frei und sind von Freude erfüllt.

Möchten Sie noch mehr ausprobieren?

Wollen Sie Ihren Alltagsstress wirklich in den Griff bekommen? Laden Sie sich kostenlos eine Meditation zur Stressauflösung in englischer Sprache unter www.thetappingsolution.com/stress herunter.

KAPITEL 4
WIDERSTÄNDE GEGEN VERÄNDERUNGEN ÜBERWINDEN

Wir fürchten uns nicht so sehr vor dem Tod – unsere größte Angst ist es, das Risiko des Lebens einzugehen – das Risiko, lebendig zu sein und auszudrücken, wer und was wir wirklich sind.

DON MIGUEL RUIZ

Nun, da wir den mentalen Stresslärm, die Gefühle der Überforderung und Ängste zum Teil beruhigt haben, werden wir uns im weiteren Teil des Buches damit befassen, wie Sie EFT für Veränderungen in sämtlichen Bereichen Ihres Lebens nutzen können.

Denn deshalb sind Sie ja dabei, richtig? Sie möchten sich verändern. Ob Sie abnehmen wollen, körperliche Beschwerden heilen, Ihre finanzielle Situation oder Ihre bestehende Beziehung verändern oder einen neuen Menschen anziehen möchten – Sie sind hier, um etwas zu verändern. Das ist der Schwerpunkt dieses Kapitels: Veränderungen.

Bevor wir aber eine echte Veränderung bewirken können, müssen wir ein kleines, quälendes Problem untersuchen, das viele von uns haben. Hinter dem sehnlichen Wunsch, unsere Lebensumstände zu verändern, lauert bei vielen von uns ein heimtückischer Saboteur: *ein unterschwelliger Widerstand gegen Veränderungen.* Grundsätzlich mögen die meisten Menschen keine Veränderungen. Es ist einfacher, wenn alles beim Alten bleibt. Wir müssen uns weniger anstrengen – und es ist uns bekannt und vertraut, und daher will ein Teil von uns stehen bleiben. Wie das Sprichwort sagt: »Besser den Teufel, den du kennst, als den

Teufel, den du nicht kennst.« Es scheint einfacher, mit einer uns vertrauten, wenn auch nicht idealen Situation umzugehen, als mit einer unbekannten Person oder Sache ein Risiko einzugehen. Wenn wir anfangen, in unserem Leben über Veränderungen nachzudenken, dann können leicht Widerstände auftauchen.

Ich kann Sie jetzt hören: »Ich habe keine Angst, mich zu verändern! Ich *will* abnehmen! Ich *will* mehr Geld verdienen! Ich *will* wieder gesund werden!«

Ich glaube, dass Sie *bewusst* diese Dinge haben wollen. Ich weiß aber auch, dass wir als Menschen häufig unterbewusste oder halb bewusste Glaubenssätze, Ängste und Blockaden haben. Wir sagen, dass wir etwas verändern möchten, aber irgendwie bleiben wir stecken. Wir kommen nicht voran oder – was noch schlimmer ist – wir fallen zurück und verlieren den Boden unter den Füßen.

Die Angst, das zu bekommen, was Sie wollen

Jeder Mensch möchte erfolgreich sein – auf der bewussten Ebene. Leider hat unser Unbewusstes häufig seine eigene Tagesordnung. Das Bewusstsein umfasst die Dinge, besteht aus den Dingen, derer wir uns bewusst sind – die täglichen Gedanken, die Entscheidungen, die wir treffen usw. Es ist aber das Unbewusste hinter den Kulissen, das die Show dirigiert – dieser versteckte Lenker unserer Gedanken und Entscheidungen, der zumeist mit Erfahrungen und Programmierungen aus der Kindheit betrieben wird.

Wie oft haben Sie sich um eine Veränderung bemüht (beispielsweise anzufangen, Sport zu treiben), um schließlich festzustellen, dass sie nicht lange anhält? Und dann haben Sie sich entmutigen lassen, sich selbst beschimpft und wenig schmeichelhafte Gründe gefunden, warum Sie nicht getan haben, was getan werden musste. Je öfter Sie das tun, desto schlimmer wird es. Und je häufiger Sie versagen, desto weniger Vertrauen haben Sie beim nächsten Mal und setzen die Abwärtsspirale damit erneut in Gang.

Fragen Sie sich … Mit Veränderung zu kämpfen haben

Sind Sie sich nicht ganz sicher, ob es Ihnen schwerfällt, sich zu verändern? Hier sind einige Möglichkeiten, wie sich die Angst vor Veränderungen zeigen kann. Erkennen Sie eine davon?

- **Selbstsabotage:** Wenn die Dinge zu laufen beginnen, finden Sie einen Weg, es zu vermasseln.
- **Aufschieberitis:** Sie stellen fest, dass Sie etwas nicht anfangen oder nicht bis zum Ende durchhalten.
- **Perfektionismus:** Alles muss absolut stimmen, bevor Sie weitermachen.
- **Fehlende Klarheit:** Sie fangen nicht an, weil Sie keine Ahnung haben, was Sie wollen.
- **Unentschlossenheit:** Wenn Sie sich nicht entscheiden, kommen Sie auch nicht voran.

Wenn diese Muster in Ihrem Leben auftauchen, ist es wichtig, genauer zu untersuchen, ob Sie sich nicht vielleicht den Veränderungen widersetzen. Wenn Sie sich nicht mit diesen Widerständen auseinandersetzen, geht Ihr Kampf weiter.

Abnehmen – ein Nachteil?

Marie sagte schon seit Jahren, dass sie abnehmen wollte. Sie hatte sämtliche Diäten auf diesem Planeten ausprobiert, ein Weilchen Erfolg gehabt und dann wieder zugenommen. Ihr Gewicht schwankte immer im gleichen Bereich – eine Abweichung von sieben Pfund.

Als wir begannen, miteinander zu arbeiten und über ihr Gewicht zu sprechen, sagte sie: »Ich scheine nicht weiter abnehmen zu können, sobald ich 75 kg erreicht habe. Es ist so, als würde ein Alarm ausgelöst, und dann fange ich sofort an, mich zu sabotieren. Entweder höre ich mit dem Sport auf, fange an, mehr zu essen, oder unterbreche die Diät ganz. Egal was passiert – ich finde wieder einen Weg, um zuzunehmen.«

Sie wusste, dass auf der psychologischen Ebene etwas ablief, denn es machte für sie keinen Sinn, immer wieder bei diesem Gewicht stehen zu bleiben. Wenn sie diesen Punkt erreichte, an dem es bei ihr hieß: »Hör mit dem Sport auf!«, »Hör auf, dich gesund zu ernähren!«, war ihr überhaupt nicht bewusst, was da eigentlich los war, aber ihr war irgendwie klar, dass da etwas los war, denn das Muster wiederholte sich ständig.

Ich stellte ihr einige Power-Fragen, anhand derer auch Sie feststellen können, ob Sie sich gegen Veränderungen sträuben (wir behandeln sie auf der folgenden Seite), und die Frage, die bei ihr Widerhall fand, lautete: »Wer wird sich verletzt fühlen oder sich aufregen, wenn Sie wie gewünscht abnehmen und sich jenseits der 65-kg-Grenze bewegen?« Sie sagte sofort: »Meine Schwester.« Als ich sie bat, mir mehr darüber zu sagen, erzählte sie mir, dass sie ihre ältere Schwester von klein auf verehrt hatte. Und sie erinnerte sich deutlich daran, dass ihre Schwester eines Tages offensichtlich schlecht gelaunt war, mit ihren eigenen Problemen haderte und dann zu ihr sagte: »Du bist zu hübsch und zu dünn, und deswegen fühle ich mich wie eine fette Kuh.«

Das war nicht die einzige Situation, in der ihre Schwester dafür sorgte, dass Marie sich schlecht fühlte, weil sie herausragte, aber es war die intensivste Erinnerung. Diese Erinnerung in Kombination mit einigen aktuelleren Geständnissen trugen dazu bei, dass Maries Erfolge bei ihrer Schwester das Gefühl auslösten, eine Versagerin zu sein, und dass bei Marie der Glaubenssatz entstand, dass es ihr weder Sicherheit bot noch Spaß machte, schlank und hübsch zu sein! Daher wollte sie zunehmen, bis sie sich in einer »Sicherheitszone« befand. Ihr war es unbewusst wichtiger, dass ihre Schwester sie mochte und akzeptierte, als »dünn und hübsch« zu sein.

Als ihr das klar geworden war, konnte sie zu dem ursprünglichen Erlebnis mit ihrer Schwester und den damit verbundenen Emotionen klopfen. Darüber hinaus setzte sie das Klopfen auch noch als Katalysator ein, um ihre Beziehung und Reaktion hinsichtlich ihrer Schwester zu verändern, was sie auf eine noch viel tiefere Art und Weise heilte.

Oft gehen solche Muster über das Originalthema – in diesem Fall Abnehmen – hinaus und können viele andere Lebensbereiche beeinträchtigen. Wenn wir diese Beziehungen und Muster heilen können, sind sehr große Veränderungen möglich.

Sehen wir uns das einmal genauer an

Sehen wir uns einmal so, dass wir zwei Seiten oder Aspekte haben. Ein Aspekt von uns möchte ein persönliches Wachstum erleben und über sich hinauswachsen. Aber dann gibt es einen weiteren Teil von uns, der von unserem Bedürfnis nach Sicherheit und Vertrautheit regiert wird. Eine Veränderung, egal ob willkommen oder unwillkommen, ist etwas Unbekanntes – und etwas Unbekanntes bedeutet Unsicherheit. Unsere Reaktion besteht darin, dass wir uns fragen, ob wir das Unbekannte in den Griff bekommen können. Unser Verstand listet frühere Ereignisse auf und schätzt daraufhin ein, wie wahrscheinlich ein Erfolg in der Zukunft ist. Je nach den Informationen, die er zusammengetragen hat, lassen wir uns entweder darauf ein – oder es wird bei uns eine Angstreaktion ausgelöst und ein Fortschritt umgangen.

Fragen Sie sich … Veränderung

Hier sind einige wunderbare Fragen, anhand derer Sie feststellen können, ob Sie sich gegen eine Veränderung sträuben. Denken Sie über die Veränderungen nach, die Sie versuchen herbeizuführen, und fragen Sie sich:

Was passiert, wenn sich das verändert?
Wie geht es den anderen damit?
Was für einen Schmerz erlebe ich möglicherweise, wenn ich diese Veränderung herbeiführe?
Was werde ich verlieren, wenn ich mich verändere?

Widerstand gegen Veränderung

Es ist wichtig, dass Sie Ihren Widerstand gegen Veränderungen verstehen, egal was Sie zu ändern versuchen. Die Grundmuster sind die gleichen, ob Sie nun versuchen, Ihren Körper zu heilen oder mehr Geld zu verdienen. Daher werden wir uns in diesem Buch immer wieder darauf beziehen, um sicherzugehen, dass Sie bei jedem Thema Ihre Widerstände aufgelöst haben.

Ich persönlich habe Widerstand gegen Veränderungen im großen Maßstab erlebt, als es um die Expansion meiner Firma und um einen noch größeren finanziellen Erfolg ging. Einige Jahre nach dem College war ich mit einer expandierenden Firma im Bereich Webentwicklung und Marketingberatung auf Erfolgskurs. Ich verdiente dreimal so viel wie die meisten meiner engsten Freunde.

Um diesen Erfolg zu feiern – und auch, um eine großartige Zeit mit meinen Freunden zu verbringen –, organisierte ich für uns, insgesamt 12 Leute, einen einwöchigen Urlaub: Wir mieteten zwei umwerfende Häuser in Mexiko. Es war die Zeit unseres Lebens, und es war eine Reise, die ich nie vergessen werde. Es war eine positive Erfahrung, die meinen Einsatz für den Erfolg verstärkte. Im Jahr darauf versuchten wir, die gleiche Reise zu organisieren, aber die Villen standen nicht mehr zur Verfügung. Es stellte sich heraus, dass jeder mehr zahlen musste.

Ich versuchte, alle zusammenzutrommeln, aber mehrere Leute meinten, dass sie sich das nicht leisten konnten. In meinem Enthusiasmus für die Reise und die Leute versuchte ich, sie davon zu überzeugen, wie wichtig es sei, eine Auszeit zu nehmen, zusammen zu sein und wieder etwas Schönes zu erleben. Die Reaktion, die vor allem von einem Freund kam, war: »Wir verdienen alle nicht so viel wie du. Wir können nicht einfach machen, was wir wollen.«

Das war kein erfreuliches Gespräch. Ich ging davon und fühlte mich schlecht, weil ich so begeistert gewesen war – und weil ich mehr verdiente als meine Freunde. Waren die Leute wegen meines finanziellen Erfolgs sauer auf mich? Eifersüchtig? Verlor ich deshalb meine Freunde?

Zu der Zeit hatte ich nicht genügend Selbstvertrauen – und mein Gefühl, dass ich finanzielle Belohnungen verdiente, war nicht stark genug – und aus diesem Grund konnte ich den Schock, wegen meiner Finanzen einen Konflikt mit meinen Freunden zu haben, nicht verkraften. (Ich hatte mich noch nicht durch alle diese Themen geklopft!) Und natürlich veränderte sich innerhalb von zwölf Monaten meine Finanzlage von Grund auf. Ich hatte sehr hohe persönliche Schulden, Außenstände und bekam nicht die notwendigen Aufträge. Ich fand mich an einem ganz anderen Ort wieder – einem Ort, an dem ich mich zusammen mit meinen Freunden bemitleiden konnte. Wir saßen alle im gleichen Boot, und niemand konnte auf mich oder meinen finanziellen Erfolg eifersüchtig sein.

Erst als ich erkannte, was sich eigentlich abspielte, EFT gelernt und mich durch meine Probleme geklopft hatte – mein Gefühl, etwas verdient zu haben, mich wohlzufühlen, auch wenn ich mehr Geld verdiente als meine Freunde; mein Gefühl, in Ordnung zu sein, auch wenn ich anders war –, war ich in der Lage, finanziell wieder auf die Füße zu kommen und erneut für Wohlstand für mich zu sorgen.

Fragen Sie sich … und entfernen Sie Schicht für Schicht

Ein Weg, wie wir die Schichten abtragen können, um unsere verborgenen Programme zu erkennen, besteht darin, dass wir uns eine Power-Frage stellen:

- Welchen *Vorteil* habe ich, wenn ich dort stecken bleibe, wo ich gerade bin (oder das Problem aufrechterhalte)?

Seien Sie bereit, mit dieser Frage zu spielen. Denken Sie wirklich darüber nach, auf welche Weise es Ihnen nutzt, wenn Sie in Ihrer aktuellen Situation weiterhin verweilen. Es kann sein, dass Sie dafür Ihr Unterbewusstsein erreichen, vielleicht die Augen schließen und ein bisschen tiefer als gewöhnlich nachforschen müssen.
Fragen Sie sich jetzt:

- Welche *Nachteile* habe ich, wenn sich etwas verändert (oder ich das Problem überwinde)?

Öffnen Sie sich wieder für die Vorstellung, dass diese Veränderung auch Nachteile hat.

Hier sind einige Antworten, die ich von meinen Klienten gehört habe. Prüfen Sie nach, ob sie bei Ihnen Widerhall finden.

Was ist der *Vorteil*, wenn die Dinge so bleiben, wie sie sind?

- *Ich brauche nichts zu verändern.*
- *Ich kann weiterhin das machen, was ich bisher gemacht habe.*
- *Von mir wird nicht mehr erwartet.*
- *Die Dinge sind mir vertraut.*
- *Es gibt dann niemanden, der sich wegen mir unwohl fühlt.*

Was ist der *Nachteil*, wenn sich die Dinge verändern? Was wird anders sein?

- *Ich werde wahrgenommen, ich bin viel sichtbarer.*
- *Das schaffe ich nicht.*
- *Ich habe mehr Verantwortung.*
- *Von mir wird mehr erwartet.*
- *Ich muss hart dafür arbeiten, damit es dann so bleibt.*
- *Ich schaffe es nicht, dass es so bleibt.*
- *Ich habe keine Zeit, mich zu entspannen.*
- *Was würde passieren, wenn ich mich dermaßen anstrenge und es dann nicht funktioniert?*
- *Ich kann beurteilt und kritisiert werden.*

Sie haben gerade einige Gründe entdeckt, warum Sie sich vielleicht nicht verändern möchten – und auch einige Gründe, weshalb Sie sich so angestrengt haben, damit etwas verändert wird und es dann so bleibt!

Es spielt keine Rolle, welche Gründe Sie haben, um etwas zu erreichen – die Gründe, die Sie haben, um sich zu widersetzen, sind stärker – und gewinnen immer!

Wir werden gleich zu diesem Widerstand gegen Veränderung klopfen. Aber jetzt sollten Sie sich erst einmal diese Gründe bewusst machen und erkennen, wie diese in Ihrem Leben wirken könnten.

Wen versuche ich zu schützen?

Schutz ist für uns alle ein zentrales Thema. Alles, was sich wie ein Sicherheitsrisiko anfühlt, aktiviert die limbischen Gehirnzentren und entsendet uns in die klassische Kampf-oder-Flucht-Reaktion. Unser Verstand wägt die Risiken ab, die damit verbunden sind, etwas Neues zu tun, zu haben oder zu bekommen. Eine Veränderung wird mit dem Unbekannten und mit Unsicherheit gleichgesetzt. Eine der Fragen des Verstandes lautet: »Wird diese Veränderung gut für mich sein?« Wenn die Antwort lautet: »Nein, diese Veränderung ist nicht gut für mich, denn sie bedeutet zu viel Verantwortung«, werden Sie unterbewusst nach einem Weg suchen, um die Veränderung zu verhindern.

Das Gehirn ist fest verdrahtet, um nach Gefahren Ausschau zu halten und um sich auf das Negative zu konzentrieren. Das geschieht aus dem offensichtlichen Grund, dass unser Körper physisch in Sicherheit sein möchte. Unser altes Vorfahrengehirn hält nach dem Tiger Ausschau, sucht den Bären und ist darauf programmiert, zuerst einmal Gefahren zu erkennen – bevor es nach dem »Guten im Leben« Ausschau hält. Können Sie sich vorstellen, Ihren Vorfahren zu sagen, sie möchten doch bitte eine positive Einstellung hegen? Und nicht so negativ und ängstlich wegen des Tigers sein, der im Begriff ist, sie anzugreifen? Oder die Vorfahren sogar, noch drastischer formuliert, zu fragen: »Wusstet ihr, dass euch der Tiger nicht kriegt, sobald ihr euch auf die positiven Dinge des Lebens konzentriert?«

Das wäre für die Menschen damals eine absurde Aussage gewesen. Glücklicherweise hat sich unsere moderne Welt stark verändert, und wir besitzen die Muße, uns auf Bedürfnisse zu konzentrieren, die über das grundsätzliche Überleben hinausgehen. Unser Gehirn habt mit diesem Wandel jedoch nicht Schritt gehalten.

KLOPFSKRIPT: Angst vor Veränderung

(Die Abbildung der Klopfpunkte finden Sie auf Seite 45.)

Wenn Sie wie die meisten Menschen veranlagt sind, werden Sie allein schon ängstlicher, sobald über Veränderungen gesprochen wird. Es gibt daher keinen besseren Zeitpunkt als den jetzigen, um ein bisschen zu klopfen. Wählen Sie etwas aus, das Sie in Ihrem Leben verändern möchten, und testen Sie die Startaussage *Ich bekomme Angst, wenn ich ________________________ verändere.* Bewerten Sie die Aussage auf der 0–10-Skala und fangen Sie an zu klopfen.

Karateschlag: Auch wenn ich mich nicht sicher genug fühle, um jetzt etwas zu verändern, akzeptiere ich mich immer noch.
Karateschlag: Auch wenn ich nicht bereit bin, in die Tiefe zu gehen und diese Themen aufzulösen, akzeptiere ich mich, und genau an diesem Punkt stehe ich jetzt.
Karateschlag: Auch wenn ich jetzt weiß, dass ich Gründe habe, weshalb sich eine Veränderung nicht stimmig anfühlt, bin ich dafür offen, mich und diese Gefühle zu akzeptieren.

Klopfen Sie sich jetzt durch die Punkte:

Augenbraue: Ich mag nicht über Veränderungen reden …
Seitlich am Auge: Ich mag nicht einmal zum Thema Veränderung klopfen …
Unter dem Auge: Ich will einfach in Ruhe gelassen werden …
Unter der Nase: Aber dort, wo ich gerade bin, fühle ich mich auch nicht wohl …
Kinn: Es macht mir Angst, mir das anzuschauen …
Schlüsselbein: Ich bin mir nicht sicher, ob ich das will …
Unter dem Arm: Ich bin mir nicht sicher, ob ich vielleicht ungeschützt bin, wenn ich das mache …
Scheitel: Ich werde ganz schön ängstlich – allein wenn ich von Veränderungen rede.

Und eine Positivrunde:

Augenbraue: Es gibt da ein paar Dinge, für die ich bereit wäre, mich zu verändern ...
Seitlich am Auge: Vielleicht bin ich schon mehr dazu bereit als gedacht ...
Unter dem Auge: Was ist, wenn mir meine Veränderungen wirklich gefallen?
Unter der Nase: Was ist, wenn ich eigentlich schon dabei bin, kleine Veränderungen vorzunehmen?
Kinn: Und es einfacher ist, als ich dachte ...
Schlüsselbein: Ich frage mich, was sich verändert hat ...
Unter dem Arm: Das macht mir die Entscheidung leicht ...
Scheitel: Dass es in Ordnung ist, jetzt etwas zu verändern!

Körperliche Schmerzen, um emotionalen Schmerz zu vermeiden?

Joan hatte starke Rückenschmerzen, die sie wirklich außer Gefecht setzten und arbeitsunfähig machten. Sie bekam eine Invalidenrente und war so ehrlich, mir zu sagen, dass sie zwar an starken Schmerzen litt, ihre Situation aber auch etwas Gutes hatte.

Sie erhielt regelmäßig eine Invalidenrente, die zwar nicht hoch war, von der sie aber ihre Rechnungen bezahlen konnte. Die letzte Arbeitsstelle davor war die Hölle gewesen, denn ihr Chef übte grenzwertigen Missbrauch aus. Als ich sie zur Heilung ihres Rückens fragte, war sie sofort gestresst, denn das hieß ja, wieder arbeiten zu müssen. Hier bestand sicherlich ein Zusammenhang.

Wir klopften zu ihrer Angst, wieder arbeiten zu müssen, und dann klopften wir zu den Themen – wie es ihr mit der Invalidenrente ging, wie sich ihr Leben veränderte, wenn die Schmerzen nachließen, und welche Vor- und Nachteile es gab. Noch bevor wir das körperliche Problem angingen, gingen ihre Schmerzen drastisch zurück, als wir zu ihrem Widerstand gegen Veränderungen klopften.

Sie wollte wissen, ob ein Teil von ihr die Schmerzen verursachte, um sie vom Arbeiten abzuhalten. Ich wies darauf hin, dass es kein eigenes Verschulden war, sondern dass sie vielleicht eher zu den Schmerzen beigetragen hatte. Die Beschuldigung, dass man dieses Problem verursacht hat, ist eine schwere Belastung, die niemand von uns zu tragen braucht. Wenn Leute damit beginnen, die Beziehungen zwischen emotionalen und körperlichen Themen zu untersuchen, kann es meiner Erfahrung nach problematisch sein, wenn der bereits schweren Belastung eine weitere Schuld hinzugefügt wird und die Person sich dann noch unwohler fühlt.

Stattdessen können wir diese Themen und diesen Widerstand gegen Veränderungen voller Mitgefühl untersuchen – wobei wir wissen, dass wir mit unseren Mitteln bereits das Bestmögliche tun. Wie bereits gesagt, versuchen unser Körper und Geist letzten Endes, für unsere Sicherheit zu sorgen. Sobald wir unser Sicherheitsbedürfnis erkannt haben, können wir uns direkt mit unserem Widerstand gegen Veränderungen auseinandersetzen, ihn durch Klopfen auflösen und dann etwas ändern.

Also – was tun Sie, wenn Sie feststellen, dass Sie versuchen, in Sicherheit zu bleiben, oder dafür sorgen, dass jemand anderes in Sicherheit bleibt? Sie fangen natürlich an zu klopfen!

KLOPFSKRIPT: Es ist gefährlich, Veränderungen herbeizuführen

(Die Abbildung der Klopfpunkte finden Sie auf Seite 45.)

Die Startaussage lautet: *Es ist für mich gefährlich, mich zu verändern.* Bewerten Sie die Aussage auf der Skala von 0 bis 10 und fangen Sie an zu klopfen.

Karateschlag: Auch wenn eine Veränderung für mich Unsicherheit bedeutet, akzeptiere ich meine Gefühle.

Karateschlag: Auch wenn ich nicht in Sicherheit bleiben kann, wenn ich diese Veränderung vornehme, bin ich offen für eine neue Perspektive.

Karateschlag: Auch wenn ich mich vor der Veränderung zurückhalte, weil ich mich schützen muss, akzeptiere ich meine jetzige Situation und bin offen dafür, diese Veränderung mit neuen Augen zu betrachten.

Klopfen Sie sich jetzt durch die Punkte:

Augenbraue: Ich fühle mich unsicher, wenn ich das verändere …
Seitlich am Auge: Ich weiß nicht, wie ich mich schützen soll, wenn ich etwas verändere …
Unter dem Auge: Ich weiß, dass es schmerzhaft wäre …
Unter der Nase: Und ich will mich schützen …
Kinn: Ich habe keine Ahnung, wie ich in Sicherheit bleiben kann, wenn ich diese Veränderung vornehme …
Schlüsselbein: Es könnte für mich wirklich schwierig sein, in Sicherheit zu bleiben …
Unter dem Arm: Ich weiß nicht, ob ich weiß, wie ich in Sicherheit bleiben kann …
Scheitel: Ich weiß nicht, ob ich lernen kann, für meine Sicherheit zu sorgen.

Und jetzt eine positive Runde:

Augenbraue: Was wäre, wenn ich in Sicherheit wäre und etwas verändern könnte?
Seitlich am Auge: Was wäre, wenn ich mehr Ressourcen hätte als gedacht?
Unter dem Auge: Vielleicht ist es gar nicht so schwierig, wie ich denke …
Unter der Nase: Es besteht die Möglichkeit, dass ich schon so etwas mache …
Kinn: Manchmal bin ich tatsächlich entspannter …
Schlüsselbein: Vielleicht kann ich Wege finden, um das öfters zu machen …
Unter dem Arm: Ich kann etwas verändern und bin geschützt …
Scheitel: Ich mag es, zu spüren, wie mein Selbstvertrauen täglich wächst …

Für eine ausführliche Klopfsitzung zu diesem Thema gehen Sie bitte auf meine Website www.thetappingsolution.com/tap4.

Was wollen Sie wirklich?

Wir sagen alle, dass wir uns verändern möchten, aber wie wir in diesem Kapitel festgestellt haben, steuert der bewusste Wunsch nicht immer das Schiff. Was wäre, wenn Sie Ihre unbewussten Sorgen mit dem Teil von Ihnen in Einklang bringen könnten, der zu einer Veränderung bereit ist?

Stellen Sie sich vor, wie mühelos eine Veränderung dann wäre. Wenn Sie nicht im Einklang mit der gewünschten Veränderung sind, wird sie entweder nicht erfolgen oder Sie müssen einem harten Kampf entgegensehen. Das Abnehmen wird zu einer qualvollen Erfahrung, bei der Sie Entbehrungen erleben müssen und es hassen, ins Fitnessstudio zu gehen. Mehr Geld zu verdienen ist eine Belastung, wenn dazu gehört, dass Sie zahllose Stunden lang einer Tätigkeit nachgehen, die Sie verachten. Eine Veränderung fühlt sich einfach nicht gut an, wenn wir nicht mit ihr im Einklang sind.

Wenn wir unsere einschränkenden Glaubenssätze (die echten und die eingebildeten) einmal gefunden haben und dazu klopfen, können wir uns voller Leichtigkeit und Freude auf unsere Ziele zubewegen. Wenn Sie beispielsweise glauben, dass Abnehmen etwas Schreckliches ist, weil Sie ins verhasste Fitnessstudio gehen müssen, dann könnten Sie entweder zum Thema Hass auf das Fitnessstudio klopfen oder Sie könnten an dem Glaubenssatz arbeiten, dass es Ihnen schlecht gehen wird, weil Sie ins Fitnessstudio gehen müssen, um abzunehmen. Wenn Sie zum letzteren Thema klopfen, könnten Sie etwas Neues entdecken. Vielleicht wird Ihnen klar: »Ich könnte eigentlich mit Tennis anfangen, denn das ist ein toller Sport, den ich liebe.« Jetzt sind Sie mit dem Veränderungsprozess im Einklang, denn er macht Spaß, und Sie fühlen sich sicher.

Seien Sie nett zu sich, wenn Sie sich gegen Veränderungen sträuben. Sie sollten erkennen, dass dies ein immerwährender Prozess ist und dass Sie nicht sämtliche Widerstände auf einmal aufdecken werden. Aber wenn Sie einfach nur eine Schicht des Widerstands entfernen, öffnet sich Ihnen eine Tür. Veränderungen gehören zu den großen Wahrheiten im Leben. Wir jonglieren immer hin und her zwischen unserem Sicherheitsbedürfnis – wir wollen die Dinge so lassen, wie sie sind – und unserem Bedürfnis nach Wachstum und Veränderung.

Das Klopfen kann wirklich dabei helfen, aber es ist ein immerwährender Prozess. Sie verändern sich, gewöhnen sich an die neuen Umstände, haben wieder den Wunsch zu wachsen, fühlen sich schließlich wohl damit ... jetzt können Sie sich wohl vorstellen, worum es geht! Deshalb ist es eine hervorragende Idee, diese Stelle im Buch mit einem Lesezeichen zu versehen. Dann können Sie darauf zurückgreifen und die Klopfskripte regelmäßig wiederholen, um Ihre »Veränderungsmuskeln« geschmeidig zu halten.

Übung: Tiefer graben und forschen

Probieren Sie dieses kleine Experiment aus, um zu erkennen, ob Sie ganz auf Ihre gewünschte Veränderung ausgerichtet sind.

Stellen Sie sich vor, dass Sie die Dinge erreicht haben, die Sie erreichen wollten. Vielleicht haben Sie jetzt Ihr Wunschgewicht erreicht und sehen toll aus, oder Sie haben diese erfolgreiche Firma und machen Millionen. Vielleicht sind Sie wieder gesund und bereit, erneut ins Leben einzusteigen, oder Sie haben die neue Liebe Ihres Lebens getroffen.

Sehen Sie sich jetzt selbst, wie Sie in einem tollen Auto zu einem wunderschönen Haus fahren, fein gekleidet, mit einem strahlenden Lächeln im Gesicht und von einem guten Lebensgefühl erfüllt. Sie betreten das Haus und kommen in einen Raum, in dem sich alle Ihre Freunde und die Familie versammelt haben. Sie haben sie hier zusammengerufen, um sich mit ihnen über Ihr Glück zu unterhalten.

Wie fühlt sich das für Sie an?

- ❑ Total entspannend, hat sich noch nie besser angefühlt.
- ❑ Ich fühle mich ein bisschen unwohl, weil ich mir der ganzen Sache nicht wirklich sicher bin.
- ❑ Oje! Das ist aber unangenehm!

Wie reagieren die anderen?

- ❑ Alle freuen sich so für mich!
- ❑ Sie sehen besorgt und unruhig aus.
- ❑ Sie wirken wütend!

Wie reagieren Sie?

- ❑ Ich fühle mich beschwingt, es fühlt sich so gut an, wie ich gedacht hatte!
- ❑ Ich fühle mich wirklich unwohl.
- ❑ Ich will hier raus!

Wenn Sie jeweils die ersten Kästchen angekreuzt haben, ist das schön für Sie! Es sieht so aus, als würden Sie sich mit Leichtigkeit und Freude auf Ihre Ziele zubewegen. Ebenfalls Glückwunsch, wenn Sie jeweils die zweite oder dritte Antwort gewählt haben. Sie wissen jetzt, dass es einige versteckte Hindernisse auf dem Weg zu Ihrem gewünschten Erfolg gibt. Wenn Ihnen das klar ist, können Sie etwas tun – beispielsweise klopfen!

KAPITEL 5
SICH DURCH DIE VERGANGENHEIT KLOPFEN

Das Wissen um die Vergangenheit bleibt uns. Loslassen bedeutet einfach, jegliche Bilder und Emotionen, Groll und Angst, Anhaftungen und Enttäuschungen, die uns einengen, gehen zu lassen.
JACK KORNFELD

Judy war wütend auf ihren Vater.

Er drückte sie nie an sich. Er erwies ihr nie Aufmerksamkeit. Er ging nie auf Elternabende. Er zog ihre Brüder vor. Er hielt nie ihre Hand.

Judys Ärger, ihre Wut, weil ihr Vater sie so behandelte, ihre Trauer darüber, wie er sie behandeln *sollte*, die Depression, die sie deswegen erlebte – all diese Emotionen beeinträchtigten sie zutiefst.

Diese Situation wäre schon schlimm gewesen, wenn Judy Teenager gewesen wäre, der zu Hause bei seinen Eltern gelebt hätte. Was es aber schlimmer machte, war, dass Judy 63 Jahre alt war. Seit über fünfzig Jahren war sie wütend, verletzt und regte sich über ihren Vater auf.

Wie ist das möglich? Warum speichern wir diese Emotionen, Erinnerungen und Tragödien so lange ab? Und warum spielen sie eine so große Rolle?

Sollten wir die Vergangenheit nicht einfach loslassen und weitergehen? Warum reiten wir auf Dingen herum, die vor so langer Zeit geschehen sind und eigentlich nicht mehr relevant sind? Warum regt sich eine 63-Jährige so über ihren längst verstorbenen Vater auf?

Wir werden diese Fragen untersuchen und uns dann ansehen, wie sich die Ereignisse aus der Vergangenheit auf Ihre Gegenwart auswirken können – und auf Ihre Zukunft.

Seien Sie gewarnt, denn ein Teil von Ihnen wird dieses Kapitel überspringen wollen. Es kann schwierig sein, sich die Vergangenheit anzusehen. Es ist viel leichter, über Ihren aktuellen Stress zu sprechen und über die Dinge, die gerade in Ihrem Leben passieren, als in die Kindheit zurückzublicken und sich die Beziehung anzusehen, die Sie zu Ihren Eltern haben oder hatten.

Aber die Erleichterung, die Sie verspüren – und die Veränderung, die Sie erleben, wenn Sie diese Ereignisse und Erinnerungen schließlich verarbeiten und loslassen –, wird erstaunlich sein. Ich habe mehr dramatische und dauerhafte Ergebnisse bei der Verarbeitung von Kindheitsthemen miterlebt als bei praktisch jeder anderen Arbeit. Viel häufiger als vermutet sind die scheinbar aktuellen Probleme – das Übergewicht, der Ärger mit den Finanzen und die Beziehungsprobleme – in Ihrer Kindheit verankert.

Kindheitstraumata und der Körper

Kindheitstraumata, unverarbeitete Ereignisse und unverdaute Emotionen beeinträchtigen uns nicht nur emotional und seelisch – sie haben auch eine tief gehende Wirkung auf den physischen Körper. Die Studie über Erlebnisse von Kindern aus schwierigen Verhältnissen (Adverse Childhood Experiences study, kurz: ACE) ist ein Forschungsprojekt, das von dem Unternehmen Kaiser Permanente und den Gesundheitsbehörden in den USA durchgeführt wurde. In einer riesigen Studie, bei der die Krankengeschichten von mehr als 17 000 Erwachsenen untersucht wurden, wurden unmittelbare Zusammenhänge zwischen unverarbeiteten emotionalen Kindheitstraumata und verschiedenen körperlichen Beschwerden festgestellt. Dazu gehören Herzerkrankungen, Krebs, Diabetes, Schlaganfälle, Bluthochdruck, Knochenbrüche, Depressionen und der Konsum von Suchtmitteln.

Im Vergleich zu einer Person mit einem ACE von 0 (ohne Kindheitstrauma) ist es bei einer Person mit zahlreichen Kindheitstraumata fast dreimal wahrscheinlicher, dass sie raucht, und unglaubliche dreißigmal wahrscheinlicher, dass sie einen Selbstmordversuch macht. Viele Studienteilnehmer waren über 60 Jahre alt, was zeigte, dass diese Kindheitstraumata den physischen Körper noch Jahrzehnte später beeinträchtigten.

Viele andere Studien haben diese Untersuchungen bestätigt, darunter die Studie »Association Between Childhood Trauma and Physical Disorders Among Adults in the United States« (Zusammenhänge zwischen Kindheitstraumata und körperlichen Beschwerden bei Erwachsenen in den Vereinigten Staaten), die von Renee D. Goodwin und Murray B. Stein 2004 durchgeführt wurde und in der es heißt:

> »Körperlicher Missbrauch, sexueller Missbrauch und Vernachlässigung in der Kindheit wurden mit einem statistisch signifikant erhöhten Risiko eines breiten Spektrums von körperlichen Erkrankungen im Erwachsenenalter in Zusammenhang gebracht. Unter Berücksichtigung der demografischen Gegebenheiten, lebenslangen Ängste und Depressionen, der Alkohol- und Suchtmittelabhängigkeit und sämtlicher Arten von Traumata zeigen die Ergebnisse, dass körperlicher Missbrauch mit einem erhöhten Risiko für folgende Erkrankungen in Verbindung steht: Lungenerkrankungen ..., Magengeschwüre ... und Arthritis ...; sexueller Missbrauch wurde mit einem erhöhten Risiko einer Herzerkrankung ... und kindliche Vernachlässigung mit einem erhöhten Diabetesrisiko und Autoimmunerkrankungen in Zusammenhang gebracht.«

Der Arzt und Bestsellerautor Dr. Gabor Maté äußerte sich wie folgt zu diesem Thema:

> »In den meisten Fällen von Brustkrebserkrankungen sind die Stressfaktoren versteckt und chronisch. Sie stammen aus Kindheitserfahrungen, frühen emotionalen Programmierungen und unbewussten psychologischen Bewältigungsstilen. Sie kumulieren ein Leben lang und machen eine Person für Erkrankungen empfänglich. ... Seit Jahrzehnten weist die Forschung darauf hin, dass Frauen eher zu Brustkrebserkrankungen neigen, wenn ihre Kindheit von einer emotionalen Distanz zu den Eltern oder ande-

> ren Störungen beim Aufwachsen geprägt war; wenn sie dazu neigen, Emotionen und insbesondere Wut zu unterdrücken; wenn es ihnen im Erwachsenenalter an sozialen Beziehungen fehlt oder wenn sie altruistische, zwanghafte Betreuertypen sind.«

All diese Beispiele und Forschungen weisen auf eine Verbindung zwischen Körper und Geist hin und zeigen immer deutlicher, wie unsere Emotionen in unserer Physiologie erscheinen.

Das große T und das kleine t

Vielleicht haben Sie nach der Lektüre der vorherigen Absätze gedacht: *Das trifft auf mich nicht zu, denn ich habe keinerlei Missbrauch erlebt.* Aber manchmal sind es nicht die großen Traumata, die uns am meisten schaden. So wie meine Freundin und EFT-Expertin Carol Look sagt: »Es gibt Traumata mit einem großen T und Traumata mit einem kleinen t.«

Zu den großen Traumata gehören bedeutende Ereignisse in unserem Leben – ein Unfall, ein Erdbeben, der 11. September, ein abgebranntes Haus. Dann gibt es die kleinen Traumata: traumatische Ereignisse, die sich über eine lange Zeit hinweg ansammeln. Oft sind wir uns dessen gar nicht bewusst. Wenn Sie in einem Haushalt aufgewachsen sind, in dem ein Elternteil Alkoholiker war und Sie ständig beschimpft oder Ihnen kein Gefühl der Geborgenheit vermittelt hat, wenn Sie in der Schule schikaniert oder von der Familie vernachlässigt wurden, haben Sie wahrscheinlich viele kleine Traumata erlebt, die im Erwachsenenalter ein großes Trauma entstehen lassen können.

Und hier noch ein wichtiger Hinweis im Zusammenhang mit diesem Thema: EFT ist völlig ungefährlich, aber auch wirkungsvoll, denn Sie entscheiden darüber, welche Erinnerungen Sie untersuchen möchten. Wenn Sie an ein Kindheitserlebnis denken, bei dem Sie zu zittern anfangen, ist es sicherlich keine gute Idee, zu diesem Thema mit dem Klopfen zu beginnen. Bei einem gravierenden Missbrauchsthema wenden Sie sich bitte an einen Therapeuten, der mit EFT arbeitet, oder an einen erfahrenen EFT-Praktiker, zu dem Sie Vertrauen haben und der

Erfahrung mit dieser Art von Themen hat. Sie können eine Liste von EFT-Praktikern auf meiner Website unter www.thetappingsolution.com/eft-practitioners finden.

Der gleiche Hinweis gilt für den Fall, dass Sie Bekannte oder Familienmitglieder haben, denen Sie mit EFT helfen möchten. Sie können ihnen sicherlich den Ablauf zeigen, mit ihnen zu allen möglichen Themen klopfen und sie damit großartig unterstützen und ihnen helfen. Wenn sich das Klopfen jedoch in eine Richtung bewegt, in der Sie sich unsicher fühlen, weil Sie nicht genügend Erfahrung haben oder es Ihnen Unbehagen bereitet, besorgen Sie sich Hilfe.

Unsere jetzige und zukünftige Realität

Die Auswirkung von Kindheitserlebnissen auf den Körper wurde in den erwähnten Studien klar nachgewiesen. Aber die Auswirkungen von Kindheitstraumata gehen über den physischen Körper hinaus. Sie beeinträchtigen uns insgesamt. Unsere Muster, Glaubenssätze, Gewohnheiten und emotionalen Reaktionen werden von Kindheitserlebnissen geprägt und beeinträchtigt.

Unser Weltverständnis wird überwiegend vor dem siebten Lebensjahr geprägt. In dieser Zeit hinterlassen die Ereignisse einen dauerhaften Eindruck; sie prägen im Wesentlichen unsere Persönlichkeit – unsere Glaubenssätze über die Welt und wie wir auf die Welt zugehen. Warum bewegt sich der eine Mensch durchs Leben und ist zufrieden, fröhlich, erfüllt und findet es spannend, während ein anderer kämpft, sich nie sicher fühlt, das Gefühl hat, dass die Welt ein gefährlicher Ort ist und dass es schwierig ist, glücklich zu sein? Viel häufiger als gedacht bestimmen die Kindheitserlebnisse diese Eigenschaften.

Sonia, Masseurin und EFT-Praktizierende aus Florida, kam wegen finanzieller Themen zu mir. Sie hatte eine lange Liste von einschränkenden Glaubenssätzen über Geld, ihr Können und wie die Welt funktionierte. Sie hatte zu einigen Punkten geklopft, aber das Gefühl, nicht tief genug gekommen zu sein oder die ursprüngliche Ursache verfehlt zu haben. Es ging ihr eine Zeit lang besser, aber dann kehrte sie zu ihren alten Mustern zurück.

Als ich mit ihr sprach und ihr Aufnahmeformular las, wurde klar, dass sie sicherlich viele begrenzende Glaubenssätze über Geld hatte, an denen wir arbeiten konnten, aber sie hatte auch noch einige tiefe Wunden, die von einer schwierigen Kindheit stammten. Ihre Mutter war Alkoholikerin gewesen und die Situation zu Hause immer extrem schwierig. Sie erzählte mir von einer bestimmten Erinnerung, die immer wieder hochkam, eine lebendige Szene, bei der sie sich daran erinnerte, wie sie ins Badezimmer kam und sah, wie ihre Mutter blutete, weil sie sich die Pulsadern aufgeschnitten hatte. Ihr Vater war auch da und stoppte die Blutung, sodass sie nicht verblutete. Sonia hatte eine vage Erinnerung, aber ich wusste, dass sie davon immer noch emotional geschädigt war.

Ich sagte ihr, dass wir sicherlich an ihren einschränkenden Glaubenssätzen über Geld arbeiten konnten, aber meine Intuition sagte mir, dass wir uns zuerst auf dieses Ereignis und auf andere Kindheitstraumata konzentrieren sollten. Ich fragte sie, ob sie sich sicher fühlte, daran zu arbeiten, und ob sie bereit wäre, sich das genauer anzusehen. Sie bejahte dies mit fester Stimme. Ich finde es immer besser, dass die Klienten die Entscheidung treffen, ob sie ein schwieriges Thema angehen möchten, anstatt dass sie einfach ins kalte Wasser geworfen werden. Diese anfängliche Bestätigung der persönlichen Kraft und Stärke ist häufig die Antriebskraft im weiteren Verlauf der Sitzung und sorgt für bessere Ergebnisse.

Sie begann mit dem Klopfen und durchlief jeden Punkt in ihrem eigenen Tempo. Beim Klopfen bat ich sie, so gut wie möglich zu beschreiben, was mit ihrer Mutter geschah. Sie beschrieb die Szene, so wie sie sich daran erinnerte. Ich bat sie, zu schildern, was sie fühlte, sah, roch usw., um so viele Details wie möglich zu erhalten. Als sie mit der Geschichte fertig war, bat ich sie, sie mir noch mal zu erzählen. Und dann noch mal und noch mal. Jedes Mal bat ich sie um mehr Details und mehr Informationen. An einem Punkt fragte ich sie: »Was hat Sie dieses Ereignis über das Leben gelehrt?« Und sie antwortete: »Dass ich nie in Sicherheit bin. Dass meine Mutter jederzeit sterben kann und ich immer Angst um sie haben muss.«

KLOPFTIPP: Die Filmtechnik

Die Filmtechnik wurde vom EFT-Begründer Gary Craig entwickelt, um spezielle Ereignisse gezielt anzusteuern und sich nicht in globaleren Themen zu verfangen. Wenn Sie sich vorstellen, dass Sie einen Film über ein Ereignis beschreiben, ist das eine ziemlich gute Garantie dafür, dass es wirklich um dieses spezielle Ereignis geht. Ein Film hat einen Anfang und ein Ende. Es gibt zentrale Charaktere, die bestimmte Dinge tun und sagen, und gewöhnlich gibt es eine Steigerung oder einen Höhepunkt. Arbeiten Sie mit der Filmtechnik, um eine spezielle Erinnerung oder ein Ereignis aus der Vergangenheit zu bearbeiten, das immer noch energetisch aufgeladen ist.

Eines der großartigen Dinge an dieser Technik ist, dass es bei diesem Film an keinem Punkt notwendig ist, die Details zu schildern oder laut auszusprechen: Sie können das alles im Kopf machen, während Sie klopfen. Ausschlaggebend ist, dass die Filmdetails alle fünf Sinne einbeziehen. Konzentrieren Sie sich auf das, was Sie sehen, hören, fühlen sowie auf die körperlichen Gefühle und darauf, was die Figuren denken. Falls es passt, nehmen Sie die Geruchs- und Geschmackswahrnehmungen noch hinzu. Die folgenden Fragen helfen Ihnen, die Bühne für Ihren Film vorzubereiten.

Wie lange dauert der Film? Sorgen Sie dafür, dass er kurz ist – drei Minuten lang oder kürzer. Häufig ist das traumatische Schlüsselereignis im Film nur wenige Sekunden lang. Wenn es mehrere Höhepunkte oder traumatische Ereignisse im Film gibt, unterteilen Sie diese Erfahrung in so viele 3-Minuten-Filme wie nötig.

Wie lautet der Titel? Denken Sie sich einen speziellen Titel für diesen Filmabschnitt aus.

Nun haben Sie ein spezielles Ereignis, das in einen Kurzfilm mit Titel umgewandelt wurde, und jetzt lassen Sie diesen Film im Kopf ablaufen. Bewerten Sie die Intensität auf einer Skala von 0 bis 10, während Sie sich die Szene vorstellen. Wenn Sie sich für die Bewertung nicht zu tief in das Ereignis oder die Emotion einfühlen möchten, können Sie auch raten, welche Zahl auf der Skala das Ereignis hätte.

Durchlaufen Sie als Nächstes mehrere Klopfrunden, während Sie den Film im Kopf ablaufen lassen. Überprüfen Sie nochmals die Intensität. Normalerweise sinkt sie um einige Punkte ab. Dann lassen Sie den Film nochmals im Kopf laufen. Dieses Mal beginnen Sie an einem Punkt mit nur geringer oder keiner Intensität – und dann stoppen Sie den Film, wenn Sie das Gefühl haben, dass die Intensität irgendwie zunimmt, und fangen Sie dann mit dem Klopfen an. Das ist ganz wichtig! Die meisten von uns haben schon so lange mit ihren Traumata gelebt, dass sie nicht einmal merken, wie sie sich durch die Geschichte hindurchquälen – egal wie sie sich anfühlt. Das muss nicht mehr so sein! Mit EFT können wir diese intensiven Augenblicke erkennen, und sie bieten uns zugleich die perfekte Möglichkeit zum Klopfen.

Gehen Sie den Film jetzt nochmals im Kopf von Anfang bis Ende durch, stoppen Sie an den Stellen, an denen es intensiv zu werden beginnt, und klopfen Sie. Fahren Sie damit fort, bis Sie den gesamten Film abspielen können, ohne dass sich noch eine Ladung zeigt.

Ganz zum Schluss lassen Sie den Film noch einmal laufen. Übertreiben Sie das Gesehene, Gehörte und die Farbwahrnehmungen und versuchen Sie wirklich, sich darüber aufzuregen. Falls Sie spüren, dass es an einer Stelle wieder intensiv wird, halten Sie an und klopfen Sie an dieser Stelle erneut!

Hinweis: Es kann hilfreich sein, die Ereignisse ihres Films laut zu beschreiben, so als würden Sie einem Freund oder einer Freundin die Geschichte erzählen. Stoppen Sie auf jeden Fall an allen Stellen, an denen Sie eine Unruhe oder ein Unbehagen verspüren – und sei es noch so winzig –, und klopfen Sie, bis Sie auf der Skala auf null sind. Dann erzählen Sie den Film von dem Punkt an weiter, wo Sie stehen geblieben waren. Wenn Sie sich wohler damit fühlen, können Sie auch schweigend klopfen und sich einfach den Film im Kopf ansehen, oder aber Sie beschreiben das Gesehene und Gehörte laut. Das liegt ganz bei Ihnen!

Sonia und ich klopften zu ihrer Erinnerung und gingen das Ereignis immer und immer wieder durch, bis sie es ohne jegliche emotionale Ladung durchlaufen konnte. In diesem besonderen Fall ließ ich sie mit geschlossenen Augen klopfen. So kann man besser entspannen und einen stärkeren Zugang zu seinen Erinnerungen erhalten.

Als wir beide das Gefühl hatten, dass das Ereignis mit ihrer Mutter im Badezimmer geklärt war, bat ich Sonia, mir weitere Kindheitserinnerungen zu beschreiben, zu denen wir ebenfalls klopften. Ich bat sie darum, sich all die Momente ins Gedächtnis zu rufen, in denen die

Mutter betrunken war, all die Momente, in denen Sonia Angst hatte, dass sie sterben könnte. Sie »stapelte« diese Szenen ihrer schwierigen Kindheit dann bildlich vor sich. Von da an klopften wir zu diesem Stapel statt zu jedem einzelnen Ereignis.

Es war eine emotionale Sitzung mit vielen Tränen – gefolgt von der Freude der Erleichterung zum Schluss. Was geschah nun nach diesen 45 Minuten, die wir mit dem Klopfen zu diesen alten Erinnerungen verbracht hatten? Ich lasse Sonia selbst berichten:

Nach einer sehr intensiven Sitzung mit Nick fühlte ich mich an diesem Abend ausgelaugt. Ich war recht still und sanft. Meine Familie bemerkte übrigens, wie still ich war. Ich war mit der Stille im Frieden. Ich ging recht früh ins Bett, und es schien, als würde ich die ganze Nacht lang denken oder träumen: »Ich bin in meinem Körper in Sicherheit.« Das war etwas, woran ich mit Nick gemeinsam gearbeitet hatte. Es kam mir immer wieder in den Kopf; ich bestätigte es immer und immer wieder, aber es war nicht so, dass ich mich deshalb anstrengte. Es geschah auf natürliche Art und Weise.

Ich hatte eine sehr emotionale Woche. Ich war sehr müde, so als würde ich Schlaf brauchen, und zwar viel Schlaf, aber es war ein gesundes Bedürfnis. Ich fühlte mich zart und hatte das Gefühl, diese Klarheit über mich zu besitzen. Mein Essbedürfnis veränderte sich einfach so. Kein Verlangen mehr nach Zucker. Ich war präsent und spürte deutlich, dass ich jeden Menschen unterstützen konnte, der mir begegnete.

Ich wollte Ihnen auch ein paar Dinge mitteilen, die sich mir in dieser Woche eröffneten. Bei Geld habe ich keinerlei emotionale Ladung oder Angst. Nicht, wenn ich darüber nachdenke, darüber spreche oder es verdiene. Ich hatte nach einer Frauengruppe gesucht, mit der ich zusammenarbeiten konnte und wurde am Freitagabend zu einem Treffen mit 25 Frauen eingeladen. Es war so kraftvoll. Hier ergab es sich, dass ich gefragt wurde, ob ich für vier bis sechs dieser Frauen eine kleine Schulung durchführen könnte. Eine davon ist bereits Klientin von mir.

Ich habe jetzt den Titel für mein Buch. Ich arbeite auch an meiner Website, meinem Lebenslauf usw. und habe Visitenkarten fürs EFT-Coaching bestellt.

Das war eine erstaunliche Erfahrung. Freue mich jeden Tag auf das Leben. Mein Körper, mein Geist und meine Seele sind ganz anders, wenn ich die Dinge aus Freude, Liebe und Glück heraus betrachte.

Wenn Sie mir irgendwie ein bisschen ähnlich sind, haben Sie die obige E-Mail von Sonia gelesen und sich gefragt: »Wirklich??? – Und all das soll innerhalb einer 45-minütigen Sitzung passiert sein?« Ich bin immer noch überrascht, wenn solche bemerkenswerten Ergebnisse so schnell erfolgen, aber manchmal passiert das! Wie wir in Kapitel 1 gesehen haben, lernen das Gehirn und der Körper durch diese Arbeit im wahrsten Sinne des Wortes um. Es existieren zwar keine genauen Antworten darauf, warum genau das geschieht, aber ich glaube, dass es einen Dominoeffekt auf den Rest unseres Lebens hat, wenn wir uns mächtigen Hauptthemen und -überzeugungen wie beispielsweise *Ich bin in meinem Körper nicht in Sicherheit* zuwenden und diese heilen. Haben Sie jemals festgestellt, dass Ihr Computer nach einigen Jahren langsamer läuft, häufiger abstürzt und nicht mehr so gut funktioniert? Diese traumatischen Kindheitserlebnisse bewirken das Gleiche!

Eine Person, die mit dem Glaubenssatz *Ich bin in meinem Körper in Sicherheit* unterwegs ist, wird die Welt von einem ganz anderen Standpunkt aus angehen als jemand, der das nicht glaubt. Dieser Mensch wird selbstsicherer sein, wenn er auf andere zugeht, so wie Sonia, die bei der Frauenveranstaltung über ihre geschäftlichen Aktivitäten sprach. Ein solcher Mensch geht viel stärker in die Welt hinaus, ist in Partnerschaften verletzlich und bereit, etwas zu wagen und zu riskieren, weil er aus einem Ort der Sicherheit heraus agiert.

Berufsprofil: Dr. Eric Robins

Dr. Eric Robins ist Facharzt für Urologie und Chirurg mit Privatpraxis, der mit einem großen Krankenhaus in der Gegend von Los Angeles zusammenarbeitet. Er hat EFT in den letzten dreizehn Jahren bei seinen Patienten erfolgreich eingesetzt.

Schon vor seinem Medizinstudium interessierte sich Dr. Robins für Alternativmedizin. Einige Mitglieder aus seiner Familie litten an chronischen Erkrankungen, die auf eine allopathische Behandlung nicht ansprachen. Als er seine Facharztausbildung begann, entwickelte er das chronische Müdigkeitssyndrom – auch eine Erkrankung, die am besten auf alternative Methoden anspricht.

Als er 1998 das erste Mal an einer EFT-Schulung teilnahm, beschloss er, es bei sich selbst auszuprobieren. Er suchte nach Möglichkeiten, um sein Energielevel zu steigern, und erzielte überraschende Ergebnisse. Kurz nach dieser Schulung bemerkte er, dass einige seiner Privatpatienten Harnwegsinfektionen bekamen und andere wiederum nicht, auch wenn alle sexuell aktiv waren. Er fand heraus, dass die Patienten mit Harnwegsinfektionen gewöhnlich eine Art emotionales Trauma erlebt hatten, und erkannte, dass er dieses Trauma behandeln musste, damit sie Resultate sahen und wieder gesund wurden. Und hier kommt EFT ins Spiel!

Er schätzt, dass etwa 90 Prozent seiner Patienten emotionale Probleme haben oder an Traumata aus der Vergangenheit leiden, die entweder zu ihrer Erkrankung beitrugen oder den Heilungsprozess blockierten. Diese Einschätzung sowie seine persönlichen EFT-Erfahrungen veranlassten ihn dazu, sich näher mit psychologischen Auflösungstechniken zu beschäftigen. Schließlich führte er das Klopfen in seine Behandlung der Patienten ein.

»EFT ist die beste Körper-Geist-Technik, die es gibt«, sagt er, denn »sie kann schnell und leicht in einer klinischen Umgebung eingesetzt werden«.

Dr. Robins' Hingabe für seine Patienten war bei meinem Gespräch mit ihm offensichtlich. Er erzählte mir, dass er EFT als Erstes bei einem Freund der Familie eingesetzt hatte. Dieser Mann war Vietnamveteran und litt an einer starken posttraumatischen Belastungsstörung.

»Seine Nächte waren schrecklich«, sagte Dr. Robins. »Wir begannen zu den speziellen Vietnamerinnerungen zu klopfen, die am traumatischsten waren. Wir klopften zu diesen Erinnerungen, bis er einen neutralen Ort fand, an dem sie ihm nichts mehr antun konnten. Monate später traf ich ihn auf einem Familienfest, und seine Frau erzählte mir, dass die nächtlichen Angstzustände verschwunden waren und es ihm viel besser ging.«

Während unseres Gesprächs erklärte Dr. Robins, dass er bei einem Patienten, der zu ihm kommt, beruflich verpflichtet ist, körperliche

Ursachen mithilfe von schulmedizinischen Geräten und Tests auszuschließen. Er vertritt jedoch allgemein die Meinung, dass der Körper enorme Selbstheilungskräfte besitzt. Wenn ein Patient in der Lage ist, im Körper abgespeicherte emotionale und traumatische Themen aufzulösen, können die körperlichen Störungen geheilt werden.

Dr. Robins beobachtete bei einem Patienten in den Vierzigern ein weiteres unglaubliches Ergebnis. Dieser Mann hatte eine Blasenschwäche und sprach weder auf Behandlungen noch auf Medikamente an. Als er den Patienten und dessen Frau traf, berichtete ihm die Frau gleich in den ersten fünf Minuten, dass ihr Mann im Alter von fünf Jahren ein traumatisches Ereignis erlebt hatte. Dabei hatte es sich um einen erschreckenden medizinischen Eingriff behandelt, wonach der Mann in einem tiefen Angstzustand verharrt war, der sowohl bewusst als auch unbewusst war.

Sofort begann Dr. Robins, mit dem Patienten zu klopfen, löste das emotionale Trauma und die Erinnerungen an dieses Erlebnis auf. Sein Körper war in einem Zustand von übertriebener Wachsamkeit und Panik stecken geblieben, was ihn körperlich beeinträchtigte. Innerhalb von zwei Wochen war sein anfängliches Problem, bei dem weder medizinische Behandlungen noch Medikamente helfen konnten, vollständig verschwunden.

Stellen Sie sich vor, wenn die Ärzte im ganzen Land den Heilansatz von Dr. Robins verfolgen würden. Sie würden nicht nur ihren Patienten dabei helfen, gesünder zu werden, sondern das gesamte medizinische Modell mit seinen exorbitanten Kosten und häufig enttäuschenden Ergebnissen könnte sich entscheidend verändern.

Die unausgesprochenen Dinge

Sonia und ich konzentrierten uns darauf, die emotionale Ladung bei speziellen Erinnerungen aufzulösen. Dies ist nur eine der Methoden zur Heilung von Kindheitsthemen. Ein weiterer effektiver Ansatz besteht darin, dem eine Stimme zu geben, was wir als Kinder sagen wollten, aber nicht konnten. Kindern wird ja oft gesagt, dass sie den Mund halten, nicht sprechen sollen, wenn sie nicht angesprochen werden, dass ihre Meinung nicht zählt usw. Und häufig ist ein Kind sprachlich auch gar nicht in der Lage, seine Empfindungen zu beschreiben – und noch weniger, sich mit einer Autoritätsperson auszutauschen.

Erinnern Sie sich an Judy vom Beginn des Kapitels und ihre Wut auf ihren Vater? Als sie mir erzählte, wie es ihr ging, bat ich sie, laut zu sagen: »Ich bin wütend auf meinen Vater«, und die Wahrheit und Intensität der Aussage auf der 0–10-Skala zu bewerten. Wie Sie sich vorstellen können, lag sie bei über 10. Selbst als sie den Satz sagte, konnte ich spüren, wie ihr Ärger hervorbrach. Also praktizierten wir das absolute Basisklopfen: *Auch wenn ich auf meinen Vater wütend bin, akzeptiere ich mich voll und ganz.*

Dann klopften wir uns mit dem Satz *Ich bin wütend auf meinen Vater* durch die Punkte. Als wir die Punkte durchliefen, brauchte ich Judy in keiner Weise zu ermutigen – sie sprach laut und kraftvoll. Ich sagte ihr, dass sie die Punkte weiterhin klopfen und den gleichen Satz wiederholen sollte: *Ich bin wütend auf meinen Vater.*

Sie fuhr damit mindestens 20 Minuten lang fort und sagte immer wieder das Gleiche, ohne dass ich sie dazu auffordern musste. Ich war von der Intensität der Emotionen überrascht und auch davon, wie sehr sie das immer wieder sagen wollte. Es war auch interessant zu erleben, wie sich ihre Emotionen veränderten, als sie die Sätze immer wieder wiederholte. Zuerst war die Wut echt und roh. Als sie weitermachte, veränderte sich das auf subtile Weise, und als sie dann diesen ersten Satz sagte, empfand sie Trauer.

Fast wie ein Kind, das einen Tobsuchtsanfall bekommt, alle unterdrückten Emotionen entlädt und dann erschöpft zusammenbricht, musste Judy das zum Ausdruck bringen, was sie so lange für sich behalten hatte. Das Gute war, dass sie das während des Klopfens tat und damit die emotionale Ladung löschte, den Körper schrittweise entspannte und ihr limbisches System auf eine neue Reaktion programmierte.

An einem Punkt, als Judy ruhig war, bat ich sie, ihren Satz zu verändern und so zu tun, als würde sie mit ihrem Vater sprechen. Sie sollte sich vorstellen, wie sie ihm genau sagte, wie sie sich fühlte, ohne dass das Konsequenzen für sie hatte. Sie teilte ihm ihre tiefe Trauer und ihren Kummer mit, weil sie seinerseits einen Mangel an Liebe empfand.

Sie teilte ihm mit, wie verletzt sie sich fühlte, weil sie doch nur ein kleines Kind war, das geliebt werden wollte. Sie fragte ihn: »Warum? Warum hast du mich nicht so geliebt wie meine Brüder?« Sie weinte und klopfte und sprach ihre Wahrheit und fand schließlich die Stimme, die sie nie gehabt hatte. Sie sagte ihrem Vater: »Ich bin etwas wert! Ich verdiene es, geliebt zu werden!«

Ich nahm ein paar Wochen später erneut Kontakt mit Judy auf, und sie reagierte so, wie ich es oft bei der Aufarbeitung von Kindheitsthemen erlebe. Sie sagte, dass sie sich viel leichter als je zuvor fühlte, glücklicher und freier. Sie hatte sogar über ihren Vater nachgedacht und darüber, wie sehr sie ihn liebte! Es stimmt, dass sich unsere gesamte Lebenserfahrung verändern kann, wenn wir die Vergangenheit heilen.

Klopftipp: Die unausgesprochenen Dinge

Ich habe festgestellt, dass einer der kraftvollsten Prozesse bei der Aufarbeitung von Kindheitsthemen darin besteht, in die Zeit zurückzugehen und das zu sagen, was man gerne gesagt hätte.

Gehen Sie zunächst zu der Erinnerung an das Ereignis oder zu Ihrem Erlebnis zurück. Lassen Sie es wieder im Kopf abspulen so wie bei der Filmtechnik, die ich auf Seite 107 beschrieben habe.

Wann immer es sich richtig für Sie anfühlt, sagen Sie das laut, was Sie damals gerne gesagt hätten. Klopfen Sie, während Sie sprechen. Folgen Sie Ihrer Intuition und sagen Sie Ihre Wahrheit. Vielleicht hören Sie sogar, dass die andere Person Ihnen antwortet – wenn ja, dann reagieren Sie darauf. Klopfen Sie weiter, bis Sie das Gefühl haben, dass das Ganze abgeschlossen und die Situation aufgelöst und geheilt ist.

Wenn jemand diesen Prozess durchläuft, ist es auch hilfreich, sich darüber klar zu werden, ob er zum gegenwärtigen Zeitpunkt etwas zu den Menschen sagen möchte, die mit diesem Thema zu tun haben. Ich habe beispielsweise mit einer Klientin gearbeitet, die von ihrem Bruder sexuell missbraucht worden war. Wir durchliefen den Klopfprozess, während sie sich vorstellte, dass sie genau sagte, wie es ihr damit ging, und sie sprach es sogar laut aus. Sie sprach darüber, wie sehr sie von seinem Tun verletzt worden war und wie das ihr ganzes Leben beeinträchtigt hatte.

Danach sagte sie mir, dass sie das seit Jahren hätte sagen wollen und dass es sich so gut anfühlte, es endlich getan zu haben. Sie meinte auch, dass sie noch nicht entschieden hatte, ob sie ihn persönlich konfrontieren wollte, aber sie hatte das Gefühl, dass sie nach unserer Arbeit viel eher in der Lage war, dies in Erwägung zu ziehen. Sie hatte das Gefühl, eine Entscheidung treffen zu können, die für alle Beteiligten am besten war.

Was im Körper wirklich abgespeichert wird

Meine Erfahrung bei der Arbeit mit einer jungen Frau namens Rachel machte es mir deutlicher als zuvor, dass wir Traumata im Körper abspeichern. Rachel kam zu mir, weil sie Intimitätsprobleme mit ihrem Mann hatte. Sie liebte ihn zutiefst, sie führten anscheinend ein wunderbares Leben miteinander, aber sie rang wirklich damit, mit ihm intim zu sein. Wenn er bestimmte Körperregionen bei ihr berührte – dazu gehörten ihr Genitalbereich, aber auch die Außenseite ihrer Beine, ihr Rücken, der seitliche Bereich ihrer Hüften –, dann zog sie sich zurück.

Sie fand das schrecklich, und ihre Schuldgefühle trugen erst recht zu den Themen bei, die dieses Problem verursachte. Als ich sie fragte, ob sie irgendwelche Erinnerungen an Ereignisse hatte, die diese Erstarrung auslösten, sagte sie, dass sie vage Erinnerungen hatte, aber ansonsten nicht weiterkam. Das ist bei Kindheitstraumata oft der Fall. Die Menschen sagen einfach: »Ich kann mich einfach nicht erinnern.« Ich habe gelernt, dass man das Thema manchmal kreativ angehen muss.

Ganz spontan ließ ich sie ein Bild von sich malen und die Punkte am Körper markieren, die sich unangenehm anfühlten. Das war reine Intuition, und vielleicht hatte ich versucht, ihr inneres Kind zu channeln, indem ich sie bat, eine Zeichnung anzufertigen!

Klopftipp: Kreativität und Intuition

Die Grundlagen von EFT sind – nun ja – grundlegend! Sie sind schlicht und einfach erlernbar. Wenn Sie sie aber einmal verinnerlicht haben, können Sie sich die Freiheit nehmen, den Ablauf kreativ zu gestalten. Folgen Sie Ihrer Intuition, was Sie brauchen oder was jemand anderes benötigt, dem Sie helfen möchten.

Als Rachel die Punkte gekennzeichnet hatte, ließ ich sie diese durchnummerieren – vom Punkt, der am wenigsten sensibel war, bis hin zum empfindlichsten. Wir begannen, zu dem unempfindlichsten Punkt zu klopfen und einfach zu sagen: *Auch wenn ich nicht an den Armen berührt werden möchte, akzeptiere ich mich voll und ganz* und *Auch wenn ich in Panik gerate, wenn jemand meine Arme berührt, entscheide ich mich jetzt dafür, mich zu entspannen.*

Ich ließ sie sich vorstellen, dass jemand ihre Arme berührte, und wir klopften weiter, bis sie dieses Bild ohne Panik und Furcht festhalten konnte. Dann gingen wir bei allen anderen Punkten am Körper auf die gleiche Weise vor. Sie sagte, dass sie sich entspannt und viel leichter und besser fühlte. Dann fragte ich sie, ob sie wirklich zur Ursache vordringen wollte, und sie sagte Ja.

Und hier ist noch ein wichtiger Hinweis: Was ich dann tat, war keine traditionelle Vorgehensweise. Aber dazu muss ich sagen, dass ich kein traditionell veranlagter Mensch bin! Ich arbeite als Coach und bin kein Therapeut mit Lizenz. Ich bin einfach jemand, der sich wirklich zutiefst engagieren möchte und eine gewisse Meisterschaft in der EFT-Arbeit erreicht hat. Ich stand Rachel auch sehr nah, und daher gab es einen gewissen Spielraum, um Dinge auszuprobieren, die ein bisschen außerhalb der Norm lagen. Aber ungeachtet dessen setze ich mich dafür ein, Menschen zu helfen, und ich unternehme das, was nötig ist, um Ergebnisse zu erzielen.

Um wirklich zu testen, wie es Rachel ging, und um das Trauma auf einer tieferen Ebene aufzulösen, bat ich meine Frau Brenna um Hilfe. Brenna stand Rachel ebenfalls sehr nah und war an diesem Tag zu Hause. Ich fragte Rachel, ob es für Brenna in Ordnung war, sie sanft an den Armen zu berühren. Rachel stimmte zu, und Brenna berührte ihre Arme, während Rachel klopfte. Zuerst wich Rachel leicht zurück, aber während sie weiterklopfte, entspannte sie sich.

Wir fuhren damit fort, Runde um Runde, bis sie an den Armen nicht mehr empfindlich war. Schließlich sagte sie: »Das fühlt sich wirklich angenehm an!« – es war die angemessene Reaktion auf eine liebevolle Berührung. Wir machten weiter und durchliefen weitere sensible Körperbereiche (natürlich nur diejenigen, die in dieser Situation angemessen waren). Ein Punkt, an dem wir arbeiteten, war die Stelle seitlich am Brustkorb. Rachel erzählte, dass sie bei einem Kitzeln in diesem Bereich kurz davorstand, gewalttätig und extrem wütend zu reagieren.

Zuerst ließ ich Rachel klopfen und dabei visualisieren, wie sie jemand kitzelte. Als sie sich damit wohl genug fühlte, ließ ich Brenna sie kitzeln. Rachel lachte ein bisschen, aber als Brenna sie auf eine bestimmte Art und Weise packte, konnte ich die Wut in Rachels Gesicht sehen. Sie wusste das auch – sie erlebte den Auslöser. Wir klopften und klopften immer weiter, bis es sich aufgelöst hatte. Dann testete Brenna wieder und hielt Rachel seitlich fest, ohne dass sie negativ reagierte.

Als Letztes arbeiteten wir an den Außenseiten ihrer Beine. Dort wurde es schwierig. Sobald Brenna Rachels Beine berührte, ging sie sofort »aus dem Körper heraus« und trennte sich von dem Erleben. Ihr Körper erstarrte, und sie konnte weder denken noch fühlen. Irgendetwas war auf tiefe Weise aktiviert worden, und sie hatte sich einfach davon abgespalten. Ich musste sie wieder in den Körper zurückholen und es erneut versuchen.

Glücklicherweise ging es ihr körperlich jetzt gut damit, gekitzelt zu werden – und ich ließ Brenna das machen, was Rachel zum Lachen und wieder zurück in ihren Körper brachte. Wir klopften weiter, und dann wandte sich Brenna wieder den Beinen zu. Als Rachel mir sagte, dass sie ihren Körper wieder »verlassen« hatte, kehrten wir zum Kitzeln zurück. Es ging hin und her und hin und her, bis sie in der Lage war, im Körper zu bleiben, während die Außenseiten ihrer Beine berührt wurden.

Schließlich war das absolut angenehm für sie. Und wieder sagte sie: »Das fühlt sich gut an.«

Ich erzähle diese Geschichte hier so ausführlich, weil ich so viele Menschen, insbesondere Frauen, gesehen habe, die körperlich wirklich Schmerzen haben, wenn sie intim berührt werden. Wenn man diese Art des Sicherheitsgefühls beim menschlichen Kontakt verliert – ob sexuell oder platonisch –, ist das ein großer Verlust. Unser Körper sollte gehalten, berührt und geliebt werden. Es ist ganz klar nachgewiesen, dass Babys, die nicht genügend in den Arm genommen wurden, weniger gesund sind und nicht so wie solche »gedeihen«, die gut versorgt und genährt werden. Im Erwachsenenalter ändert sich daran nur sehr wenig, auch wenn die Personen das vorgeben. Intimitätsthemen sind auch für einen gesunden Erstkontakt sehr wichtig, wie wir im Kapitel über Beziehungen noch weiter ausführen werden.

Wie geht es Rachel jetzt? Es dauerte nicht lange, bis sie aufgrund dieser Arbeit großartige Ergebnisse hatte. Sie rief mich am nächsten Tag an und berichtete aufgeregt, dass sie – äh – eine wunderbare Nacht mit ihrem Mann verbracht hatte. Sie fühlte sich mehr geliebt, versorgt und sicherer als je zuvor!

Haben Sie Mitgefühl mit sich und anderen

Wenn ich in irgendeiner Weise von meiner Arbeit mit Kindheitstraumata profitiert habe, dann ist es tiefes Mitgefühl. Ich habe so viele Geschichten gehört und bei so vielen Menschen so viel Schmerz erlebt. Wenn ich jetzt jemandem begegne, der sich ausagieren muss – der gewalttätig, unglücklich oder unhöflich ist, jemanden im Stich lässt oder mich oder die Welt in irgendeiner Weise verletzt –, weiß ich, dass er zutiefst traumatisiert wurde. In fast allen Fällen reagiert der Mensch einfach, und das ist die einzige Art, wie er damit umgehen kann.

Das bedeutet nicht, dass wir negatives Verhalten entschuldigen sollten. Aber es öffnet die Tür für eine tiefere Ebene des Mitgefühls und Verständnisses. Wenn Ihr Lebenspartner sich Ihnen nicht körperlich öffnet, können Sie fragen: »Was ist passiert?«, statt sich zurückgewiesen zu fühlen, wütend oder bestürzt zu sein. Wenn jemand wütend auf Sie losgeht, können Sie fragen: »Was ist passiert?«, statt ebenfalls auf ihn loszugehen. Wir haben alle Geschichten, die geheilt werden müssen. Wir können EFT einsetzen, um sie schließlich loszulassen, zu heilen und eine neue Zukunft für uns und die uns nahestehenden Menschen zu schaffen.

Und wir sollten nicht vergessen, Mitgefühl mit uns selbst und unserer Reise zu haben. Anstatt sich fertigzumachen, nur weil Sie auf eine bestimmte Art und Weise reagieren – weil Sie nicht perfekt sind oder Ihr Leben nicht im Griff haben –, fragen Sie sich: »Was ist passiert?«, und geben Sie sich als Antwort Liebe und Mitgefühl.

ÜBUNG: Persönlichen Frieden finden

Dieser Weg zum persönlichen Frieden wurde von Gary Craig entwickelt. Dazu gehört, dass man von sämtlichen unangenehmen Lebensereignissen eine Liste anfertigt und systematisch dazu klopft. Wenn Sie den emotionalen Ballast Ihrer bestimmten unangenehmen Erlebnisse entdecken, neutralisieren und beseitigen, gibt es immer weniger Konflikte in Ihrem System. Weniger innere Konflikte führen zu einer höheren Stufe des persönlichen Friedens und zu weniger emotionalem und körperlichem Leiden. Gehen Sie wie folgt vor:

1. Erstellen Sie eine Zeitleiste Ihres Lebens und unterteilen Sie diese in Zeitabschnitte. Zum Beispiel: Geburt, null bis fünf Jahre, sechs bis zehn Jahre usw.
2. Tragen Sie alle unangenehmen Ereignisse auf dieser Zeitleiste ein, an die Sie sich aus dieser Zeit erinnern können. Wundern Sie sich nicht, wenn Sie sich mit einer Liste von mehr als hundert Punkten wiederfinden! Wenn Sie mehr als ein paar Jahre auf diesem Planeten gelebt haben, haben Sie sehr wahrscheinlich jede Menge Störmomente aufgenommen. Nehmen Sie in diese Liste alles auf, was eine »Ladung« von 4 oder höher auf der SUDS-Skala hat. Kleinere Themen können Sie später noch bearbeiten, aber jetzt sollten Sie die größeren Themen angehen. (Und häufig werden Sie feststellen, dass die kleinen Themen verblassen, wenn Sie an den großen arbeiten.) Vergessen Sie nicht die Beziehungen zu den Geschwistern oder allen anderen, die bei Ihnen zu Hause gewohnt haben; Ihre Erfahrungen vom Kindergarten bis zur Hochschule sowie andere Traumata, Krankheiten, Unfälle, Krankenhausaufent-

halte usw. Denken Sie darüber nach, wie die Beziehungen in Ihrem Leben geprägt sind – Beziehungen zu Ihrer Mutter, Ihrem Vater, zu Freunden und anderen wichtigen Figuren. Was haben Sie in Bezug auf diese Beziehungen oder Ereignisse gelernt oder zu sich gesagt? Was haben diese Personen Ihnen über sich selbst, über andere oder die Welt vermittelt? Denken Sie daran, dass Sie zu den negativen Lektionen, die Sie aus diesen Ereignissen gelernt haben, klopfen und sie auflösen. Während Sie Ihre Liste schreiben, stellen Sie vielleicht fest, dass einige Ereignisse bei Ihnen derzeit vielleicht keine unangenehmen Gefühle verursachen. Das ist in Ordnung, aber schreiben Sie sie trotzdem auf. Die Tatsache, dass Sie sich daran erinnern, weist auf einen Auflösungsbedarf hin.

3. Bewerten Sie jedes Ereignis zwischen 0 bis 10, wobei 10 die höchste emotionale Intensitätsstufe ist.
4. Beginnen Sie mit den 10er-Bewertungen und wenden Sie bei jedem Ereignis EFT an. Stellen Sie sicher, dass Sie alle besonderen Erinnerungs- oder emotionalen Schichten wahrnehmen, und klopfen Sie auch dazu. Vielleicht fangen Sie an, bei einem Ereignis zu einem Aspekt wie beispielsweise Wut zu klopfen. Möglicherweise stellen Sie dann fest, dass ein weiterer Aspekt wie etwa Trauer auftaucht.
5. Beim Klopfen kommen vielleicht neue Erinnerungen oder Belange hoch. Nummerieren Sie diese und fügen Sie diese der Liste hinzu.
6. Machen Sie eine tägliche Übung daraus und arbeiten Sie jeden Tag an zwei oder drei Ereignissen auf Ihrer Liste. Auf diese Art und Weise können Sie Ihre gesamte Liste mit den besonderen Erlebnissen innerhalb von etwa drei Monaten abarbeiten. Machen Sie sich in einem Tagebuch Notizen, um alle Veränderungen aufzuzeichnen, die Sie bemerken – beschreiben Sie, wie sich beispielsweise Ihr Körpergefühl verändert, wie oft Sie sich aufregen oder irgendwelche Impulse ausgelöst werden und wie sich Ihre Beziehungen verändern. Kehren Sie zu einigen ganz besonderen Ereignissen zurück und nehmen Sie wahr, wie sich diese Ereignisse, die zuvor intensiv gewirkt haben, nun in nichts aufgelöst haben.

KAPITEL 6
DEN KÖRPER HEILEN

Emotionen sind das Bindeglied zwischen Geist und Materie und wechseln zwischen ihnen hin und her und beeinflussen beide.
CANDACE B. PERT

»Haha, sehr lustig, Nick.«

Das war die erste Reaktion meiner Schwester auf das Klopfen. Ich muss zugeben, dass ich als großer Bruder ihre Skepsis verdient hatte – da ich ihr im Laufe der Jahre zahllose Streiche gespielt hatte. Dieses Mal war es allerdings anders. Dieses Mal versuchte ich wirklich, ihr zu helfen.

Sie kam zu mir und klagte über Halsschmerzen und Sinusitis-Kopfschmerzen. Ihr tat alles weh, sie war energiearm und kurzatmig – Sie wissen ja, wie sich das anfühlt. Das war vor etwa zehn Jahren, als ich gerade mit dieser »seltsamen Klopferei« angefangen hatte, und ich fragte sie, ob sie bereit sei, das auszuprobieren. Als ich ihr die Punkte zeigte und wie man klopft, machte sich bei ihr Skepsis breit. Wie konnte das Klopfen am Kopf, im Gesicht und im Brustbereich bei einem häufig verbreiteten Virus etwas bewirken? Ich versicherte ihr, dass das Klopfen wirklich okay war und ihr helfen *konnte*, sich besser zu fühlen. Und sie ließ sich darauf ein – mit hochgezogenen Augenbrauen.

Wir begannen also mit dem Klopfen, was ihr eine gewisse Erleichterung verschaffte – von einer Stärke von 10 ging sie auf eine 8. Das war ein Fortschritt, aber nicht gut genug, und deshalb fragte ich sie, was in letzter Zeit so passiert war. War sie von irgendetwas gestresst worden?

»Nun«, sagte sie, »Alex« – unser Bruder – »hat mich engagiert, damit ich sein Zimmer streiche, und ich habe wirklich keine Lust dazu. Ich meine, da bin ich, 21 Jahre alt, und streiche das Zimmer meines Bruders. Es ist deprimierend. Ich will das absolut nicht.«

Wir begannen, zu ihren Emotionen in Bezug auf diese Situation zu klopfen. Innerhalb von Minuten hatte sie keine Schmerzen mehr, und Nebenhöhlen und Hals waren frei. Einfach so, von einer 8 auf null!

Jahr für Jahr, Sitzung für Sitzung habe ich gesehen, wie so etwas passiert. Ich nenne die Resultate wie das von Jessica »Ein-Minuten-Wunder« (meist sind es eher 15-Minuten-Wunder, aber wer zählt das schon?). Diese Wunder scheinen am häufigsten bei grundlegenden körperlichen Symptomen zu geschehen, wie bei einer Halsentzündung, körperlichen Schmerzen, Kopfschmerzen usw. Aber diese Symptome sind nur die Spitze des Eisbergs, wenn man bedenkt, was das Klopfen bewirken kann, um den Körper bei der Heilung zu unterstützen. Wie Sie in diesem Kapitel durchgehend sehen werden, ist EFT ein gleichermaßen mächtiges Werkzeug, um die Heilung von schweren und chronischen Krankheiten zu fördern.

Die Körper-Geist-Verbindung aufspüren

Die erste Frage, die Leute mir stellen, ist: »Wie ist das überhaupt möglich?« Wie kann das Klopfen auf die Meridianpunkte helfen, die Nebenhöhlen freizubekommen oder gar die Heilung schwerer Erkrankungen zu unterstützen?

Das ist eine Frage, die ich später in diesem Kapitel untersuchen werde. Zuerst müssen wir ein bisschen aufräumen und uns mit dem Kernkonzept befassen, das dies alles ermöglicht – die Verbindung von Körper und Geist.

Die Vorstellung von einer Körper-Geist-Verbindung an sich ist von der konventionellen (westlichen oder »modernen«) Medizin seit der Zeit von René Descartes (1596–1650), einem französischen Philosophen und Mathematiker, im Großen und Ganzen abgelehnt worden.

Wie wir aus der Geschichte wissen, musste Descartes mit dem Papst eine Vereinbarung treffen, dass er ausschließlich den menschlichen Körper studieren wollte. Er tat das, um an menschliche Leichen heranzukommen, denn das Sezieren galt zu jener Zeit als Blasphemie. Der Geist und seine fröhlichen Gesellen, die wir Emotionen nennen, wurden als etwas voneinander Getrenntes betrachtet. (Die Kirche hatte angeblich Angst, dass ein jegliches Studium der Stimmungen oder Emotionen den Glauben der Anhänger schmälern und damit die damals große Macht der Kirche bedrohen könnte.)

Durch diese Vereinbarung zwischen Descartes und der Kirche wurden Körper und Geist erfolgreich in zwei verschiedene Lager unterteilt und wurde deren Verbindungsschnur über Jahrhunderte hinweg gekappt. Von diesem Zeitpunkt an diktierte die allgemein akzeptierte westliche Weisheit, dass der Körper das eine tut und der Geist das andere. Sie existierten sicherlich innerhalb des gleichen physischen Raums, aber sie vermischten sich nicht. Ende der Geschichte.

Die Jahrhunderte vergingen, und Medikamente wurden entwickelt, hergestellt und verschrieben. Dann kamen die 1960er-Jahre. Plötzlich begann die Gegenkultur-Bewegung, die Menschen dazu zu inspirieren, östliche Philosophien zu erforschen, von denen viele auf der Einheit von Körper und Geist begründet sind. Es dauerte nicht lange, und die angebliche Trennung von Körper und Geist wurde infrage gestellt.

In den nachfolgenden Jahrzehnten beschleunigte sich diese Eigendynamik. Alternativtherapien wie Massage, Akupunktur, ganzheitliche Medizin und in zunehmendem Maß das Klopfen gewannen weiter an Akzeptanz. Eine Studie der nationalen Gesundheitsinstitute von 2009 kam zu dem Ergebnis, dass die Amerikaner jährlich 34 Milliarden für »komplementäre und alternative Medizin (CAM)« ausgeben. Dies ist der Oberbegriff für alternative Gesundheitsbehandlungen und Therapien.[1] Damit ist deutlich erkennbar, dass eine große Zahl Amerikaner neue und stärker integrierte Ansätze im Gesundheitsbereich suchen.

Die Körper-Geist-Verbindung entmystifizieren

Nun gut, was meinen wir denn eigentlich damit, wenn wir von »Körper-Geist-Verbindung« sprechen? Ist das »echte Wissenschaft« oder einfach nur viel Hokuspokus?

Eigentlich haben Sie die Körper-Geist-Verbindung schon erlebt, als Sie zu jung waren, um das Konzept überhaupt verstehen zu können. Denken Sie einen Augenblick lang an Ihre ersten Schuljahre zurück. Erinnern Sie sich an das erste Mal, als der Lehrer Sie aufrief, sich die ganze Klasse umdrehte und Sie anstarrte? Ich wette, dass Ihnen das Gleiche passiert ist wie mir – ich wurde rot. Die Verlegenheit, diese emotionale Empfindung, bewirkte, dass sich die Blutgefäße in Ihrem Gesicht ausdehnten – und Sie wurden rot.

Das Rotwerden ist gesellschaftlich so sehr akzeptiert, dass wir vergessen, die dazugehörige Frage zu stellen: Wie können diese Blutgefäße wissen, dass Sie verlegen sind? Wie können sie genau in diesem Moment Ihre Emotionen aufgreifen?

Hier kommt nun Candace Pert, Doktorin der Pharmakologie, Autorin von *Moleküle der Gefühle* und international bekannte Referentin, ins Spiel. Dank ihr können wir nun Fragen wie diese (und viele andere!) beantworten. In den 1980er-Jahren war sie Abteilungsleiterin am staatlichen Gesundheitsinstitut NIH in den USA und gehörte zu den Pionierinnen des Fachgebiets, das wir heute als »Psychoneuroimmunologie« bezeichnen. Im Wesentlichen entdeckte sie eine wissenschaftliche Grundlage für das, was sie als »Körper-Geist« bezeichnet.

Dank Perts umfassender Forschungsarbeit haben wir ein viel besseres Verständnis vom Einfluss des Unbewussten auf psychosomatische Erkrankungen, Freude und Wohlbefinden. Sie können ihre Theorie zur »psychosomatischen Erkrankung« fast erraten, indem Sie das Wort »psychosomatisch« auseinandernehmen. Psycho bezieht sich natürlich auf die Psyche oder den Körper, während sich Somatik auf den Körper bezieht. Wörtlich übersetzt bedeutet es »Geist-Körper«.

In den 1970er-Jahren machte Pert eine Entdeckung, die die Grundlage für ihre erstaunliche Karriere bildete. Sie konnte ein Molekül an der Zelloberfläche messen, das *Opiatrezeptor* genannt wurde. (Für Wissenschaftler sind Messungen der Goldstandard. Durch das Messen des Opiatrezeptors bewies Pert dessen Existenz). Wie sie in *Moleküle der Gefühle* beschreibt, sind diese Rezeptoren mit Schlüssellöchern vergleichbar. Sie verbinden sich mit ganz speziellen Schlüsseln, den sogenannten *Peptiden*, die, wie sie erklärt, »tatsächlich die andere Hälfte der Gleichung sind, die ich Moleküle der Gefühle nenne«. Wenn sich der Opiatrezeptor, der an der Zelloberfläche wie ein Seerosenblatt auf einem Teich schwebt, mit seinem perfekt passenden Peptid verbindet, kann sich das Zellverhalten verändern. Mit anderen Worten, das Zellverhalten kann sich jederzeit verändern, je nachdem, welche Peptid-»Schlüssel« sich mit ihren Opiatrezeptoren verbinden. »In größerem Umfang«, erklärt Pert, »können diese winzigen physiologischen Phänomene auf Zellebene zu großen Veränderungen im Verhalten, in der körperlichen Aktivität, sogar Stimmung führen.« Im Laufe der Jahre wurde Dr. Pert zu einer Ikone bei alternativen Heilern, Schulmedizinern und vielen anderen und referierte international vor großem Publikum. Es sind ihre wissenschaftlichen Leistungen, aufgrund derer sich weiterhin neue Möglichkeiten eröffnen, wie wir unseren Körper untersuchen, verstehen, behandeln und heilen. Pert selbst erklärt freimütig, dass es ihr nie darum ging, die Schulmedizin herauszufordern oder zu widerlegen. Sie wollte einfach das Gespräch eröffnen und den »Körper-Geist« in den westlichen Therapieansatz integrieren. Stress wird chronisch … und zeigt sich körperlich

Wir haben bereits ausführlich darüber gesprochen, wie Stress unseren emotionalen und psychischen Zustand beeinflussen kann. Aber er hat auch auf den Körper einen enormen Einfluss. Vor dem Hintergrund des »Körper-Geist«-Konzepts von Pert wollen wir uns Stress und seine Auswirkungen genauer ansehen.

In Kapitel 1 haben wir die Stressreaktion des Körpers betrachtet und erfahren, wie die Amygdala – die mandelförmige Struktur in Ihrem Gehirn – Gefahren wahrnimmt und die inneren Alarmglocken läuten lässt, wodurch der Körper angeregt wird, Adrenalin und das Stresshormon Cortisol freizusetzen. Dieser Prozess ist aus gutem Grund als Kampf-oder-Flucht-Reaktion bekannt: Biologisch gesehen, sollte er Sie vor einer bestimmten, kurzfristigen Gefahr wie ein Tiger schützen, der

Ihre frühen Vorfahren jagte. Das Mehr an Adrenalin und Cortisol, das beim Kampf oder bei der Flucht freigesetzt wird, verleiht Ihrem Körper den schnellen Schub, den er braucht, um entweder vor Ort zu bleiben und gegen die Gefahr anzukämpfen oder aber blitzschnell zu flüchten. Ihr Blutdruck steigt an, der Herzschlag beschleunigt sich, und mehr sauerstoff- und energiereiches Blut steht dem Gehirn und den Muskeln zur Verfügung. Die Sinne verschärfen sich, der Körper wird beweglicher, und man kann sich so schnell wie möglich verteidigen (oder auf den nächsten Baum klettern).

Heute erleben die Menschen etwas ganz anderes – nämlich *chronischen* Stress. Soweit es Ihren Körper angeht, werden Sie ununterbrochen von einem Tiger verfolgt! Ihr Körper verfügt zwar über viele Schutzsysteme – vom Immunsystem bis hin zur Blut-Gehirn-Schranke –, aber er ist nicht darauf ausgelegt, so viel Zeit auf seine Verteidigung zu verwenden – und dabei spielt es keine Rolle, dass die Gefahren heutzutage darin bestehen, dass man sich endlos Sorgen über Hypothekenzahlungen fürs Haus macht, Stress bei der Arbeit hat oder einen unglaublich vollen Terminplan einhalten muss. Für die meisten von uns wird die Liste von Stressfaktoren schnell lang, und wenn ein Punkt verschwindet, nimmt ein anderer schnell diesen Platz ein. Es ist so, als würde ein weiterer Tiger auftauchen, sobald man den ersten abgehängt hat.

Ihr Körper kann diesen Kampf-oder-Flucht-Zustand der gesteigerten Wachsamkeit nicht ewig aufrechterhalten. Chronischer Stress beginnt, natürliche Prozesse wie die Homöostase zu unterbrechen, die es unserem Körper ermöglicht, »schlechten« Stress durch »guten« Stress (ja, es gibt Arten von Stress, die tatsächlich gut für unseren Körper sind[2]) zu ersetzen. Bei der Homöostase können sich die im Körper natürlich auftretenden stimulierenden und beruhigenden Chemikalien gegenseitig ausgleichen. Bei chronischem Stress kommt es im Körper nicht zur Homöostase, und dadurch gerät der Hormon- und Chemiehaushalt aus dem Gleichgewicht.

Biologisch gesehen, ist dieses Ungleichgewicht – oder die Unfähigkeit, den Zustand der Homöostase zu erreichen – kein guter Ausgangspunkt. Chronischer Stress wird mit Herzerkrankungen, Schlafproblemen, Verdauungsbeschwerden, Migräne, Depressionen, Übergewicht,

Gedächtnisproblemen, sexuellen Funktionsstörungen, Unfruchtbarkeit, körperlichen Schmerzen, Hautproblemen und Immunsystemschwäche in Verbindung gebracht. Und diese Liste ließe sich fortsetzen!

Einige Fakten zum Thema Stress

Laut der American Academy of Family Physicians (Amerikanische Akademie der Hausärzte) besuchen zwei Drittel der Patienten ihren Hausarzt aufgrund stressbezogener Symptome.

Nach einer Studie war das Risiko bei Männern im mittleren Alter, die schwerem Stress ausgesetzt waren und denen es an emotionaler Unterstützung fehlte, innerhalb von sieben Jahren zu sterben, fünfmal höher als bei solchen mit gleicher Stressbelastung, die aber enge persönliche Bindungen hatten. Eine weitere Studie zeigte, dass Stressbewältigungsprogramme das Risiko von Herzproblemen einschließlich Herzinfarkt bei Personen mit Herzerkrankungen um bis zu 75 Prozent reduzieren können.[3]

Die Ursachen von Krankheiten

Unter chronischem Stress neigt Ihr Körper eher dazu, krank zu werden. Da er nicht in der Lage ist, sein natürliches Gleichgewicht aufrechtzuerhalten, kann er nicht so funktionieren, wie er sollte. Die sich allmählich ausbreitenden Wirkungen können enorm sein. Und doch hat uns die Schulmedizin dazu erzogen, auf die Symptome statt auf die Grundursachen wie Stress zu achten.

Warum werden wir krank?

Wenn wir krank werden, ist unser Körper im Grunde aus dem Gleichgewicht geraten. Es geht uns nicht gut. Ärzte und die Pharmaindustrie haben Behandlung, Heilung und Management von Krankheiten für sich gepachtet. Ich biete das Klopfen als ein anderes Modell an, eines, das sicherlich mit der Schulmedizin kombiniert werden kann, um Krankheiten zu behandeln und zu heilen.

Denken Sie an das letzte Mal zurück, als Sie eine Erkältung hatten. Ihre Nase war zu, Sie husteten ununterbrochen und hatten eine Halsentzündung. Sie fühlten sich grässlich und wünschten sich einfach nur, dass es aufhören würde, richtig? Um Ihren Körper bei der Heilung zu unterstützen, haben Sie wahrscheinlich versucht, sich mehr auszuruhen, und Vitamine, Kräuter oder rezeptfreie Medikamente aus der Apotheke eingenommen. Freunde, Kollegen und Familie haben Sie wahrscheinlich bei Ihren Bemühungen unterstützt und Ihnen versichert, dass Ihre Erkältung bald vorbei wäre.

Vielleicht haben Sie vage erkannt, dass Ihr Zustand stressbedingt war, aber während Sie damit beschäftigt waren, Ihre Erkältung loszuwerden, ist es Ihnen nie wirklich in den Sinn gekommen, sich mit Ihren Emotionen zu beschäftigen. Was wäre, wenn Ihr Körper nicht nach Medikamenten schreit, die nächtliches Schniefen, Niesen, Husten, Schmerzen, Fieber in den Griff bekommen und dazu für den besten Schlaf trotz Erkältung sorgen, sondern eigentlich eine Medizin braucht, die Ihre Angst, Schuldgefühle, Wut und welche negativen Emotionen auch immer sofort auflöst. Das war ja offenbar der Grund, weshalb die Erkältung meiner Schwester so schnell verschwand – sie hatte zu ihren *Gefühlen* geklopft, weil sie das Zimmer von Alex streichen sollte.

Man ist versucht, eine Erkältung als Kleinigkeit abzutun, aber in Wirklichkeit weiß die Schulmedizin immer noch nicht, wie man Erkältungen erfolgreich behandelt. Für die Wissenschaft ist eine Erkältung immer noch ein Mysterium. Ich werde noch von einem Medikament, einem Heilkraut oder einer anderen Therapie hören müssen, die Jessica in kürzester Zeit eine vollständige (und dauerhafte!) Erleichterung verschafft hätte.

Führen wir diese Idee weiter fort. Wenn blockierte emotionale Energie zu schweren und sogar lebensbedrohlichen Erkrankungen führen könnte, was wäre sonst noch möglich? Was wäre, wenn EFT, wie wir das bereits in Kapitel 1 gesehen haben, nachweislich den Hormonspiegel des Stresshormons Cortisol senkt und damit auch Menschen helfen könnte, die an Erkrankungen leiden, die viel schwerwiegender und belastender sind als eine Erkältung?

Fibromyalgie in den Griff bekommen: »fröhliche Knie« finden

Erinnern Sie sich an Jodi, die in der Einleitung erwähnt wurde? Als wir sie in ihrem Haus in Texas besuchten, führte die Fibromyalgie bei ihr zu schrecklichen Schmerzen. Im Laufe einer typischen Nacht wurde sie von ihren Schmerzen fünfzehn- oder zwanzigmal geweckt, und sie musste wegen der starken Schmerzen ihre geliebten Naturwanderungen aufgeben. Sie war bei Ärzten gewesen, um Heilung zu finden, hatte aber keine Linderung gefunden. Die Kortisonspritzen halfen nur kurze Zeit, bevor sie erneut den Arzt aufsuchen musste.

Die Fibromyalgie, an der Millionen von Menschen leiden, gehört zu den geheimnisvollen Erkrankungen, die immer noch nicht vollständig erklärt werden kann. Wie und warum sie entsteht – und wie man sie heilt –, ist für die Schulmedizin nach wie vor ein Rätsel. Als Jodi schließlich bei unserer viertägigen Veranstaltung in Connecticut ankam, wo wir *The Tapping Solution* filmten, war sie am Ende ihrer Kräfte.

Die Kameras liefen, als Rick Wilkes, der EFT-Praktiker, der an diesem Wochenende ihr Coach war, sie durch die erste Klopfsitzung leitete. Er fragte Jodi, ob vor Beginn der Fibromyalgie irgendetwas Einschneidendes passiert war. Ja, sagte sie, sie hatte erfahren, dass ihre Tochter, die lange gegen ihre Süchte angekämpft hatte, HIV-positiv und schwanger war. Es war eine Zeit, die sie mit einem einzigen Wort beschreiben konnte – traurig. Als Rick fragte, wie es sich für sie anfühlte, keine Naturwanderungen mehr unternehmen zu können, antwortete sie erneut: »Traurig.«

Rick gab ihren Knien den Namen »die traurigen Knie« und führte sie dann durch Klopfrunden, wobei er sich nicht nur auf ihre Schmerzen und Symptome, sondern auch auf ihre Emotionen konzentrierte. Innerhalb des ersten Klopftages war Jodi in der Lage, ohne Schmerzen eine Treppe hinaufzugehen. Da sie Angst vor der Möglichkeit hatte, dass das Klopfen sie von ihren Schmerzen wirklich vollständig befreien konnte, tat sie dieses Ereignis als einen der seltenen Zeitpunkte ab, an denen die Fibromyalgie-Symptome auf magische Weise vorübergehend verschwinden.

Nach einer überraschend geruhsamen und schmerzfreien Nacht kam Jodi am zweiten Tag zurück, um weitere Anweisungen zu erhalten und weiter zu klopfen. Am Ende des vierten Tages konnte Jodi nicht nur einen Spaziergang unternehmen, sondern führte obendrein unsere ganze Gruppe an – schmerz- und beschwerdefrei. Zu meiner großen Freude wurde ihre dramatische Veränderung auf Film festgehalten. Ein überwältigender Beweis dafür, wie schnell jemand Heilung finden kann!

Heute, Jahre später, ist Jodis Leben fast nicht wiederzuerkennen. Sie ist schmerzfrei, schläft durch und geht den ganzen Tag lang »treppauf und treppab«. Somit kann sie auch das Leben in dem zweistöckigen Haus genießen, das sie und ihr Mann gebaut haben. Sie schreibt regelmäßig und lange und hat bereits einige Bücher verfasst, die sie veröffentlichen will.

Wie so viele Menschen, die unter chronischen Schmerzen leiden, konzentrierte Jodi vor dem Klopfen ihre ganze Energie darauf, aktiv zu bleiben – und hoffte dabei, ihrem Befinden die Stirn zu bieten und Schmerz zu vermeiden. Mit EFT hat sie gelernt, die Dinge langsamer anzugehen und auf ihren Körper zu hören, der, wie sich herausstellte, ihren emotionalen Schock gespeichert hatte. Ihre Knie hatten die Schuld und Trauer auf sich genommen, die sie empfunden hatte, weil sie ihre Tochter nicht vor den Süchten und den folgenden Umständen »retten« konnte. Durch das Klopfen war Jodi in der Lage, diese Emotionen loszulassen und diese Energie aufzulösen, sodass die Selbstheilung einsetzen konnte.

Einer der Gründe für Jodis fortwährenden Erfolg bei ihrer Fibromyalgie liegt darin, dass sie das Klopfen kontinuierlich fortsetzt. Jeden Morgen und manchmal auch im Laufe des Tages benutzt sie EFT – und zwar nicht einfach nur, um positive Ziele zu erreichen, sondern auch, um jegliche negative Emotionen aufzulösen, die sie erlebt. »Es macht keinen Sinn, etwas Negativität abzuspeichern, damit es später als Krankheit auftaucht«, sagt sie.

Ist EFT ein Heilmittel?

Wenn wir uns Jodis Verwandlung ansehen, ist es verführerisch zu behaupten, dass EFT ihre Fibromyalgie »heilte«. Über den Zeitraum eines viertägigen Klopf-Retreats wurde sie ihre chronischen Schmerzen los, konnte wieder körperlich aktiv sein und zum ersten Mal seit acht Jahren tief durchschlafen.

Wissenschaftlich gesehen, kann niemand behaupten, dass das Klopfen eine Heilmethode ist, ob es nun um Fibromyalgie oder irgendein anderes Unwohlsein oder Ungleichgewicht im Körper geht, das wir in diesem Kapitel besprechen. Der menschliche Körper ist unglaublich komplex, und eine beliebige Anzahl von Faktoren trägt zu den Millionen und Abermillionen von positiven als auch negativen Veränderungen bei, die zu einem beliebigen Zeitpunkt in uns stattfinden.

Klar ist jedoch, dass das Klopfen ein unglaublich mächtiges Werkzeug ist, um die *emotionale Energie* freizusetzen, die in unserem Körper abgespeichert ist. Wie Sie gesehen haben, kann sich diese emotionale Energie in unserem physischen Körper auf offensichtlichere Art und Weise manifestieren – und nicht einfach nur in Form einer Erkältung oder Grippe, die wir uns »eingefangen« haben, sondern in jeglicher Form von geheimnisvollen Schmerzen bis hin zu schweren Erkrankungen.

Langsam, aber sicher zeigen uns Candace Perts Forschungsergebnisse zum Thema »Körper-Geist«, dass der physische Körper vielleicht in einer engeren, intimeren Verbindung mit unseren Emotionen steht, als wir und die Schulmedizin es uns vorstellen. So sehr wir auch auf Keime fixiert sind (in den USA wird jährlich eine Milliarde Dollar für antibakterielle Seifen ausgegeben), unser Körper reagiert möglicherweise weniger empfindlich auf Mikroben als auf das, was wir *fühlen*.

Erschaffen Sie Ihr eigenes Schicksal?

Wenn man anfängt, darüber zu sprechen, wie emotionale Energie die Heilung im Körper fördert, könnte man versucht sein, voreilig darauf zu schließen, dass Emotionen Krankheiten entstehen lassen. Das ist aber wiederum keine angemessene Aussage. Wir sprechen hier über die Geist-Körper-Verbindung – nämlich wie der Geist den Körper beeinflusst und umgekehrt. Kris Carr, Bestsellerautorin und gute Freundin, hat sich mit mir über dieses Thema umfassend ausgetauscht und folgende Formulierung vorgeschlagen: Wir sind mit daran *beteiligt*. Anstatt zu sagen, dass unser Geist Krankheiten entstehen lässt, sollte man wohl besser formulieren, dass er an unserem Un-Wohlsein mit beteiligt ist. Wir sind an unserer eigenen Realität mit beteiligt – ob körperlich, emotional und auf sonstige Weise.

Anderseits können wir uns auch an unserer Heilung beteiligen – was aber nicht bedeutet, dass wir überhaupt nicht krank werden. Nur weil wir uns »gut fühlen«, wenn wir Giftstoffe einatmen, werden die Giftstoffe dadurch nicht zu etwas, was für unseren Körper förderlich wäre.

Nichtsdestoweniger wird der Körper Giftstoffe viel besser verkraften und ausscheiden können, wenn wir belastete Luft einatmen und dabei nicht gestresst oder besorgt, sondern ruhig und entspannt sind. Das bedeutet wiederum, dass wir an unserer Gesundheit und unserem Wohlbefinden mit beteiligt sind, indem wir unseren Stress, unsere Ängste und andere Emotionen mithilfe von EFT in den Griff bekommen.

Wieder schlafen können

Als Donna das Klopf-Retreat erreichte, war sie körperlich, geistig und emotional ein Wrack. Nachdem sie sechs Monate zuvor die Diagnose Brustkrebs erhalten hatte, waren ihr beide Brüste abgenommen worden, und sie hatte dreiunddreißig Chemozyklen hinter sich. Sie war jedoch nicht zum EFT gekommen, um geheilt zu werden. Donnas Ziel war schlicht und ergreifend – sie wollte schlafen. Vier aufeinanderfolgende Monate lang von Beginn der Chemotherapie an hatte sie an chronischer Schlaflosigkeit gelitten, wobei sie oft vier ganze Tage nicht schlief. In anderen Nächten wachte sie mindestens dreimal auf und das bei »zwei Schlafmitteln und einem Antidepressivum«, wie sie erklärte.

Es überraschte nicht, dass sie sich von einer aktiven, energiegeladenen »Typ-A«-Persönlichkeit in einen Menschen verwandelt hatte, der kaum das Haus verlassen konnte. Sie wollte, dass ihre beiden Kinder ihre »alte Mama« wieder zurückbekamen.

»Weniger Ängste sowie innerer Frieden und Vertrauen wären ebenfalls ein Geschenk«, sagte sie. Seit ihrer Diagnose, fuhr sie fort, »habe ich mich von meinem früheren Lebensstil und vom sozialen Leben zurückgezogen. ... Es wäre toll, die Energie und die Zuversicht zu haben, um mich wieder der Welt anzuschließen«.

Donna hatte bereits verschiedene alternative Methoden ausprobiert; dazu gehörten Reiki, Akupunktur, Craniosacrale Körpertherapie sowie konventionelle Gesprächstherapie – und von allen hatte sie sich inneren Frieden und demzufolge einen festen Schlaf erhofft. Leider hatte nichts davon funktioniert.

Auf Empfehlung ihres Therapeuten war Donna zu unserem EFT-Retreat gekommen in der Hoffnung, mithilfe des Klopfens aus der Schlaflosigkeit heraus in ein neues und erfüllteres Leben zu finden.

»Der Krebs war in vielerlei Hinsicht ein Segen für mich«, erklärte sie. »Er hat mir geholfen, ein Gleichgewicht in meinem Leben zu finden, das gefehlt hatte. Er hat mir dabei geholfen zu erkennen, was mir wirklich wichtig ist.« Ihr Ziel, fügte sie hinzu, bestand darin, zu einer »neuen Normalität« zu finden und zu lernen, »mit einer freudvollen Seele mein Potenzial« zu leben.

Als wir Donna sprechen hörten, waren wir alle berührt und inspiriert, aber auch irgendwie besorgt. Man konnte ihre Entschlossenheit spüren, aber ihre Stimme war dünn und schwach. Es war so, als hätte sie ihren Körper nie wirklich bewohnt. Sie war körperlich zwar anwesend, aber in vielerlei anderer Hinsicht abwesend.

In der Hoffnung, die eigentlichen Ursachen ihrer Angst und Schlaflosigkeit zu ergründen, beschlossen wir, tiefer auf ihre Gefühle, Hoffnungen und Träume einzugehen. Auf die Frage, was sie sich im Leben wünschte, antwortete sie: »Ich will, dass meine Kinder glücklich sind.« Als sie sich vorstellen sollte, ihrer Familie mitzuteilen, dass sie sich ein paar Stunden Zeit nehmen würde, um etwas Schönes ganz für sich allein zu unternehmen, wurde sie auffallend unruhig.

Um ihr dabei zu helfen, wieder zu sich selbst zu finden, führten wir sie durch Klopfrunden, die sich darauf konzentrierten, ihre persönliche Kraft einzufordern und auszudrücken. Sie klopfte auch zu dem Thema, sich nach der Brustentfernung wieder wie eine »echte« Frau zu fühlen, und natürlich auch zum Schlafthema, wegen dem sie in erster Linie zu uns gekommen war.

Kurz gesagt – das Klopfen funktionierte. In dieser ersten Nacht schlief Donna tief und ohne aufzuwachen. An den folgenden Tagen des Retreats – und auch danach – hatte sie weiterhin einen tiefen, festen Schlaf. »Schlafen zu können verändert einfach alles«, sagte sie lächelnd.

Das Klopfen ermöglichte es Donna auch, sich wieder mit der Person zu verbinden, die sie vergessen hatte – nämlich sich selbst. »Ich wünschte, ich könnte anderen Menschen sagen, dass sie nicht mehr unter diesem Druck stehen müssen, immer ›positiv‹ zu sein. Ich erkenne jetzt, wie wichtig es ist, dass ich meine Gefühle ausdrücke, klopfe und sie dann loslasse.« EFT, fügt sie hinzu, »hat in meinem Leben wirklich sehr viel bewirkt«.

Keine Schlaflosigkeit mehr

Wenn man Donna nach unserem Klopf-Retreat sah, konnte man sofort spüren, dass ihre Energie wiederhergestellt war. Sie schien voll und ganz präsent zu sein, so als ob sie durch das Klopfen (und dadurch, wieder schlafen zu können) ihren Körper und Geist wieder zu einem zusammenhängenden »Körper-Geist« verbunden hätte. Sie hatte auch ihr Ziel erreicht, den Anschluss an die Welt zu finden, und konnte die Veranstaltungen ihrer Kinder wieder besuchen. Aber zum ersten Mal war sie auch bereit, einige davon zu überspringen, um sich selbst die nötige Zeit und Aufmerksamkeit zu schenken.

Wenn Sie mehr über EFT und Schlafprobleme erfahren möchten, dann seien Sie versichert – in Kapitel 12 werden wir detaillierter darauf eingehen.

Kann sich Krebs zurückbilden?

EFT-Expertin Lindsay Kenny berichtete mir über ihre Erfahrungen mit Leah, einer fünfzigjährigen früheren Lehrerin, bei der vor Kurzem Lungenkrebs diagnostiziert worden war. Als sie sich zum ersten Mal trafen, fragte Lindsay Leah, ob unmittelbar vor der Lungenkrebserkrankung etwas in ihrem Leben passiert sei. Leah verneinte das und meinte, dass sie ein angenehmes Leben führen würde, glücklich verheiratet sei und noch nie ein echtes Trauma erlebt habe. Doch kaum hatte sie zu Ende geredet, ergriff ihr Mann Dick das Wort. Etwa sechs Monate vor Leahs Diagnose war ihre Schwester Beth an einer Atemwegserkrankung gestorben.

Allein bei der Erwähnung von Beths Tod begann Leah zu weinen. Das war eindeutig ein traumatisches Ereignis; und es überraschte (wirklich?), dass sie keinen Bezug dazu hergestellt hatte.

Sie sprachen weiter über ihre Erinnerungen und Gefühle, und es wurde schnell klar, dass Leah in den vergangenen zweieinhalb Jahren nicht nur an Kummer festgehalten hatte. Leah fand, dass Beth ihrem eigenen Leben keine Chance eingeräumt hatte. Sie hatte sämtliche Therapien verweigert. Da sie ihren Ehemann ein Jahr vor ihrer eigenen Diagnose verloren hatte, hatte Beth ihren Lebenswillen verloren.

Lindsay musste sich unwillkürlich fragen, ob Leahs starke ungelöste Emotionen wohl zu ihrem Lungenkrebs beigetragen hatten. Daher verbrachte sie eine Stunde damit, mit ihr und ihrem Mann zu ihren Gefühlen in Bezug auf Beths Tod zu klopfen. Leah sprach nicht nur über ihren Kummer und Verlust, sondern auch über ihre Gefühle von Wut und Verrat, während sie mitansehen musste, wie ihre Schwester sich sämtlichen Therapien verweigerte – und sich aus Leahs Sicht im Grunde dafür entschieden hatte, sich selbst, ihr Leben und ihre Schwester im Stich zu lassen.

Am Ende dieser ersten Klopfstunde hatte Leah das Trauma über Beths Tod und ihre Emotionen zu dieser Erinnerung neutralisiert. Sie hatte auch beschlossen, Beth dafür zu vergeben, dass sie die Behandlung abgelehnt hatte und gestorben war.

Das war zwar ein großartiger Fortschritt, aber Leah hatte immer noch Lungenkrebs. Vor ihnen lag noch viel Klopfarbeit. Um noch mehr negative Energie aufzulösen und die Heilung zu stimulieren, unterwies Lindsay Leah und Dick in eine einfache Vorgehensweise. Sie wies Leah an, die einzelnen Punkte zu klopfen und dabei ihren Körper zu bitten, Heilenergie in die Lungen zu schicken, die durch den Krebs verursachten Schäden zu reparieren, alle Krebszellen zu beseitigen, ihr Immunsystem zu stärken und ihre Gesundheit wiederherzustellen. Schließlich zeigte sie Leah, wie sie klopfen und dabei ihrem Körper danken sollte, dass er darauf reagierte.

Erleichtert und begeistert von ihrer Erfahrung und dem Heilungspotenzial von EFT, fuhren Leah und Dick nach Hause. Lindsay bat sie, die Klopf-Heilsequenz mindestens dreimal täglich durchzuführen und darüber hinaus weiter zu klopfen, um alle anderen negativen Emotionen zu verarbeiten.

Vier Monate später berichtete Leah von einem erstaunlichen Ergebnis: Ihr Lungenkrebs war vollständig zurückgegangen, und sie brauchte keine Chemotherapie, Bestrahlungen oder Operationen. Sie setzte das Klopfen fort und nahm weitere einfache Veränderungen in ihrer Lebensweise vor. Sie sagte zu Lindsay, dass ihrer Meinung nach EFT, positives Denken und das Heilungsersuchen an ihren Körper sie gerettet hatten. Da ihre schulmedizinischen Ärzte ihr nur eine sehr geringe Überlebenschance eingeräumt hatten, hatte Leah neue Wege gefunden, um die Heilkräfte ihres Körpers zu stärken.

Lindsay erzählte mir vor Kurzem, dass Leahs Gesundheitszustand stabil geblieben ist und ihr Krebs sich weiter zurückbilden würde. Hier ist es wichtig anzumerken, dass diese Ergebnisse zwar erstaunlich sind, es aber übertrieben wäre, sie als »typisch« zu bezeichnen. Krebs ist ein unglaublich kompliziertes Ungleichgewicht des physischen, emotionalen und häufig geistigen Systems. Es wäre daher unangemessen zu sagen, dass »Klopfen Krebs heilt«. Aber das Klopfen bei emotionalen Themen, Traumata und übergreifendem Stress kann den Körper bei der Heilung unterstützen. Wenn der Körper sich heilt, kann er sich auch *selbst* von Krebs kurieren.

Es ist unmöglich, sich nicht von Leahs Geschichte inspirieren zu lassen. Ich habe oft erlebt, wie das Klopfen den Fakten trotzt und die Heilung im Körper anregt, aber es stimmt auch, dass jeder physische

Körper, jeder Mensch und jede Diagnose einzigartig sind. Auch wenn sich bei Leah der Krebs zurückbildete, indem sie klopfte und ihren Lebensstil änderte, lässt sich das nicht buchstäblich auf alles übertragen. Obwohl das Klopfen eine unglaublich mächtige Therapiemethode ist, ist es kein Ersatz für die Schulmedizin. Oft wird EFT in Kombination mit Operationen, Chemotherapie und anderen schulmedizinischen und alternativen Behandlungen eingesetzt. In manchen Fällen ermöglicht gerade das zusätzliche Klopfen es den Patienten, Zugang zur umfassenden Heilkraft ihres Körpers zu finden.

Heilung durch positive Emotionen

Wir haben dieses Thema bereits in Kapitel 2 angesprochen, aber hier will ich noch mal darauf eingehen und negative mit positiven Emotionen vergleichen in Bezug darauf, wie sie mit Heilung im Zusammenhang stehen. In diesem Kapitel geht es vor allem darum, negative Emotionen aufzulösen. Viele befürchten, dass sie etwas Negatives in ihrem Leben anziehen, wenn sie sich beim Klopfen auf ihren Ärger, auf Kummer, Stress oder Ängste konzentrieren.

Wie wir in diesem Kapitel bei Donna, Leah und Jodi gesehen haben, kann ein Ungleichgewicht teilweise dadurch entstehen, dass wir versuchen, Emotionen und Erlebnisse wie Kummer, Wut, Groll und persönliche Bedürfnisse zu verleugnen. Es sollte nochmals betont werden, dass nichts daran falsch ist, negative Gedanken, Emotionen, Glaubenssätze und Symptome zu erleben. Ich würde es so formulieren, dass es menschlich ist, all das zu unterschiedlichen Zeitpunkten zu erleben. Aber wenn sich diese negativen Emotionen stauen – wenn es kein Ventil dafür gibt –, kann sich im Körper ein Ungleichgewicht entwickeln, das zu Erkrankungen führen und Heilung verhindern kann.

Wenn Sie Ihre negativen Emotionen, Glaubenssätze und Erlebnisse einmal verarbeitet und losgelassen haben, sind Sie wieder frei, um wieder *positive* Gefühle zu haben und *positiv* zu sein – und zwar nicht auf diese erzwungene Weise, wie es Donna versuchte, bevor sie mit dem Klopfen anfing, sondern auf eine tiefe, authentische und kraftvolle Weise. Dann zeigt sich die wahre Kraft positiver Energie in Ihrem Leben – wenn sie Ihrem tiefsten Inneren entspringt, und nicht, wenn sie Stress überdecken oder Ihnen dabei helfen soll, schwierige Emotionen, Erinnerungen und Umstände in Ihrem Leben zu vermeiden.

Eine neue Vision für die Schulmedizin

Stellen Sie sich vor, dass Sie einen Arzt aufsuchen und innerhalb von Minuten die Ursache Ihres Problems herausfinden können – statt eine endlose Testbatterie über sich ergehen zu lassen oder Medikamente einzunehmen (jedes mit seinen eigenen Nebenwirkungen und Problemen), durch die Ihr körperliches Problem wahrscheinlich nie wirklich gelöst wird. Sowie immer mehr Ärzte die Bedeutung der Körper-Geist-Verbindung anerkennen, wird diese Realität – die Realität einer echten Heilung – immer wahrscheinlicher. Überall auf der Welt greifen Ärzte, Psychologen, Psychiater und andere Kliniker EFT auf und integrieren es in ihre Behandlungsmethoden. Sie machen das vor allem aus einem Grund: EFT funktioniert.

Bei der modernen Medizin in den USA handelt es sich um den schulmedizinischen oder allopathischen Ansatz. Dem allgemeinen Weltbild hinter diesem Ansatz zufolge benötigt der Körper Medikamente oder operative Eingriffe, um eine Reihe von Symptomen zu kurieren. Leider haben Medikamente und chirurgische Eingriffe nicht die erhoffte Erfolgsquote. Darüber hinaus können sie auch übermäßigen Stress und weitere Traumata im Körper erzeugen. Jeder, der sich einmal tief im medizinischen »System« befunden hat, kann bestätigen, welchen Tribut dieser Ansatz fordert – in emotionaler und körperlicher Hinsicht. Aber es besteht Hoffnung. Engagierte Fachleute, deren Hauptanliegen es ist, alles Mögliche zu unternehmen, was ihre Patienten bei der Heilung unterstützt, wenden sich EFT zu und integrieren es in ihre Behandlung. In den letzten Jahren habe ich persönlich erlebt, dass sich die Einstellung in den medizinischen Berufen verändert hat – und zwar von Skepsis zu regem Enthusiasmus –, wenn es um den Einsatz von EFT geht.

Obgleich EFT meiner Meinung nach bei allen Menschen problemlos und wirkungsvoll angewendet werden kann, ist es sehr ermutigend zu sehen, dass Mediziner sich diese Methode zu eigen machen. Sie brauchen weder Arzt noch Psychologe zu sein, um EFT bei sich selbst oder bei anderen einzusetzen (ich bin auch keiner!), aber die Erfahrung und das Wissen, die diese Fachleute in eine EFT-Sitzung einbringen, kann durchaus hilfreich sein.

Wenn ich mit Leuten arbeite, bringe ich meine jahrelangen Erfahrungen in Persönlichkeitsentwicklung, Beratung und Geist-Körper-Techniken sowie meine intuitiven Fähigkeiten ein, um zu erkennen, was Menschen brauchen und wie man ihnen am besten hilft. Ob Sie nun Heilung durch EFT selbst erforschen oder zusammen mit einem engagierten EFT-Praktiker, einem Arzt oder einem Heilpraktiker arbeiten, der das Klopfen in seiner Praxis anbietet – Tatsache ist, dass Ihnen dieses mächtige Werkzeug nun zur Verfügung steht und es hoffentlich bald Millionen von anderen ebenfalls zur Verfügung stehen wird.

ÜBUNG: Entwickeln Sie Ihren eigenen Heil-Klopfbaum

Mit den in diesem Kapitel vorgestellten Ideen kehren wir nun zu der Übung aus Kapitel 2 zurück – dem Klopfbaum. Dieses Mal wollen wir uns darauf konzentrieren, einen Baum zu entwickeln, der Ihren Körper bei der Selbstheilung unterstützt. Einiges von dem, was Sie in Kapitel 2 in Ihren Baum eingetragen haben, kann in diesem Heil-Klopfbaum erneut auftauchen, und das ist auch in Ordnung so. Es geht hierbei darum, dass wir uns etwas Zeit nehmen, um herauszufinden, wie wir mithilfe des Klopfens die eigenen »Körper-Geist«-Funktionen verbessern können. Auch wenn Sie gesund sind, nehmen Sie sich bitte ein paar Minuten Zeit, um sich über die seltenen Zeiten Gedanken zu machen, in denen Sie Kopfschmerzen, Grippe oder andere Symptome haben.

Nehmen Sie ein Stück Papier und einen Stift zur Hand und zeichnen Sie Ihren eigenen Heil-Klopfbaum. (Sie können sich eine Blankoversion der Klopfbaum-Zeichnung unter www.thetappingsolution.com/tree ausdrucken und ausfüllen.) Ihr Baum braucht nicht schön auszusehen. Zeichnen Sie ihn einfach so gut es geht ab und lassen Sie jede Menge Platz – wie Sie sicher noch von Ihrem ersten Baum wissen, ist bei den meisten von uns mehr los, als wir denken!

Die Blätter (Nebenwirkungen)
Welche Symptome oder Nebenwirkungen erleben Sie momentan? Wie fühlt sich Ihr physischer Körper an? Welche Diagnose wurde bei Ihnen gestellt? Haben Sie Schmerzen im Körper? Tragen Sie alle diese sichtbaren, greifbaren Probleme als Blätter ein.

Die Zweige (Emotionen)
Welche Gefühle tauchen bei Ihnen täglich auf? Wie geht es Ihnen, wenn Sie morgens aufwachen? Wie fühlen Sie sich, wenn Sie abends schlafen gehen? Denken Sie an den letzten Tag zurück und notieren Sie alle negativen Emotionen, die Sie erlebt haben. Haben Sie besondere Emotionen in Bezug auf Ihren Körper? In Bezug auf Ihre Erkrankung und Ihr Ungleichgewicht? In Bezug auf Ihre Gesundheit insgesamt?

Der Baumstamm (Ereignisse)
Welche Ereignisse, sowohl gegenwärtige als auch vergangene, beschäftigen oder quälen Sie in Bezug auf Ihren physischen Körper oder Ihre Krankheit (Ungleichgewicht)? Wann hat Ihr Problem begonnen? Was ist um diese Zeit herum passiert?

Die Wurzeln (einschränkende Glaubenssätze)
Welche einschränkenden Glaubenssätze haben Sie in Bezug auf Ihre Gesundheit und Ihr Wohlbefinden? Welche Geschichte erzählen Sie über Ihren Körper? Über Ihre Erkrankung und Ihr Ungleichgewicht? Was hat Ihnen Ihr Arzt gesagt, das Sie jetzt für wahr halten? Was glauben Sie in Bezug auf Ihren körperlichen Zustand? Es ist entscheidend, dass Sie ehrlich sind, und es sei hier nochmals erwähnt, dass Sie gegen sich (und Ihren Körper) arbeiten, wenn Sie sich zu einer positiven Haltung zwingen. Machen Sie sich nichts vor und bringen Sie alles ans Licht. Dann können Sie weitergehen und die starke und echte positive Energie entstehen lassen, die Ihr Körper zur Selbstheilung benötigt.
Wenn Sie fertig sind, treten Sie einen Schritt zurück und betrachten Sie Ihren Baum. Es ist eine kurze und aktuelle zusammenfassende Darstellung von Ihrem »Körper-Geist«. Sie werden mit diesen Emotionen, Symptomen, Ereignissen und einschränkenden Glaubenssätzen

arbeiten, um zu klopfen und sie ein für alle Mal aufzulösen, um den Weg für ein gesünderes, energievolleres und dynamischeres Selbst zu ebnen!

Klopfen Sie sich durch Ihren Baum

Ihr Heil-Klopfbaum ist eine wunderbare visuelle Erinnerung daran, dass Sie zu mehr als nur zu Ihren Symptomen klopfen. Um die ganze Heilkraft des Klopfens zu nutzen, müssen Sie sich durch Ihren ganzen Baum klopfen, angefangen bei den Symptomen bis ganz nach unten zu Ihren einschränkenden Glaubenssätzen. Wie wir im Laufe dieses Kapitels gesehen haben – von Jessicas Erkältung über Jodis Fibromyalgie, Donnas Schlaflosigkeit bis hin zu Leahs Krebserkrankung –, ist es der *vollständige* Prozess, und dazu gehört auch, dass Sie bis nach unten zu den Wurzeln klopfen (den Glaubenssätzen, die vielleicht zu Ihrer Erkrankung und zu Ihrem Ungleichgewicht beigetragen haben), der es Ihrem Körper ermöglicht, sich selbst zu heilen.

KAPITEL 7
SICH VON KÖRPERLICHEN SCHMERZEN BEFREIEN

Wenn es eine einzige Definition von Heilung gibt, dann die, dass wir uns dem Schmerz, ob geistig oder körperlich, von dem wir uns stets voller Urteile und Abscheu abgewendet haben, mit Güte und Gewahrsein zuwenden.
STEPHEN LEVINE

Meine Schwester widersprach mir heftig.

»Aber bei Patricias Schmerzen geht es nicht um ein psychologisches Problem! Es heißt, dass sie sich den ersten Lendenwirbel gebrochen hat. Sie hat Schrauben und Verbindungsstangen im Rücken! Wie soll das Klopfen hierbei helfen können?«

Es war im Juli 2007. Wir saßen an einem Tisch und sahen die Bewerbungen für das Dokumentations-Retreat durch. Vor uns lag ein Stapel Papier – Menschen, die verzweifelt etwas suchten, was ihnen half, ihren Schmerz zu lindern, abzunehmen, Kummer zu überwinden und vieles mehr.

Jessica las die Bewerbung von Patricia, die einen schrecklichen Bootsunfall hinter sich hatte, bei dem sie sich den ersten Lendenwirbel gebrochen hatte – einen der großen Wirbel im unteren Rückenbereich. Den Chirurgen war es gelungen, ihren Rücken mit vier Titanstäben und acht Bolzen und Schrauben zu stabilisieren. Aber sie litt unter qualvollen Schmerzen, gegen die sie Morphin, Percocet, Norco und Valium bekam. Wegen Schlafproblemen nahm sie zusätzlich noch Ambien ein. Trotz aller Medikamente hatte sie ständig Schmerzen und war gestresst aufgrund ihrer schwierigen Situation.

Bei der Diskussion mit meiner Schwester ging es darum, ob EFT auch bei Schmerzen funktionieren würde, die eine klar erkennbare körperliche Ursache hatten. Ihrem damaligen Verständnis nach war EFT bei psychischen oder psychosomatischen Schmerzen, die von unterdrückten Emotionen herrührten, am effektivsten – aber ich wusste, dass EFT mehr zu bieten hatte. Ich nutzte mein Einspruchsrecht als Projektmanager und großer Bruder, setzte mich über Jessicas Protest hinweg und sagte Patricia für die viertägige Veranstaltung zu.

Als sie an diesem Wochenende nach sechsstündiger Autofahrt ankam, hatte sie starke Schmerzen. Es war offensichtlich, dass sie sich zwar sehr darum bemühte, den Mut nicht zu verlieren – sie war von Natur aus ein entschlossener und positiver Mensch –, aber die Schmerzen laugten sie aus. Sie hatte uns in ihrer Anmeldung mitgeteilt, dass es »sich immer noch so anfühlt, als würde ich mich in einem schlechten Traum befinden, aus dem ich einmal aufwachen werde. ... Alles hat sich verändert ... und ich bin immer noch dabei, mich anzupassen, mich darauf einzustellen und zu versuchen, die richtige Balance zu finden.« Sie sagte dann noch: »Ich hasse es, dass ich immer fragen muss: *Wie wird sich diese Aktivität/Veranstaltung/Entscheidung auf meinen Rücken auswirken?* Ich bin viel langsamer als früher, und das ist frustrierend. Ich habe Angst, als behinderter Mensch wahrgenommen zu werden. Der Unfall hat mein Leben total umgekrempelt, und deswegen hege ich einen Groll, aber ich versuche, mich auf das Positive zu konzentrieren.«

Zur Diagnose klopfen

EFT-Experte Rick Wilkes, einer der Moderatoren beim *The Tapping Solution*-Event, arbeitete an diesem Wochenende mit Patricia, um ihre Schmerzen zu lindern und ihr dabei zu helfen, im Leben voranzukommen.

Eines der ersten Dinge, die er ansprach, war alles, was die Ärzte ihr über ihren Rücken gesagt hatten – darüber, was möglich und nicht möglich war. Diagnosen und Prognosen können eine verheerende Wirkung auf unseren Körper und unsere Zukunft haben, da wir zu dem Zeitpunkt, zu dem wir sie hören, zumeist am verletzlichsten sind. Wenn wir hören, dass wir »immer Schmerzen haben werden« oder »nie wieder aktiv sein können«, verinnerlicht der Körper diesen einschränkenden Glaubenssatz unbewusst. Auch auf der bewussten Ebene agieren wir so, als ob dies der Wahrheit entsprechen würde.

Vor ihrem Unfall hatte Patricia sehr gern Yoga gemacht, und man hatte ihr gesagt, dass sie »nie wieder Yoga machen« könnte. Das zerstörte sie emotional und ließ negative Chemikalien in ihrem Körper zirkulieren, und es schränkte ein, was sie für möglich hielt. Hätte man ihr das nicht gesagt, hätte sie vielleicht versucht, Yoga zu machen – sie hätte langsame Dehnübungen machen, sich öffnen und die Selbstheilung anregen können. Aber die Diagnose der Ärzte hatte dieser Möglichkeit in ihrem Denken ein Ende gesetzt.

Und so war es, bis sie klopfte! Rick führte sie fachmännisch zurück durch alles, was die Ärzte ihr gesagt hatten und was sie dabei empfunden hatte. Sie klopften systematisch, um ihre negativen Emotionen aufzulösen und die unbewussten Botschaften anzusprechen, die ihr Körper gespeichert hatte.

Dieses Klopfen sowie weitere Methoden, die wir in diesem Kapitel behandeln werden, zeigten unglaubliche Ergebnisse. Am Ende des Wochenendes hatte Patricia keine Rückenschmerzen mehr. Und das ständige Gewicht von den Stäben und Schrauben spürte sie auch nicht mehr. Und am wichtigsten war vielleicht, dass sie zuversichtlich in die Zukunft blickte und sich auf das freute, was für sie möglich war – sie konzentrierte sich nicht mehr auf die Dinge, zu denen sie nicht in der Lage war! Nach der Veranstaltung setzte sie alle Schmerz- und Schlafmittel ab und begann wieder mit Yoga. Ein unglaubliches Ergebnis!

Probieren Sie es aus: Klopfen Sie zu Ihrer Diagnose

Wenn Sie an einen Schmerz denken, den Sie vielleicht gerade empfinden, fragen Sie sich:

Was weiß ich darüber, was auf diesen Schmerz zutrifft? Was haben meine Ärzte darüber gesagt, was mit meinem Körper los ist? Was habe ich im Internet darüber gelesen?

Was glaube ich, was auf meinen Zustand zutrifft? Nehmen Sie sich einige Minuten Zeit und beantworten Sie diese Fragen, und zwar am besten schriftlich und so detailliert wie möglich. Wir werden diese Liste als Grundlage für das Klopfen verwenden. Ihre Liste könnte möglicherweise so aussehen:

- Ich habe einen Bandscheibenvorfall. (Sie können gerne ganz exakte Angaben machen, z. B.: Ich habe einen Bandscheibenvorfall im Bereich des dritten Wirbels, der degeneriert und jetzt einen pochenden, heftigen Schmerz auslöst.)
- Die Ärzte haben mir gesagt, dass ich immer Schmerzen haben werde.
- Die Ärzte haben mir gesagt, dass ich eines Tages operiert werden muss.
- Die Ärzte haben mir gesagt, dass der Wirbel degeneriert und es wahrscheinlich noch schlimmer wird.
- Die Schmerzen verschwinden nur, wenn ich Schmerzmittel nehme.
- Ich glaube, dass ich diese Schmerzen immer haben werde und dass es nur noch schlimmer wird.

Gehen Sie nun alle Punkte auf Ihrer Liste durch und bewerten Sie sie anhand einer Skala von 0 bis 10 und schreiben Sie auf, wie stimmig sich das für Sie anfühlt. Wenn Sie definitiv wissen, dass Sie einen Bandscheibenvorfall haben und dies die Wahrheit ist, bewerten Sie das mit einer 10. Wenn Sie fest davon überzeugt sind, dass Sie immer Schmerzen haben werden, dann bewerten Sie das mit einer 10. Wenn ein Teil von Ihnen daran zweifelt, ist es vielleicht eine 7 oder 8.

Nehmen Sie sich jetzt einen Augenblick Zeit und bewerten Sie den Schmerz, den Sie insgesamt wahrnehmen. Bewerten Sie ihn anhand der 0–10-Skala.

Mit diesen Aussagen werden wir arbeiten und sie in eine Klopfrunde einbinden.

KLOPFSKRIPT: Zur Diagnose klopfen

(Die Abbildung der Klopfpunkte finden Sie auf Seite 45.)

Karateschlag: Auch wenn ich einen Bandscheibenvorfall habe, akzeptiere ich mich voll und ganz. (Dreimal wiederholen.)

Und jetzt klopfen Sie die Punkte durch:
Augenbraue: Dieser Bandscheibenvorfall …
Seitlich am Auge: Dieser Bandscheibenvorfall in meinem Rücken …
Unter dem Auge: Es pocht und schmerzt …
Unter der Nase: Die Ärzte haben mir gesagt, dass ich einen Bandscheibenvorfall habe …
Kinn: Die Ärzte haben mir gesagt, dass ich immer Schmerzen haben werde …
Schlüsselbein: Die Ärzte haben mir gesagt, dass ich eines Tages operiert werden muss …
Unter dem Arm: Die Ärzte haben mir gesagt, dass es wahrscheinlich schlimmer wird …
Scheitel: Nur Schmerzmittel können den Schmerz zum Verschwinden bringen …

Augenbraue: Ich glaube, dass ich das immer haben werde und dass es nur noch schlimmer wird …
Seitlich am Auge: Dieser Bandscheibenvorfall in meinem Rücken …
Unter dem Auge: Dieser schmerzhafte Bandscheibenvorfall …
Unter der Nase: Dieser pochende, glühende Schmerz …
Kinn: Ich glaube, dass es nur noch schlimmer wird …
Schlüsselbein: Ich glaube das, was die Ärzte über meinen Rücken gesagt haben …
Unter dem Arm: Schmerzmittel sind die einzige Möglichkeit, um den Schmerz zum Verschwinden zu bringen …
Scheitel: Dieser schmerzhafte Bandscheibenvorfall.

Atmen Sie tief durch … und lassen Sie los.
Für eine längere Klopfsitzung zu diesem Thema besuchen Sie die Webseite www.thetappingsolution.com/tap5.

Denken Sie daran, dass diese Formulierungen einfach Beispiele sind, damit Sie sich eine bessere Vorstellung davon machen können, wie es aussehen kann, zu einer Diagnose zu klopfen. Entscheidend ist, dass Sie mit Ihren *eigenen* Formulierungen arbeiten, Ihre Wahrheit sprechen und Ihrer Intuition folgen.

Und wir halten jetzt wie immer nach zwei Dingen Ausschau:

1. Wie sieht es jetzt mit der Schmerzbewertung aus – hat sich der Schmerz verändert?
2. Was ist hochgekommen?

Sehen Sie sich Ihre anfängliche Schmerzzahl an. Ist sie jetzt höher? Oder niedriger? Hat sich der Schmerz verändert? Hat er sich im Körper bewegt? Notieren Sie Ihre neue Zahl.

Wenden Sie sich jetzt den ursprünglichen Formulierungen zu und sehen Sie sich an, wie sich diese Zahlen verändert haben. Glauben Sie immer noch, dass Sie immer und ewig Schmerzen haben werden? Wenn Sie etwas weniger daran glauben und ein Hoffnungsschimmer aufgetaucht ist, notieren Sie Ihre neue Zahl. Glauben Sie immer noch, dass alles wahr ist, was Ihnen die Ärzte gesagt haben?

Fragen Sie sich dann: »Was hat sich während des Klopfens bei mir ereignet?« Haben Sie bemerkt, dass Sie sehr emotional geworden sind, als Sie sagten: »Die Ärzte haben mir gesagt, dass ich eines Tages operiert werden muss.«? Das ist ein Hinweis darauf, dass es noch mehr Themen gibt, zu denen geklopft werden muss. Welcher Satz stach besonders hervor? Welche neuen Gedanken/Ideen/Emotionen sind aufgetaucht? Notieren Sie sie und nehmen Sie sie als Grundlage für die nächste Runde.

Sie können wieder zu den gleichen Aussagen klopfen und sie durchlaufen, bis sich alles geklärt hat und sich gut anfühlt, oder Sie können zu neuen Sätzen überwechseln – was auch immer für Sie am wichtigsten ist.

Wenn Sie zur aktuellen Situation und Diagnose klopfen, werden Sie feststellen, dass Sie sich von den Fesseln dessen befreien, was andere Ihnen gesagt haben und was Sie selbst über Ihre Schmerzen glauben.

Wie wir bei Patricia gesehen haben, kann diese Auflösung fast wundersame Wirkungen haben.

So sehr es der kleinen Schwester auch schwerfiel, das zuzugeben – Jessica akzeptiert seitdem, dass ich recht hatte, Patricia zu dieser Veranstaltung einzuladen.

»Ich hätte nicht geglaubt, dass Patricia ihre Schmerzen loswerden könnte«, sagte sie. »Aber jetzt weiß ich, wie stark unser Glaube unsere Schmerzgrenzen beeinflusst. Und dass der Körper die wunderbare Fähigkeit zur Selbstheilung besitzt, wenn wir ihm nicht im Weg stehen!«

Wenn wir zu unseren Schmerzen *werden*

Patricias Geschichte erstaunt mich immer noch. Auch wenn ich gehofft hatte, dass sich durch ihre Teilnahme an der Veranstaltung eine Linderung ihrer Schmerzen einstellen würde, so zweifelte ein Teil von mir wie Jessica daran, ihr helfen zu können, da ihr Problem in erster Linie ein körperliches war.

Wir halten oft so sehr an der »Wahrheit« von körperlichen Schmerzen und Erkrankungen fest – und zwar an dem, was wir darüber wissen und was andere uns darüber gesagt haben –, bis sie zu einem Bestandteil unserer Identität werden und zu einem Teil von dem, der wir sind. Wir sind nicht mehr wir selbst und wir sind nicht mehr unsere Hoffnungen, Träume, Ziele und Wünsche. Stattdessen *werden* wir zum Schmerz. Wir werden zur Diagnose und wir werden von alldem bestimmt, was mit uns nicht in Ordnung ist – und nicht von dem, was mit uns in Ordnung ist.

Das medizinische System – so wohlmeinend es auch sein mag – hilft in diesem Sinne nicht. Die schulmedizinische Branche sucht ständig danach, was mit dem Körper nicht stimmt, und erinnert uns daran – dies sind die »möglichen« Zukunftsszenarien. Sie äußert sich nicht darüber, was beim Körper in Ordnung ist. Können Sie sich vorstellen, dass ein Arzt zu Ihnen sagt: »Aus rein medizinischer Sicht und auf der Grundlage der Röntgenaufnahmen, die mir vorliegen, habe ich die folgende Diagnose: Sie haben einen Bandscheibenvorfall. Nichtsdestoweniger möchte ich Sie wissen lassen, dass ich viele schmerzfreie Bandscheibenvorfälle gesehen habe. Ich habe auch die Erfahrung gemacht, dass Bandscheibenvorfälle von selbst geheilt sind. Denken Sie daran, dass der Körper die angeborene Fähigkeit besitzt, sich zu heilen, und ich vertraue darauf, dass Sie dieses Problem überwinden können. Erzählen Sie mir doch noch ein bisschen mehr über die Dinge im Leben, die Ihnen Freude bereiten. Wie könnte Ihre Zukunft aussehen, wenn die Schmerzen verschwunden sind?«

Was würde diese Einstellung, diese Herangehensweise und Botschaft bewirken in Bezug auf die körperliche Heilung, in Bezug darauf, uns Hoffnung und Möglichkeiten zu bieten, und in Bezug darauf, uns die natürliche Energie zu geben, die wir benötigen, um uns weiterzubewegen? Ärzte in ihren weißen Kitteln besitzen eine unglaubliche Autorität. Was sie sagen, wird bewusst und unbewusst oft akzeptiert und kann unsere Realität bestimmen.

Bis die Medizinbranche eine andere Tonart anschlägt, arbeiten Sie bitte mit EFT, um zu sämtlichen einschränkenden Glaubenssätzen in Bezug auf Ihren Körper und dessen Heilfähigkeit zu klopfen.

BERUFSPROFIL: Dr. Erin Shannon

Dr. Shannon ist eine traditionell ausgebildete klinische Psychologin, die von der mangelnden Effektivität traditioneller Therapien, die sie gelernt hatte, enttäuscht war. Während ihres Doktoratsstudiums am Universitätsklinikum in St. Louis im Staat Virginia frustrierte es sie zu sehen, dass Ärzte jahrelang oder sogar jahrzehntelang mit Patienten arbeiteten, ohne konkrete Ergebnisse zu erzielen.

Jahre später machte sie die schmerzliche Erfahrung, mitanzusehen, wie ihre Mutter an einem Gehirntumor starb, und sich dabei so hilflos zu fühlen, weil sie so wenig tun konnte. Das Einzige, was die fürchterlichen Schmerzen ihrer Mutter zu lindern schien, waren alternative Therapien wie etwa Reiki. Auch wenn Dr. Shannon anfangs skeptisch war – denn ihre medizinische Ausbildung hatte ihr vermittelt, dass solche Techniken wertlos waren –, konnte sie die Ergebnisse und die Linderung, die ihre Mutter erfuhr, nicht verleugnen.

Wie jede gute Klinikerin und Forscherin begann sie, sich näher damit zu beschäftigen, wie Gehirn und Körper zusammenwirken, um solche Resultate herbeizuführen. Die Geist-Körper-Forschung bildete einen wesentlichen Bestandteil ihrer Arbeit während ihres postdoktoralen Stipendiums in den Abteilungen für Psychiatrie und Genetik an der Washington University School of Medicine, die vom National Institute of Mental Health finanziert wurde. Dr. Shannon wollte herausfinden, wie Gehirn und Körper aus neurologischer Sicht miteinander in Verbindung standen.

Als sie begann, alternative Therapien zu untersuchen, stellte sie fest, dass es eine Flut von Anwenderreferenzen und immer mehr Forschungsarbeiten über EFT gab. Neugierig geworden, beschloss sie, EFT in ihre Behandlungsmethoden aufzunehmen. Wie es bei traditionell ausgebildeten Therapeuten häufig der Fall ist, war sie stark beeindruckt davon, wie schnell sie Resultate erzielte. Heute beginnt sie ihre Sitzungen damit, dass sie mit einem Patienten klopft. Sie führt ihn durch die Klopfroutine und bearbeitet sofort sämtliche dringlichen Themen, damit der Patient, wenn er ihre Praxis verlässt, sich besser fühlt. Nachdem sie ihn in die Grundlagen eingeführt hat, gibt sie ihm Aufgaben für zu Hause, damit er dort weiterklopft. Dass sie ihren Patienten dieses Werkzeug an die Hand gibt, fördert die Art von Erfolg, für den ihre Praxis im konservativen Mittleren Westen der USA bekannt ist.

Dr. Shannon befürwortet EFT und ist der Meinung, dass jeder Arzt diese Methode lernen sollte, weil sie so einfach ist und hochwertige Ergebnisse liefert. Als Expertin, die viele Jahre ihrem Doktoratsstudium gewidmet hat, fragt sie sich immer wieder, warum sich nicht mehr Ärzte, Psychologen und Psychiater dafür interessieren, diese effektive Heiltechnik zu erlernen.

Sie rät ihren Patienten, es einmal auszuprobieren. Es richtet keinen Schaden an, kostet nichts und tut auch gar nicht weh. Die Technik ist so einfach, dass jeder – auch eine hochqualifizierte Doktorin! – sie einsetzen kann.

Wut und Schmerz: eine überraschende Verbindung

Als ich John zum ersten Mal traf, war er kleinlaut, schwieg und litt offensichtlich unter enormen Schmerzen. John war Vietnamveteran, der seit dreißig Jahren chronische Rückenschmerzen hatte und zu denjenigen gehörte, die für die viertägige EFT-Veranstaltung ausgewählt worden waren. Nick Polizzi und ich flogen nach Minneapolis, um John bei sich zu Hause vor dem Event zu filmen. Dort dokumentierten wir, was mit seinem Körper und seinem Leben los war.

Man konnte sagen, dass John ein freundlicher Mensch war, aber er litt an starken körperlichen und emotionalen Schmerzen. Seine Frau Pearl ließ uns wissen, dass John selten lachte. Sie verriet, dass die Kinder immer fragten: »Wo ist Papa?«, um ihn nicht zu übergehen.

Seine Rückenschmerzen stammten von einem Unfall, bei dem er sich 1974 einen schweren Bandscheibenvorfall zugezogen hatte. Er war im Laufe der Jahre viermal operiert worden – mit geringem oder überhaupt keinem Erfolg. Er konnte nachts oft nicht durchschlafen und litt an hohem Blutdruck, Diabetes, Tinnitus und weiteren Beschwerden.

So wie bei Patricia hatten die Ärzte John mitgeteilt, dass mit seinem Rücken physisch etwas nicht in Ordnung war – und dass er immer Schmerzen haben würde, sich noch weiteren Operationen unterziehen lassen müsste und so weiter. Steve Munn, der EFT-Experte, der die Veranstaltung in seinem Retreatzentrum in Connecticut ausrichtete, verfolgte einen anderen Ansatz.

»Welche Emotion sitzt da in Ihrem Rücken?«, fragte er. »Welche Geschichte halten Sie da fest?« John zögerte nicht.

»Wut«, antwortete er.

Er fing an zu erzählen (und dazu zu klopfen), wie ihn sein Vater als Kind regelmäßig mit einem Ledergurt geschlagen hatte. Er klopfte mit Steve gemeinsam weiter zu verschiedenen Emotionen und Ereignissen, die mit seinem Vater zusammenhingen. Abgesehen von seiner Wut und Trauer über seinen Vater klopfte John zu seinen Schuldgefühlen wegen Vietnam, zu seiner Wut auf die Verantwortlichen damals und heute und sogar zu seiner tief sitzenden Angst vor Ratten!

Und wie man im Film sehen kann, war John erstaunt darüber, dass seine Rückenschmerzen verschwanden – und das nach dreißig Jahren!

Das vielleicht aufschlussreichste Ergebnis von Johns Erfahrung mit EFT ist nicht, dass seine Rückenschmerzen verschwunden sind. Vielmehr ist es das, was seine Tochter über ihren Vater sagt.

»Mir kommt es vor, dass Papa ein neuer Mensch ist«, sagt sie. »Ich liebe diese neue Person!«

Pearl stimmt zu. »Er lächelt und lacht!«

Welche Emotion oder welches Ereignis verursacht bei Ihnen Schmerzen?

Nehmen Sie sich einen Augenblick Zeit und stimmen Sie sich in einen Schmerz ein, den Sie vielleicht gerade im Körper wahrnehmen. Falls Sie schmerzfrei sind, suchen Sie eine Stelle, die steif, verspannt oder in anderer Weise eingeschränkt ist.

Fragen Sie sich nun:

»Wenn es eine Emotion in meinem/r ______________________ gibt (notieren Sie den schmerzenden Körperbereich), was könnte das sein?« Sie können sich auch fragen: »Wenn es ein Ereignis oder eine Geschichte in meinem/r ______________________ gibt, was könnte das sein?«

Hören Sie auf Ihren Körper und lassen Sie die Antwort einfach auftauchen. Es gibt hier kein Richtig oder Falsch, und vielleicht überrascht es Sie, was Sie hören. Sobald Sie eine Antwort haben, bewerten Sie diese auf der 0–10-Skala, und lassen sie uns dazu klopfen!

Benutzen Sie das folgende Beispielskript und tragen Sie Ihre bestimmte Emotion und das Ereignis in die Lücken ein.

KLOPFSKRIPT: Die Emotionen hinter unseren Schmerzen

(Die Abbildung der Klopfpunkte finden Sie auf Seite 45.)

Wahrscheinlich hat Ihr Arzt Sie nie gefragt: »Was für eine Emotion steckt denn hinter Ihren Schmerzen?«, aber wenn Sie ihre Aufmerksamkeit darauf richten, dazu klopfen und die Ergebnisse gesehen und gespürt haben, wird Ihnen klar, dass es mehr Möglichkeiten bei der Schmerzlinderung gibt, als wir herkömmlicherweise zugeben würden.

Karateschlag: Auch wenn ich diese/n ____________ (tragen Sie hier Ihre Emotion ein) in meinem/r ____________ ____________ (tragen Sie hier Ihren Körperbereich ein) habe, akzeptiere ich mich voll und ganz.

Karateschlag: Auch wenn ich diese ganze ____________ in meinem/r ____________ wegen der Ereignisse habe, akzeptiere ich mich voll und ganz.

Karateschlag: Auch wenn ich diese/n ____________ in meinem/r ____________ habe, entscheide ich mich dafür, das jetzt loszulassen.

Augenbraue: All diese/n ____________ in meinem/r ____________ ...

Seitlich am Auge: Ich halte an so viel ____________ fest ...

Unter dem Auge: Diese/r ____________ wegen dem, was passiert ist ...

Unter der Nase: Ich kann diese/n ____________ nicht loslassen ...

Kinn: All diese/n ____________ in meinem/r ____________ ...

Schlüsselbein: Ich habe all diese/n ____________ wegen dem, was passiert ist ...

Unter dem Arm: Die ganzen ____________ ...

Scheitel: Dies ____________ in meinem/r ____________ .

Augenbraue: Die ganze ________ in meinem/r ________ loslassen ...

Seitlich am Auge: Es loslassen ...

Unter dem Auge: Es ist Zeit, das, was geschehen ist, loszulassen ...

Unter der Nase: Und es ist Zeit, diese/n ______ loszulassen ...

Kinn: Loslassen ...
Schlüsselbein: Das ganze ____________________ jetzt loslassen ...
Unter dem Arm: All das ______________________________ ...
Scheitel: Ich lasse all die/den ______________________________
in meinem/r ________________ los.
Atmen Sie tief durch ... und lassen Sie los.

Für eine ausführlichere Klopfsitzung zu diesem Thema besuchen Sie bitte die Webseite www.thetappingsolution.com/tap6.

Stimmen Sie sich jetzt wieder ein und fragen Sie sich: »Was hat sich verändert? Wie stark ist meine Emotion jetzt? Ist der Schmerz stärker oder schwächer geworden? Ist er gewandert? Ist etwas anderes hochgekommen?«

Nutzen Sie die Informationen, um Sätze für eine weitere Klopfrunde zu bilden, und machen Sie so lange weiter, bis Sie Entlastung spüren.

Fragen Sie sich ... Fragen zu Ihrem Schmerz

- Wann hat der Schmerz zum ersten Mal begonnen, und was ist in Ihrem Leben damals passiert? Zum Beispiel: »Das war vor zehn Jahren, als ich damals den Beruf gewechselt habe.«
- Was fällt Ihnen spontan ein, wenn Sie an diesen Schmerz denken? Beispiel: »Diese Nackenschmerzen könnten für diese Nervensäge, nämlich meine Schwiegermutter, stehen.«
- Wie geht es Ihnen mit diesen Schmerzen? Beispiel: »Ich bin wütend, dass ich diese Schmerzen schon so lange habe.«
- Wie denken Sie über sich selbst mit diesen Schmerzen? Beispiel: »Ich glaube, dass ich nicht genug bin, weil ich keine Lösung finden kann.«
- Wer wären Sie ohne diese Schmerzen? Beispiel: »Ich wäre ein ganz anderer Mensch, der so viel mehr tun könnte ... aber sehr viel mehr Verantwortung hätte als jetzt.«

- Hat dieser Schmerz eine Botschaft für Sie? Beispiel: »Er sagt mir, dass ich es langsamer angehen soll.«
- Beschreiben Sie den Schmerz. Welche Qualität/Beschaffenheit/Farbe/Größe hat er? Beispiel: »Er fühlt sich rot und klein an, aber der ganze Bereich ist geschwollen.«
- Welchen Vorteil haben Sie, wenn Sie an diesem Schmerz festhalten? Beispiel: »Ich brauche nicht mehr zu arbeiten.«
- Welchen Nachteil haben Sie, wenn Sie an diesem Schmerz festhalten? Beispiel: »Ich kann nicht das Leben führen, das ich möchte.«

Die Antworten auf diese Fragen weisen alle auf das Grundthema hin. Die hier angeführten Beispiele sind einfach nur Beispiele – Sie können mit den Antworten arbeiten, falls sie hilfreich sind, aber Sie können die Fragen auch selbst beantworten. Verwenden Sie die Antworten, um Klopfsätze zu formulieren.

Es ist nicht immer das, was wir meinen

Diesmal stand ich unter Druck.

Ich arbeitete mit der Freundin eines potenziellen Geschäftspartners, eines Menschen, der mir dabei helfen konnte, EFT in großem Stil zu verbreiten – aber ich bekam einfach nicht die üblichen Ergebnisse.

Amy hatte in den letzten Jahren Ischiasbeschwerden gehabt. Sie war eine durchtrainierte, athletische junge Frau, die gerne laufen ging und wegen der Schmerzen stark eingeschränkt war. Ich fragte sie, wann das angefangen hatte, und sie wusste den Zeitpunkt genau.

»Ich war auf einer Hochzeit. Ich habe getanzt und bin böse gestürzt«, berichtete sie mir.

Als ich sie fragte, was bei ihr damals emotional ablief, hatte sie auch dazu eine Antwort parat: »Es war eine fürchterliche Nacht. Ich geriet mit meinem Exfreund in einen Riesenstreit, und von da an schien alles schiefzugehen.«

Von ihren Antworten her sah es so aus, als könnte das Klopfen zum ursprünglichen Ereignis und zum emotionalen Konflikt das Thema lösen, und das probierte ich auch aus. (Ich hatte bereits mit dem allgemeinen Klopfen zum Schmerzthema begonnen und keinerlei Veränderung festgestellt.) Daher gingen wir das ursprüngliche Ereignis sowie alle Emotionen und Erinnerungen durch. Während es Amy in Bezug auf das Ereignis sicherlich besser ging, zeigte sich bei ihren Schmerzen keinerlei Veränderung, was mich überraschte. Es sah so aus, als ob der Schmerz mit dem Sturz auf der Hochzeit überhaupt nicht verknüpft war.

Da ich nie leicht aufgebe, fragte ich sie: »Was ist bei Ihnen momentan der größte Stressfaktor?«

Sie antwortete: »Die Arbeit. Ich hasse sie.«

Sie erzählte mir, wie schlecht es ihr bei der Arbeit ging und dass sie die Arbeit oder ihre Arbeitskollegen nicht mochte. Sie wollte einfach nur wegrennen. Und wir begannen mit dem Klopfen und starteten mit: *Auch wenn ich die Arbeit hasse und sie mich wirklich stresst …* Zu unserer beider Überraschung veränderten sich die Schmerzen allein nach einer Klopfrunde ganz dramatisch! Wir klopften noch länger zu ihrem Arbeitsstress, bis der Stress – und ihr Ischiasschmerz – nachließen.

Sie war schockiert, als sie sich drehte, dehnte und auf andere Art und Weise ihren Ischias vergeblich zu aktivieren versuchte. Der Schmerz war wirklich weg. Irgendwie hatte alles mit ihrem Arbeitsstress zusammengehangen.

Wenn Sie festgefahren sind oder nicht wissen, zu welchem Thema Sie klopfen sollen, sollten Sie keine Angst davor haben, einen Sprung zu machen und etwas ganz anderes auszuprobieren. Der Klopfprozess allein kann Körper und Geist oft so sehr entspannen, dass andere Ideen, Eindrücke und Hinweise auftauchen. Durch systematisches Ausprobieren können Sie herausfinden, was wirklich passiert ist und wie es aufgelöst werden kann.

Unglaubliche Ergebnisse bei Kopfschmerzen

Leute, die auf EFT neugierig sind, wollen oft wissen: »Wie schnell kann das funktionieren? Geht das wirklich innerhalb von nur einer Minute weg? Wie oft muss ich das machen?« Die Antwort ist bei jedem anders – und auch die Vorgehensweise ändert sich bei jedem!

EFT-Expertin Carol Look beschreibt eine ähnliche Erfahrung mit dem Portier von ihrem Apartmenthaus. Er hatte sich oft bei ihr über wiederkehrende Migränekopfschmerzen beklagt, und daher bot sie ihm an, zu diesem Thema zu klopfen. Sie konzentrierten sich ganz auf die körperlichen Symptome. Sie sprachen den allgemeinen Stress in seinem Leben an und waren dabei weder emotional noch gingen sie zu sehr ins Detail. Er erfuhr eine sofortige Veränderung und hatte in den nächsten sieben Jahren, in denen er bei ihr im Haus arbeitete, nie wieder Kopfschmerzen!

Hier kann man sehen, dass das einfache Klopfen auf Symptome tief greifende Ergebnisse hervorrufen kann. Aber es kann andererseits auch notwendig sein, ein bisschen tiefer zu forschen. Mein bester Freund Nick Polizzi hatte sein Leben lang unter Migränekopfschmerzen gelitten. Wir klopften zu den Symptomen, und er verspürte zwar Linderung, aber sie kamen wieder. Erst als wir tiefer forschten und er die Kopfschmerzen mit einigen ungelösten Gefühlen und Ereignissen in Bezug auf seinen Vater in Verbindung gebracht hatte, hörten die Kopfschmerzen ganz auf.

Letztendlich kann man unmöglich sagen, wie schnell Schmerzen verschwinden werden. Wird es ein Ein-Minuten-Wunder? Vielleicht. Ist es erforderlich, mit einem ausgebildeten EFT-Praktiker zu arbeiten, um zur Ursache des Problems zu gelangen? Vielleicht. Aber ich kann Ihnen wirklich sagen, dass die Ergebnisse, die ich immer und immer wieder gesehen habe, so erstaunlich und bahnbrechend sind, dass Sie es sich gönnen sollten, einen beliebigen körperlichen Schmerz über das Klopfen zu erkunden. Beginnen Sie damit, dass Sie etwa fünf bis fünfzehn Minuten lang zum Symptom klopfen. Hoffentlich verschafft Ihnen das bereits Linderung. Wenn nicht, geben Sie nicht auf. Lassen Sie sich darauf ein, ein bisschen tiefer zu gehen, um sich die Power-Fragen von Seite 155 zu stellen und herauszufinden, was *hinter* den Schmerzen steckt. Ich kann Ihnen versichern, dass sich die Mühe lohnen wird.

Sie brauchen mir zuliebe nicht zu behaupten, dass es weg ist

Ich habe oft die Gelegenheit, Zuschauern weltweit EFT live zu zeigen. Wenn es an der Zeit ist, die Technik zu demonstrieren, bitte ich drei Freiwillige, auf die Bühne zu kommen und mit mir zu arbeiten. Die Kraft von EFT und seine zuverlässigen Ergebnisse sind der Beweis dafür, dass ich bereit bin, vor Hunderten von Zuschauern zu arbeiten. Wenn das Klopfen nicht funktionieren würde, würde ich anders aussehen und hätte sicherlich Spuren von Eiern und Tomaten im Gesicht!

Immer wieder sehe ich vor allem bei der Schmerzlinderung unglaubliche Ergebnisse. Schmerzen sind absolut greifbar – denn man hat entweder Schmerzen oder keine –, sodass sie wunderbar für Demonstrationszwecke geeignet sind. Und auch wenn ich schon so oft wundersame Ergebnisse vor Zuschauern und in privaten Sitzungen erlebt habe, bin ich immer wieder überrascht, wenn es wieder einmal funktioniert.

Ich sage immer: »Sie brauchen mir zuliebe nicht zu behaupten, dass die Schmerzen weg sind. Sind sie denn wirklich weg?« Und natürlich wird mir das bestätigt. Teilweise kann ich kaum glauben, dass es so schnell geht, weil wir weder einen Bezugsrahmen noch ein bekanntes Paradigma haben, das besagt: Schmerzen können verschwinden und kommen nicht wieder. Sicherlich glauben wir, dass Aspirin durch eine rein chemische Wechselwirkung Kopfschmerzen beseitigen kann, aber wir sind nicht mit jemandem aufgewachsen, der uns gesagt hätte: »Klopfe einfach, damit es weggeht«, oder: »Schatzi, welche Emotion könnte die Ursache für diese Schmerzen sein?«

Das alles verändert sich natürlich. Wir erleben immer mehr, dass der Körper sich heilen kann, dass Schmerzen gelindert werden können und dass es nicht nur um die Diagnose von etwas geht, was »nicht in Ordnung ist«. Auf dem Gebiet von Schmerz und Heilung ergeben sich dadurch spannende Möglichkeiten. Das schulden Sie sich selbst – nehmen Sie sich die Zeit und klopfen Sie, um sich Linderung zu verschaffen.

ÜBUNG: In den Körper hineinspüren

Wie wir in diesem Kapitel über Schmerzen gelernt haben – und im Kapitel zuvor über die Geist-Körper-Verbindung –, ist unser Körper mehr als nur Haut und Knochen. Er ist unser Verbündeter und bietet uns unglaubliche Rückmeldungen und Informationen über unser gesamtes Leben.

Nehmen Sie sich einen Augenblick Zeit und spüren Sie sich jetzt in Ihren Körper ein. Suchen Sie nach Bereichen, in denen Sie Verspannungen, Stress oder Schmerzen wahrnehmen. Bewegen Sie Ihren Kopf und spüren Sie nach, ob es Verspannungen in Hals und Nacken gibt. Atmen Sie ein und nehmen Sie wahr, wie tief Ihr Atem reicht. Fühlen sich Ihre Lungen oder Ihre Brust irgendwie eingeengt an?

Jetzt haben Sie ein Gefühl für die körperliche Anspannung, den Stress oder Schmerz im Körper und können sich fragen: »Worum geht es hier? Was versucht mir mein Körper zu sagen? Wenn es eine Emotion, ein Ereignis oder einen Glaubenssatz in meinem Körper gäbe, was wäre das?«

Wenn Sie eine Antwort haben, klopfen Sie dazu. Klopfen Sie zu dem Symptom, das Sie wahrnehmen – zum Schmerz, Stress oder zur Anspannung – und zu der damit verbundenen Emotion.

Beobachten Sie, wie der ganze Körper loslässt und sich entspannt, wenn Sie sich einstimmen, klopfen und loslassen. Klopfen Sie weiter, bis Sie eine tiefe Entspannung im Körper wahrnehmen, und genießen Sie das Gefühl!

KAPITEL 8
ABNEHMEN UND ÄNGSTE, SCHULDGEFÜHLE UND SCHAM RUND UMS ESSEN LOSLASSEN

Unsere größte Schwäche liegt im Aufgeben. Der sicherste Weg zum Erfolg besteht immer darin, es doch noch einmal zu versuchen.
THOMAS A. EDISON

Marie wusste nicht, was sie mehr stresste: ihr Übergewicht oder das, was zu tun war, um abzunehmen.

Sie hatte sämtliche Diäten und Sportprogramme ausprobiert – und nichts davon schien zu funktionieren. Als wir uns begegneten, war sie kurz vorm Aufgeben. Waren es denn diese paar Pfunde wert, sich so zu quälen?

Maries Problem begegnet mir immer wieder. Ihre Situation wirft einige Fragen auf: Was ist mit dem Essen und der Ernährung passiert? Was ist mit der Freude am Essen passiert? Was ist mit dem friedvollen Essen passiert? Was ist da passiert, dass wir uns von einem liebevoll zubereiteten Essen nicht dankbar, genährt und gewärmt fühlen? An einem Punkt in der Geschichte war die Nahrung unser Freund, Ernährer, Erhalter und die Wurzel des Lebens. Sie trug unsere Erinnerungen, unsere Familien und unser Erbe in sich. Aber vor Kurzem hat sich die Nahrung in etwas anderes verwandelt. Für viele von uns ist Nahrung weniger eine Quelle des Genährtwerdens als eine Quelle von …

Stress. Angst. Wut. Schuld.

Gelüsten. Gewichtszunahme. Giftstoffen. »Soll ich das essen?« »Iss das nicht!« »Wenn ich das esse, bekomme ich Schuldgefühle.« »Ich kann es nicht glauben, dass ich das gegessen habe!«

Meine Frage lautet: »Wann hat sich das Essen in einen solchen Schmerz verwandelt?«

Aber zurück zu Marie. Warum nahm sie nicht ab? Warum ging es ihr so schlecht, wenn es ums Essen ging?

Soweit ich sehen kann, sind beim Thema Körpergewicht zwei Faktoren im Spiel, die beide durch das Klopfen entscheidend beeinflusst werden können. Der erste Faktor ist die Realität unserer aktuellen Essenslandschaft. Nahrung ist in vielerlei Hinsicht zu einem »Zeug in einer Schachtel« geworden. Dies ist ein Thema, über das Hunderte von Büchern geschrieben wurden, und daher gehe ich hier nicht auf Einzelheiten ein. Aber es genügt zu sagen, dass wir tatsächlich und sehr stark von unserer Nahrung getrennt sind. Als wir damit anfingen, unsere Nahrung zu verarbeiten, zu verpacken, einzufrieren und zu verschicken, veränderte sich das Verhältnis zum Essen ganz beträchtlich – und nicht zum Besseren. Das meiste, was wir zu uns nehmen, ist kaum als Nahrung geeignet oder für unseren Körper ganz und gar ungesund.

Ich wünschte, ich könnte sagen, dass das Klopfen dazu führt, dass jegliche Nahrungsaufnahme gesünder wird. Aber selbst mit höherem Bewusstsein, positivem Denken und einer hohen Schwingung können Sie es nicht so hinzaubern, dass ein Cheeseburger von McDonald's zu etwas Nahrhaftem für unseren Körper wird.

Ich könnte nun fortfahren und erklären, wie viel besser es uns geht, wenn wir mit guter, frischer, regionaler, biologischer Nahrung beginnen, die voller Nährstoffe und Lebenskraft ist. Mit Lebensmitteln, die uns wirklich unterstützen, statt unser System zu belasten. Aber das ist wiederum ein Thema für ein anderes Buch. Hier möchte ich etwas ansprechen, bei dem das Klopfen wirklich helfen kann: die Verwirrung, unter der Marie litt, weil sie keine Ahnung hatte, was sie essen sollte und was nicht.

Wir haben so viele Theorien gehört. Der eine Experte hat uns gesagt: »Essen Sie das unbedingt!«, während ein anderer Experte darauf besteht: »Was auch immer Sie tun, essen Sie das bloß nicht!« Das stiftet völlige Verwirrung. Wir sind an einem Punkt angekommen, an dem die Nahrung, die wir aufnehmen, weniger Konsequenzen nach sich zieht als die Giftpille aus negativen Emotionen und Stress, die wir gemeinsam mit dem Essen schlucken.

Zwanzig Jahre lang hatte Marie versucht abzunehmen. Seit einem Jahrzehnt war sie von fettfreier Ernährung besessen und aß alle möglichen Sachen aus einer Schachtel. Ihrer Meinung nach – das hatten ihr die Medien und »Lebensmittel«-Firmen erzählt – hielt fettfreies Essen das Fett fern. Es war für Marie offensichtlich, dass das nicht funktionierte, aber sie machte weiter. Sie dachte, dass mit ihr etwas nicht stimmte oder sie sich nicht genügend anstrengte, weil alle, die das fettfreie Zeug in der Werbung verkauften, glücklich und dünn aussahen.

Dann stieg sie in die Diät-Achterbahn ein: Atkins-Diät, South-Beach-Diät, Grapefruit-Diät, Blutgruppendiät usw. Bei jedem neuen Diätbuch, das sie kaufte und ausprobierte, wuchsen ihre Verwirrung und Frustration. »Hatte das letzte Buch nicht genau das Gegenteil behauptet?«

Nachdem Marie ihre Geschichte erzählt hatte, war mir klar, dass wir als Erstes einen Teil des mentalen Lärms ausschalten mussten, bei dem es sich um Essen und Diäten drehte. Wie in Kapitel 3, wo es darum ging, zu den allgemeinen Gefühlen des Überfordertseins und den Ängsten im Zusammenhang mit dem modernen Leben zu klopfen, gibt es für die meisten von uns ein paar allgemeine Klopfübungen zum Essen und Diäthalten. Ohne dieses anfängliche Klopfen sind wir oft zu gestresst und verwirrt, um den richtigen Startsatz zu finden.

Klopfen wir erst einmal allgemein, um etwas Druck abzulassen, bevor wir uns den Details zuwenden.

KLOPFSKRIPT: Stress rund ums Essen

(Die Abbildung der Klopfpunkte finden Sie auf Seite 45.)

Lassen Sie uns Ihren Startpunkt beim Essen herausfinden. Sagen Sie laut: »Beim Thema Essen bin ich gestresst, ängstlich und überfordert und habe keine Ahnung, was ich essen und was ich nicht essen soll.« Wie fühlt sich diese Aussage auf einer 0–10-Skala an, wobei 10 hundertprozentig zutreffend und 0 überhaupt nicht zutreffend ist? Ihre Angabe braucht nicht exakt oder perfekt zu sein – machen Sie sich einfach eine Notiz. Und jetzt machen wir uns ans Klopfen!

Karateschlag: Auch wenn ich wirklich gestresst bin, weil ich keine Ahnung habe, was ich essen und nicht essen soll, akzeptiere ich mich voll und ganz.
Karateschlag: Auch wenn ich nicht aufhören kann, mir darüber Gedanken zu machen, was gut oder schlecht für mich ist, akzeptiere ich mich voll und ganz.
Karateschlag: Auch wenn ich so viele verschiedene Dinge übers Essen gehört habe, überfordert bin und keine Ahnung habe, was ich machen soll, entscheide ich mich dafür, mich jetzt zu entspannen.

Augenbraue: Dieser ganze Stress ums Essen …
Seitlich am Auge: Sollte ich das essen?
Unter dem Auge: Das kann ich nicht essen!
Unter der Nase: Das ist gut für mich …
Kinn: Das ist schlecht für mich …
Unter dem Arm: Oder nicht?
Schlüsselbein: Ich weiß einfach nicht, was ich essen soll …
Scheitel: Essen stresst mich so …

Augenbraue: Ich habe so viele verschiedene Sachen gelesen …
Seitlich am Auge: Wenn es ums Essen geht, scheint jeder anderer Meinung zu sein …
Unter dem Auge: Wenn es ums Essen geht, bin ich verwirrt, ängstlich und gestresst …
Unter der Nase: Dieser ganze Stress ums Essen …

Kinn: Diesen ganzen Stress ums Essen loslassen ...
Schlüsselbein: All diese Ängste ums Essen ...

Unter dem Arm: Ich sollte das alles nicht essen ...
Scheitel: Ich sollte das nicht essen ...
Augenbraue: Sollte nicht, sollte nicht, sollte nicht, sollte nicht ...
Seitlich am Auge: Was für eine große Verwirrung ...
Unter dem Auge: Was für eine große Belastung ...
Unter der Nase: So viel Angst ...
Kinn: So viel Stress ...
Schlüsselbein: Immer geht es ums Essen ...
Unter dem Arm: Dieser Stress ums Essen ...
Scheitel: Den ganzen Stress ums Essen loslassen ...

Falls Sie immer noch ein sehr negatives Gefühl haben oder falls andere Dinge hochgekommen sind, klopfen Sie ganz gezielt dazu. Ansonsten gehen wir jetzt zum positiven Klopfen über.

Augenbraue: Ich entscheide mich dafür, mich jetzt beim Thema Essen zu entspannen ...
Seitlich am Auge: Ich entscheide mich dafür, mich jetzt beim Essen sicher zu fühlen ...
Unter dem Auge: Essen bietet Sicherheit ...
Unter der Nase: Ich bin in Sicherheit ...
Kinn: Ich bin im Frieden und wähle mit Leichtigkeit die Nahrungsmittel aus, die mich am besten nähren ...
Schlüsselbein: Ich entspanne mich beim Essen und genieße jeden Bissen, egal was es ist ...
Unter dem Arm: Wenn ich etwas zum Essen aussuche, entspanne ich mich und lasse alle Schuldgefühle oder Ängste los ...
Scheitel: Ich entscheide mich dafür, beim Essen zu entspannen.

Augenbraue: Mein Körper weiß genau, was er will und braucht ...
Seitlich am Auge: Ich ziehe alle richtigen Informationen an, damit ich das beste Essen für mich auswähle ...
Unter dem Auge: Essen bietet Sicherheit ...
Unter der Nase: Ich bin in Sicherheit ...

Kinn: Ich entscheide mich dafür, jetzt zu entspannen …
Schlüsselbein: Ich lasse beim Essen sämtliche Ängste und Schuldgefühle los …
Unter dem Arm: Lasse sie los …
Scheitel: Lasse sie los …

Atmen Sie tief … und lassen Sie los.

Für eine ausführliche Klopfsitzung zu diesem Thema besuchen Sie die Webseite www.thetappingsolution.com/tap7.

Wie geht es Ihnen? Haken wir doch einmal nach. Sagen Sie laut: »Ich bin beim Essen gestresst, ängstlich und überfordert und habe keine Ahnung, was ich essen oder nicht essen soll.«

Inwieweit trifft das noch auf Sie zu? Ist Ihre ursprüngliche Bewertungszahl nach unten gegangen? Was ist beim Klopfen sonst noch aufgetaucht? Wenn Sie dieses »allgemeine« Klopfen durchführen, sollten Sie unbedingt auf Besonderheiten achten, die dabei passieren. Ich kann Ihnen keine Anleitungen geben, um zu speziellen persönlichen Erlebnissen zu klopfen, weil ich nicht weiß, um was es bei Ihnen geht! Aber Sie wissen das – und so lange etwas auftaucht, klopfen Sie dazu und lösen Sie es auf. Je präziser Sie dabei formulieren, desto besser wird das allgemeine umfassende Klopfen funktionieren.

Marie und ich verbrachten den Großteil der Sitzung damit, zu ihrem Stressthema Essen und Diäthalten zu klopfen. Ich ließ sie nochmals von den Erfahrungen der letzten zwanzig Jahre berichten und konzentrierte mich dabei auf ihre Emotionen. Sie erzählte mir beispielsweise, dass sie während ihrer South-Beach-Diät eine besonders schwere Zeit durchmachte, und sie erinnerte sich daran, dass sie einen wütenden Blick auf das Buch warf. Ich bat sie, sich diese Erinnerung ins Gedächtnis zu rufen und dabei zu klopfen. Wir fuhren damit fort, beschrieben ausführlich ihre Emotionen, spezielle Erinnerungen und alles andere, was bei ihrer Diät-Odyssee aufgetaucht waren.

KLOPFTIPP: Haben Sie auch wirklich schon geklopft?

Ich möchte nicht unhöflich sein, aber wenn Sie dieses Buch bis hierhin gelesen und nicht geklopft haben, verschwenden Sie Ihre Zeit. Der Unterschied zwischen dem Klopfen und anderen Systemen besteht darin, dass das Klopfen etwas bewirken kann – es geht hier nicht einfach nur um ein intellektuelles Erforschen. Mein Ziel besteht nicht darin, dass Sie danach mehr über Essen und Ihre Erfahrungen wissen, sondern ich wünsche mir, dass sich bei Ihnen in Bezug auf Nahrung und Esserfahrungen schließlich etwas verändert. Deshalb sollten Sie klopfen!

Als wir fertig waren, sagte Marie, dass sie sich zum ersten Mal seit Jahren leichter fühlte. Und sie war nicht nur emotional leichter, sondern es erschreckte sie quasi, dass sich ihr Körper so viel besser anfühlte. Sie besaß einen Enthusiasmus und eine Leidenschaft, die am Anfang der Sitzung gefehlt hatten. EFT führt eine tief greifende kognitive Veränderung herbei.

»Wissen Sie, die letzten zwanzig Jahre des Diäthaltens waren zwar hart, aber ich habe so viel gelernt«, sagte sie. »Ich weiß jetzt, was für mich funktioniert, und ich weiß, womit ich mich wohlfühle. Ich weiß auch, was ich machen muss, um abzunehmen. Und wenn das nicht sofort passiert, ist es auch nicht schlimm!«

Wie ich im Kapitel über Schmerzlinderung beschrieben habe, bin ich immer überrascht, wenn die Menschen sagen, dass ihre Schmerzen tatsächlich weg sind. Und genauso geht es mir, wenn diese Art von kognitiver Veränderung geschieht. Die Menschen haben nach dem EFT eine ganz andere Perspektive – eine Sichtweise, die weise, voller Mitgefühl und friedvoll ist. Es fühlt sich oft so an, als würde man sich mit einem neuen Menschen unterhalten. In Wirklichkeit ist es die Person, die schon immer da war – sie war jedoch im Lärm negativer Erfahrungen, Emotionen und Glaubenssätze erstickt.

Als ich mich bei Marie einige Wochen später meldete, berichtete sie glücklich, dass sie durch Klopfen und ohne großartige Anstrengungen sieben Pfund abgenommen hatte. Aber das Ganze ging noch über das Abnehmen hinaus, denn sie betonte, dass sie, wenn es um Essen und Gewicht ging, mehr als je zuvor mit sich im Frieden war. Sie berichtete: »Wenn ich daran zurückdenke, wie gestresst, wütend und verwirrt ich in Bezug auf Essen war, kann ich das gar nicht glauben. Ich habe das Gefühl, wieder zu leben. Selbst die Leute in meiner Umgebung bemerken meine neue Ausstrahlung und Energie!«

Fragen Sie sich … Gehen Sie in der Zeit zurück

Die meisten von uns haben seit Langem ein schwieriges Verhältnis zur Ernährung und zum Körper. Wenn Sie sich mit Maries Geschichte identifizieren können, haben Sie vielleicht Lust, die gleiche Übung auszuprobieren, die wir gemacht haben. Sie können sie auf Papier festhalten oder sich mit einem Freund oder einer Freundin darüber austauschen.

Denken Sie an Ihre Erfahrungen mit dem Abnehmen. Wann haben Sie zum ersten Mal festgestellt, dass Sie mit Ihrem Körper nicht glücklich waren? Was für eine Diät oder welchen Sport haben Sie ausprobiert? Was kam dann? Was haben Sie noch ausprobiert? Wie ging es Ihnen in dieser Zeit? Welche Glaubenssätze haben Sie dabei übernommen?

Erinnern Sie sich Schritt für Schritt daran, wie diese Reise verlaufen ist. Klopfen Sie zu relevanten Ereignissen, Emotionen oder Glaubenssätzen, die dabei auftauchen. Wenn Sie mit einer Freundin oder einem Freund arbeiten, erzählen Sie einfach Ihre Geschichte. Klopfen Sie bei Ihrer Geschichte zu jedem wichtigen Punkt immer weiter, bis Sie das Gefühl haben, dass sich die emotionale Ladung aufgelöst hat.

Für die meisten von uns ist das eine ziemlich lange Geschichte, und daher notieren Sie einfach das, was auftaucht, damit Sie es ganz auflösen können. Vielleicht passiert nicht alles auf einmal und Sie verbringen eine Woche oder einen Monat damit, zu jedem Detail zu klopfen – aber bleiben Sie dran. Sie werden erstaunt sein, wie es Ihnen geht, wenn Sie es geschafft haben!

Ich kann es nicht genug betonen: Der Stress, den Sie in Bezug auf das Essen und Abnehmen empfinden, kann genau der Grund sein, weshalb Sie feststecken. Ja, es gibt oft noch weitere einschränkende Glaubenssätze, die wir später in diesem Kapitel untersuchen, aber fangen Sie einfach einmal damit an, den allgemeinen Stress und das Gefühl der Überforderung loszulassen. Wie wir im nächsten Abschnitt sehen werden, kann genau dieser Stress bewirken, dass Sie zunehmen oder nicht abnehmen können.

Warum hilft das Klopfen beim Abnehmen? Die Stressverbindung

Als Marie mit dem Essen und dem Abnehmen keinen Stress mehr hatte, nahm sie ab. Warum? Die Stressreaktion kann eine gewaltige Kaskade von Ereignissen in Ihrem Körper auslösen, die sich unter anderem folgendermaßen zeigt:

- Ihr Verdauungssystem wird im Durchschnitt viermal weniger durchblutet.
- Sie haben weniger Sauerstoff im Bauchbereich.
- Sie nehmen weniger Nährstoffe auf.
- Die Enzymproduktion im Bauch sinkt ab (bis ums 20 000-Fache! Dies ist einer der Gründe, weshalb wir uns beim Stressessen häufig aufgebläht und unwohl fühlen.)
- Wichtige Nährstoffe wie Vitamine und Mineralien werden verstärkt ausgeschieden.
- Die Darmflora verschlechtert sich.
- Der Cholesterinspiegel erhöht sich.
- Cortisol- und Insulinspiegel erhöhen sich.

Der letzte Punkt ist beim Abnehmen besonders bedeutsam, denn bei einem ständig erhöhten Cortisolspiegel ist es schwierig, abzunehmen oder Muskeln aufzubauen. Es ist dann sogar wahrscheinlicher, dass Sie im Rumpfbereich zunehmen.

Als sich Marie entspannte und keinen Stress mehr beim Essen hatte, sprach ihr Körper darauf an. Ich glaube, ich werde das nächste Diätbuch veröffentlichen, in dem behauptet wird:

Wenn Sie dieser Diät folgen, nehmen Sie ab, erhöhen den Sauerstoff im Bauchbereich, erhöhen die Nährstoffaufnahme, steigern die Enzymproduktion (und fühlen sich nicht mehr aufgebläht), speichern mehr lebensnotwendige Nährstoffe, haben eine gesündere Darmflora, senken Ihren Cholesterin-, Cortisol- und Insulinspiegel. Was ist das für eine magische Diät? Was essen Sie? *Was auch immer Sie wollen! Entspannen Sie sich einfach dabei …*

Es wäre ein kurzes Buch, aber es würde garantiert denjenigen helfen, die sich danach richten! Sie brauchen nicht darauf zu warten, dass das Buch erscheint, denn Sie haben hier schon alles, was Sie brauchen. Wenn Sie das Stressniveau senken (und es geht offensichtlich nicht einfach nur um den Stress beim Essen, auf den wir uns hier konzentrieren, sondern es geht ganz allgemein um die Stressauflösung überhaupt), werden Sie abnehmen.

Aus diesem Grund nehmen diejenigen häufig ab, die mit EFT an ihrem allgemeinen Stress und dem Gefühl der Überforderung, an traumatischen Ereignissen in der Vergangenheit und an anderen Problemen in ihrem Leben arbeiten – und überhaupt nicht versuchen abzunehmen!

EFT bei Fresssucht

Im letzten Kapitel habe ich erzählt, dass ich vor einem Live-Publikum oft mit EFT bei Schmerzen arbeite, weil die Ergebnisse so drastisch sind und so einfach miterlebt und gemessen werden können. Das andere Problem, das ich oft anspreche, ist Fresssucht, und zwar aus den gleichen Gründen. Die Arbeit mit Fresssucht vor einem Live-Publikum läuft jedes Mal ähnlich ab. Zuerst lachen wir alle herzlich, wenn ich eine Tüte Bonbons, Schokolade, Kekse oder andere Leckerbissen zeige, nach denen die Menschen oft Gelüste haben. Das kann besonders lustig sein, wenn ich vor einem sehr gesundheitsbewussten Publikum sitze und die Leute zugeben, dass sie Lust auf dieses Junkfood haben. Ich lasse die Tüte herumgehen und die Teilnehmer ihre Lieblingsleckerei herausnehmen. Dann sollen sie diese betrachten, daran riechen und was auch immer sonst tun, damit sich ihre Gelüste verstärken. Dann frage ich einige Freiwillige, ob sie auf der Bühne an ihren Gelüsten arbeiten möchten, um diese zu reduzieren.

Als Erstes bitte ich die Teilnehmer, die Intensität ihrer Gelüste auf einer 0–10-Skala zu beschreiben und zu sagen, was ihnen besonders an der Süßigkeit oder Schokolade auffällt. Ich bekomme sofort Antworten wie:

»Meine Gelüste sind auf 10. Das duftet so gut … kann ich da mal reinbeißen? Ich liebe Snickers-Riegel und bin sehr hungrig!«

»Es ist eine 8. Ich hatte nicht viel zum Mittagessen, und das würde mich wirklich satt machen.«

»Ich bin auf 10. Ich kann gar nicht aufhören, daran zu denken – dürfen wir das zum Schluss auch essen?«

Es wird noch ein bisschen weitergelacht, denn es ist offensichtlich, dass diese freiwilligen Teilnehmer diese Leckereien unbedingt essen wollen!

Und wir beginnen mit dem ganz allgemeinen Klopfen – *Auch wenn ich wirklich Gelüste auf ______________________ habe, akzeptiere ich mich voll und ganz.* Und dann klopfen wir uns einige Runden lang durch die Punkte.

Das lässt diese Gier – dieses fast wahnhafte Essverlangen – normalerweise schwächer werden, und Sie können diese Art des Klopfens nutzen, wann immer es Sie nach etwas gelüstet. Beginnen Sie mit dem ganz allgemeinen, grundlegenden Klopfen, um den Körper zu beruhigen.

Sobald wir ein paar Runden geklopft haben, kann man die Freiwilligen auf der Bühne sehen, wie sie tief durchatmen und körperlich zur Ruhe kommen. Die nächste Frage, die ich normalerweise stelle, lautet: »Wenn hinter diesen Gelüsten eine Emotion stecken würde – welche wäre das?«

Klopftipp: An Gelüsten arbeiten

Sie können oft erstaunliche Ergebnisse und einen Rückgang Ihrer Gelüste erleben, wenn Sie einfach klopfen: *Auch wenn ich Gelüste auf ______________ habe, akzeptiere ich mich voll und ganz.* Wiederholen Sie diesen Ablauf so lange, bis Ihre Gelüste nachgelassen haben.

Aber es ist auch wichtig, eine Stufe weiterzugehen – und die Emotion hinter den Gelüsten zu untersuchen. Wenn wir nicht zur Ursache der Gelüste und damit zur eigentlichen Ursache vordringen, ist es wahrscheinlich, dass dieses Verlangen einige Stunden oder Tage später wieder auftaucht.

Sicherlich können Sie die Gelüste jedes Mal niederklopfen. Aber warum sollten Sie nicht die Emotion im Vornhinein in den Griff bekommen und die Gelüste ein für alle Mal loswerden?

Wenn sich Leute auf die Emotionen hinter den Gelüsten einstimmen, verwandelt sich ihr Lachen oft in Tränen. Viele von uns benutzen das Essen, um negative Emotionen, Ereignisse und den Stress im Leben insgesamt zu unterdrücken oder zu dämpfen. John, der auf der Bühne an seinen Essgelüsten arbeiten wollte, sagte, dass eine tiefe Traurigkeit dahintersteckte. Mark, ebenfalls ein Freiwilliger, empfand eine unbegründete Wut, wenn er an seine Gelüste dachte.

Und Rick erzählte (ja, alle drei Freiwilligen, die an jenem Wochenende auf der Bühne standen, als ich am Omega-Institut arbeitete, waren Männer – was wirklich selten ist!), dass er Angst vor dem Unbekannten hatte.

Wir machten weiter, konzentrierten uns auf diese darunter liegenden Emotionen, Ereignisse und Muster und ignorierten die Essgelüste praktisch völlig. Die Dinge, mit denen wir uns auseinandersetzten, waren die gleichen wie im restlichen Buch: Kindheitsthemen, Stress, Gefühle der Überforderung und Angst. Nachdem wir etwa zwanzig Minuten lang geklopft hatten, bat ich alle drei Männer, nochmals ihre alten Essgelüste zu überprüfen. Und siehe da, die Gelüste waren verschwunden!

Meine Freundin Carol Look pflegt zu sagen: »Es geht nicht ums Essen!« Das Essen verdeckt oder maskiert das, was tatsächlich unter der Oberfläche abläuft. Wenn Sie sich mit den zugrunde liegenden Mustern, Emotionen, Ereignissen und Glaubenssätzen befassen, kann Ihre Beziehung zum Essen sich auf ein viel gesünderes Niveau bewegen.

ÜBUNG: Essgelüste drosseln

Stellen Sie wenn möglich die Speise Ihrer Wahl vor sich hin, um sie sehen zu können. Und wenn es nicht ums Essen geht, sondern um andere Gelüste – nach einem Glas Wein oder einer Zigarette zum Beispiel –, können Sie auch damit arbeiten. Falls keine Speise da ist, auf die Sie Lust haben, stellen Sie sie sich einfach vor.

Wie riecht das Essen, nach dem Sie verlangen? Halten Sie das Lebensmittel in der Hand – wie fühlt es sich an? Betrachten Sie es aus der Entfernung und nehmen Sie alle Aspekte auf. Gefällt es Ihnen, wie es aussieht? Verwenden Sie alle diese Elemente beim Klopfen.

Überlegen Sie auch, wie Sie zu dieser Speise kommen. Müssen Sie irgendwo hingehen, um sie zu kaufen? Müssen Sie sie auspacken? (Manche Menschen sind aufgeregt, wenn sie nur das Rascheln der Verpackung hören.) Gibt es ein Geräusch, das Sie damit assoziieren (das Brutzeln beim Kochen oder das Knacken, wenn man hineinbeißt)? Nutzen Sie sämtliche Aspekte für Ihr Klopfen.

Wenn Sie eine Runde geklopft und weniger Gelüste haben, kehren Sie wieder zu Ihrer Leckerei zurück und riechen Sie nochmals daran. Hat sich der Geruch verändert? Kosten Sie wenn möglich ein Krümelchen oder nehmen Sie einen Schluck. Hat sich der Geschmack verändert? Haben sich Ihre Gelüste weiter verstärkt, oder stellen Sie fest, dass Sie es essen oder auch einfach stehen lassen könnten?

Manchmal tauchen solche Gelüste bei Stress auf. Wenn Sie das nächste Mal von Gelüsten überwältigt werden, halten Sie inne und machen Sie ein bisschen Detektivarbeit. Mit wem waren Sie gerade zusammen oder was ist gerade zuvor passiert, bevor das Verlangen auftauchte? Was war Gesprächsthema? Über was haben Sie gerade nachgedacht? Häufig stillen wir unsere Gelüste, ohne überhaupt bewusst zu erkennen, dass sie durch etwas Spezielles ausgelöst wurden.

> Wenn Sie den Auslöser herausfinden, können Sie direkt zu den dadurch ausgelösten Gefühlen klopfen – und so die Gelüste sehr wahrscheinlich komplett übergehen.

Sie müssen in die Gänge kommen …

Sharon, eine Mutter zweier Kinder aus Maine, teilte mir mit, dass sie sich über die Fortschritte beim Abnehmen Gedanken machte. Sie hatte einen Ernährungsplan gefunden, der sich für sie gut anfühlte und funktionierte, wenn auch nicht so schnell wie gewünscht.

Nach dem notwendigen Klopfen zu ihrem Stress und den Gefühlen der Überforderung in Bezug auf Diäthalten, Abnehmen, ihren Körper usw. fragte ich sie: »Wie sieht es mit körperlicher Bewegung aus?«

Sie schaute verlegen nach unten und sagte: »Oh … ich trainiere wirklich nicht gerne.« Ich lächelte zurück und sagte nichts, als sie weiterredete.

»Ich weiß, ich weiß. Ich muss mich sportlich betätigen, das ist gut für mich, und ich nehme viel schneller und besser ab«, sagte sie. »Ich bin gerne laufen gegangen, aber jetzt bin ich so plump und schwer, dass ich mich einfach komisch fühle, wenn ich es versuche.«

Damit hatten wir unseren Startpunkt fürs Klopfen: *Ich fühle mich komisch, wenn ich versuche zu laufen.* Ich ließ sie einschätzen, wie zutreffend sich das auf einer Skala von 0 bis 10 anfühlte, und sie antwortete, es sei eine 8. Also begannen wir mit dem Klopfen zu der Aussage *Auch wenn ich mich komisch fühle, wenn ich versuche zu laufen, akzeptiere ich mich voll und ganz* und wiederholten dies ein paarmal. Sie sagte dann: »Eigentlich sind es meine Beine, die sich plump und schwer anfühlen.« Dann klopften wir dazu, bis sie sagte: »Mein Körper fühlt sich leichter an … ich kann es … ich kann ein bisschen laufen gehen.« (Achten Sie darauf, wie viele in diesem Kapitel den Begriff »leichter« benutzen, wenn sie beim Thema Abnehmen ihren Körper nach dem Klopfen beschreiben! Ist das Zufall? Ich glaube nicht!)

Es gibt drei Möglichkeiten, wie ich den Widerstand gegenüber körperlicher Bewegung normalerweise angehe:

1. **Beschreiben Sie, wie Sie sich fühlen, wenn Sie an eine sportliche Betätigung denken, und klopfen Sie dazu.** Vielleicht sagen Sie: »Ich bin faul und möchte mich nicht bewegen.« Oder: »Es ist zu schwierig, und ich hasse es, zu schwitzen.« Oder: »Das ist zu viel Aufwand.« Egal was Ihnen dazu einfällt – klopfen Sie dazu. Lesen Sie auch den gleich folgenden Kasten »Fragen Sie sich«, in dem weitere Hindernisse aufgelistet sind, die einem im Weg stehen können, wenn es um körperliche Bewegung geht.
2. **Klopfen Sie einfach zu der Aussage *Auch wenn ich keinen Sport machen will, akzeptiere ich mich voll und ganz.*** Es ist zwar immer besser, präziser zu formulieren, aber wenn ich faul bin (und manchmal nicht tiefer nachforschen möchte und die Grundursache von sämtlichen Lebensthemen herausfinden will!), benutze ich eine solche allgemeine Aussage. Wenn ich so ein paar Runden klopfe, kommt die Energie in Bewegung und ich lande als Nächstes auf dem Laufband oder der Yogamatte.
3. **Bestimmen Sie die Grundursache.** Dies ist offensichtlich der effektivste und dauerhafteste Weg, um Ihren Widerstand gegen sportliche Betätigung anzugehen. Ich zeige Ihnen in der folgenden Geschichte mit Sharon ein Beispiel für eine Grundursache. Und auf den nächsten Seiten wenden wir uns allen möglichen Grundursachen bezüglich Abnehmen, Sport, Körperbild usw. zu.

FRAGEN SIE SICH … Einschränkende Glaubenssätze in Bezug auf Sport

Trifft eine der folgenden Aussagen auf Sie zu? Bestimmen Sie den Satz, der auf Sie zutrifft, bewerten Sie ihn auf der Skala und klopfen Sie dazu!

- Wenn ich mit Sport anfange, muss ich immer Sport treiben.
- Ich bin einfach keine Sportskanone.

- Es dauert mir zu lange.
- Ich kann mir keinen persönlichen Trainer leisten.
- Ich kann mir keine Mitgliedschaft im Fitnessstudio leisten.
- Ich habe zu viel zu tun.
- Ich bin oft auf Geschäftsreise und kann keinen Sport regelmäßig ausüben.
- Ich bin zu müde – ich habe nicht die Kraft, um Sport zu treiben.
- Wenn ich mehr Energie hätte, müsste ich mehr Verantwortung übernehmen.

Dies sind nur einige Beispiele. Arbeiten Sie mit diesen Aussagen oder finden Sie Ihre speziellen einschränkenden Glaubenssätze heraus.

Nachdem ich mit Sharon das allgemeine Klopfen durchgeführt hatte – dazu, dass sich ihr Körper plump und schwer anfühlte – und sie sich eher zum Trainieren bereit fühlte, wollte ich noch näher auf dieses Thema eingehen. Ich bat sie, die Augen zu schließen und sich vor dem Spiegel mit ihrem perfekten Gewicht zu sehen, wobei sie die »engen Jeans« trug, von denen sie mir erzählt hatte. Ich konnte sie lächeln sehen, als sie sich vorstellte, wie sie in ihre engen Jeans passte, bis ich fragte: »Gibt es bei diesem Gewicht irgendeinen Nachteil?« Das Lächeln verschwand, als sie rasch antwortete: »Mein Mann wird mir mehr Aufmerksamkeit schenken, und das will ich nicht.«

Sharons Beziehung zu ihrem Mann war schwierig. Von Intimität war schon lange keine Rede mehr, und sie war mit ihm im Großen und Ganzen nicht glücklich. Einige Jahre lang hatte sie überlegt, sich scheiden zu lassen, war aber bei ihm geblieben wegen der zwei Kinder und weil sie glaubte, dass es besser wäre, wenn die Eltern zusammenblieben. Sie hatte Angst, dass sie durch das Abnehmen – und ein besseres Aussehen und größeres Wohlbefinden – sein sexuelles Interesse erneut erregen würde, und sie hatte kein Interesse daran, mit ihm auf diese Weise zusammenzukommen.

Ihre Beziehungsthemen mussten sicherlich noch angegangen werden, aber da wir uns auf ihr Gewicht und ihren Widerstand gegen Sport konzentrierten, begannen wir, zu Folgendem zu klopfen:

Auch wenn ich nicht abnehmen will, weil mich mein Mann dann anziehend findet, akzeptiere ich mich voll und ganz.

Auch wenn es nicht sicher ist, in meine engen Jeans zu passen, entscheide ich mich dafür, mich jetzt sicher zu fühlen.

Auch wenn ich nicht möchte, dass mich mein Ehemann wahrnimmt, akzeptiere ich mich voll und ganz.

Nach einigen Klopfrunden bat ich sie, das gleiche Bild zu visualisieren – sie stand in ihren engen Jeans vor dem Spiegel – und mir mitzuteilen, was sie sah und empfand.

»Es fällt mir leicht, meinem Mann zu sagen, dass ich nicht interessiert bin, und ich fühle mich dabei sicher«, sagte sie. »Und wer weiß? Wenn ich besser aussehe und mich besser fühle, habe ich vielleicht mehr Energie für die Beziehung, und die Situation könnte sich verbessern.«

Der nächste Schritt bestand für Sharon darin, sich mit ihrer Beziehung zu befassen – mit ihren Gefühlen und ihrem Ehemann – und den Stress und die damit verbundenen negativen Gefühle loszulassen. Aber sie hatte zumindest den ersten Schritt gemacht und dafür gesorgt, dass sie vorwärts kam, und zwar buchstäblich und zugleich auf energetischer Ebene!

Ein paar Wochen später berichtete Sharon:

Ich habe mit dem Laufen angefangen. An vielen Tagen kann ich die ersten elf Minuten am Stück laufen, ohne anzuhalten und zu gehen. Aber heute bin ich 15 Minuten am Stück gelaufen! Das fühlte sich wie eine riesige Leistung an, denn auf meiner Rennstrecke liegen die Minuten 12 bis 15 an einem ansteigenden Hügel. Das war ein fantastisches Gefühl!

Ich habe mich heute auch gewogen. Ich habe schon 13 Pfund abgenommen und das Gewicht bereits über eine Woche lang und über Neujahr gehalten! Darüber freue ich mich!

FRAGEN SIE SICH ... Vor- und Nachteile von sportlicher Betätigung

Erinnern Sie sich an Kapitel 4, als wir uns mit den Vor- und Nachteilen von Veränderungen befassten? Finden Sie heraus, ob eine der nachfolgend aufgeführten Aussagen auf Sie zutrifft. Wenn ja, klopfen Sie dazu. Was ist der Nachteil von Fitnesstraining oder körperlicher Bewegung?

- Ich habe dann keine Zeit mehr, um mich zu entspannen.
- Das ist teuer – ich muss eine neue Ausrüstung oder Kleidung kaufen oder ins Fitnessstudio gehen.
- Mehr Energie bedeutet, dass ich mehr Arbeit und Verantwortung übernehme.
- Ich habe dann keine Zeit mehr für etwas anderes.
- Ich könnte mich verletzen.

Was ist der Vorteil, wenn ich es so belasse?

- Ich muss mit der Familie keine Termine abstimmen.
- Ich kann mich entspannen und erholen.
- Man erwartet von mir nicht, dass ich neue und ungewohnte Dinge ausprobiere.
- Ich blamiere mich bei diesem Training nicht und fühle mich nicht unwohl.
- Ich brauche mich nicht wie ein Versager zu fühlen, wenn ich wieder aufhöre.

Sobald Sie Ihre bestimmten Vor- und Nachteile herausgefunden haben, können Sie gezielt dazu klopfen.

Ihr Gewichtsabnahme-Bild: der Klopfbaum

Erinnern Sie sich an den Klopfbaum? Wir werden einen Baum zum Thema Abnehmen erstellen, um die Nebenwirkungen, Emotionen, Erlebnisse und Glaubenssätze herauszufinden, die auf Sie in Bezug auf Gewicht, Essen, Ihren Körper, Sport und anderes zutreffen.

Sie können sich einen Blanko-Klopfbaum unter www.thetapping solution.com/tree ausdrucken oder Ihren eigenen Klopfbaum zeichnen.

Auf der folgenden Seite habe ich einige Beispiele dafür aufgeführt, was in jede Kategorie passen könnte. Nehmen Sie diese Beispiele als Ausgangspunkte, um Ihren eigenen Baum zu beschriften.

Die Blätter (Nebenwirkungen)

Fünf Kilo zusätzlich
Niedrige Energie
Cellulite
Ich bin fett!
Keine Muskeln
Die Kleidung passt nicht
Werde leicht müde
Bekomme kaum Luft
Negatives Selbstbild

Die Äste (Emotionen)

Wut
Trauer
Verlegenheit
Selbstvorwürfe
Versagen
Angst davor, beurteilt, abgelehnt zu werden

Der Stamm (Ereignisse)

Der Moment, als mir John sagte, dass ich fett bin
Der Moment, als mir meine Mutter sagte, dass ich nicht so viel essen sollte
Der Moment, als jeder zum Tanzen aufgefordert wurde, nur ich nicht

Der Moment, als ich nicht mehr in meine Lieblingsjeans passte
Der Moment, als mir mein Mann sagte, dass ich nicht mehr so wie vor zwanzig Jahren aussehe
Der Moment, als mein Trainer sagte, dass ich nicht hart genug trainieren würde

Die Wurzeln (einschränkende Glaubenssätze)

Ich kann nicht abnehmen – ich habe es bereits probiert.
Es ist schwer abzunehmen.
Es liegt in meinen Genen.
Ich habe einfach »schwere Knochen«.
Man muss verzichten, um abzunehmen. Ich bin verletzlich, wenn ich abnehme.

Denken Sie daran, dass Glaubenssätze durch Erfahrungen und Botschaften entstehen, die wir im Laufe unseres Lebens machen beziehungsweise empfangen. Wir benutzen dieses »Beweismaterial«, um unsere Glaubenssätze aufrechtzuerhalten. Wenn wir durch Klopfen dem Glaubenssatz den »Boden unter den Füßen wegziehen«, können wir neue Glaubenssätze entwickeln, um neu entscheiden zu können, wie wir unseren Körper ernähren und bewegen.

Auf den folgenden Seiten werde ich einige einschränkende Glaubenssätze ausführlicher behandeln, entscheiden Sie, ob diese auf Sie zutreffen oder nicht.

Einschränkender Glaubenssatz Nr. 1 – Ich kann nicht abnehmen

Wenn Sie häufig erfolglos versucht haben, eine Diät zu machen, stellen Sie vielleicht fest, dass Sie den starken Glaubenssatz haben, nicht abnehmen zu können. Sie glauben vielleicht, dass Sie nur so und so viel abnehmen oder überhaupt nicht abnehmen können. Wenn Sie nicht glauben, Erfolg haben zu können, ist es leicht, eine »Ist mir doch egal«-Haltung einzunehmen. Diese Einstellung wird ihr Bedürfnis sabotieren, gesund zu essen und sich zu bewegen, bis es schließlich ein ständiger Kampf zu sein scheint, Fortschritte zu erzielen!

Auch wenn ich das schon zuvor ausprobiert habe und es nicht funktioniert hat ...
Auch wenn es für mich unmöglich ist, abzunehmen ...
Auch wenn ich keinen Grund sehe, warum ich mich da erneut durchquälen soll – das ist mir doch egal ...

Oder Sie glauben vielleicht, dass Sie nicht abnehmen können, weil jeder in Ihrer Familie mit Gewichtsproblemen zu kämpfen hat und das bei Ihnen nicht anders ist. Oder man hat Ihnen mal gesagt, dass Sie einen langsamen Stoffwechsel hätten, und seitdem glauben Sie, dass Ihr Körper nicht abnehmen will.

Auch wenn niemand in der Familie abnehmen kann und ich auch nicht ...
Auch wenn mein Stoffwechsel so langsam ist, dass ich nicht abnehmen kann ...
Auch wenn mein Körper anders ist als der von allen anderen und an seinem Gewicht festhält, akzeptiere ich mich voll und ganz.

Einschränkender Glaubenssatz Nr. 2 – Abnehmen ist schwer

Es ist leicht zu erkennen, warum das ein Glaubenssatz sein kann – es gibt ja schließlich jede Menge Beweise dafür! Sie brauchen sich nur vor Augen zu halten, wie sehr Sie sich angestrengt haben, um den letzten Diätplan durchzuhalten – vor allem als es darum ging, Gerichte zuzubereiten, mit denen Sie nicht vertraut waren und für die Sie alle Zutaten abmessen und abwiegen und neue Zubereitungsmethoden lernen mussten. Und obendrein sollten Sie auch noch Sport treiben! Wir müssen neue Gewohnheiten entwickeln und wir alle wissen, wie schwierig das ist (ein weiterer einschränkender Glaubenssatz). Die Gründe, weshalb Sie abnehmen und gesund sein wollen, verlieren ihre Kraft im Vergleich zu den Gründen, die dagegen sprechen!

Das ist ideal zum Klopfen, denn das Klopfen hilft bei den Frustrationen, die oft in den Anfangsphasen von neuen Lernprozessen aufkommen. Wenn Sie zu den Gefühlen klopfen, die auftauchen, wenn Sie sich außerhalb Ihrer Komfortzone befinden, können Sie hier lange genug verweilen, damit sich das Neue in etwas Vertrautes verwandelt!

Auch wenn es zu schwer ist abzunehmen …
Auch wenn ich mich nicht so anstrengen will …
Auch wenn es zu aufwendig ist, das alles geregelt zu bekommen …
Auch wenn ich nicht glaube, dass ich das durchhalten werde, akzeptiere ich mich voll und ganz.

Einschränkender Glaubenssatz Nr. 3 – Man muss verzichten, um abzunehmen

Sie denken wahrscheinlich, dass dieser Glaubenssatz zutrifft, weil Sie das so erlebt haben – und genau das verstärkt auch jede Diät. Auch wenn Sie eine Diät ausprobiert haben, bei der es gestattet ist, hier und da einmal eine Leckerei zu essen, werden Sie sich in den meisten Fällen bei bestimmten Dingen einschränken müssen. Bei den meisten von uns lässt das zahlreiche Gefühle aufsteigen – und das sind alles perfekte Klopfziele! Klopfen Sie zum Thema Angst, Frustration, Wut und Rebellion. Legen Sie los und schimpfen Sie auch kräftig, während Sie klopfen!

Auch wenn ich nicht abnehmen kann, wenn ich nicht auf Süßigkeiten verzichte …
Auch wenn ich nicht so viel essen kann, wie ich will …
Auch wenn ich beim letzten Mal, als ich abnahm, das Gefühl hatte, auf etwas verzichten zu müssen, und ich das wieder so erleben muss …
Auch wenn ich Angst davor habe, etwas entbehren zu müssen …
Auch wenn es mich verrückt macht, dass ich nicht haben kann, was ich will, akzeptiere ich mich voll und ganz.

Einschränkender Glaubenssatz Nr. 4 – Ich bin verletzlich, wenn ich abnehme

Erinnern Sie sich an Kapitel 4, als wir all die versteckten Gründe aufgedeckt haben, warum Veränderungen riskant sein können? Diese verborgenen Warum-nicht-Gründe spielen beim Abnehmen eine große Rolle. Wenn Sie nicht daran arbeiten, diese loszulassen, werden Sie nicht den erhofften Erfolg haben.

Auch wenn Sie auf der bewussten Ebene abnehmen möchten, hat das Unbewusste möglicherweise seine eigenen Gründe, um das Gewicht beizubehalten. Diese sind nicht immer offensichtlich, und es ist vielleicht ein bisschen Detektivarbeit erforderlich, um sie ans Licht zu bringen. Beispielsweise könnte bei einer Missbrauchsgeschichte oder einem entsprechenden Trauma Übergewicht als Abwehrmechanismus dienen. Es kann sich sicherer anfühlen, wenn man sich mit diesen zusätzlichen Pfunden schützt. Wenn Sie anfangen abzunehmen, fühlen Sie sich vielleicht angreifbar und bloßgestellt.

Auch wenn ich Angst davor habe, ungewünschte Aufmerksamkeit zu erregen …
Auch wenn ich nicht in der Lage bin, mich zu schützen, wenn ich abnehme …
Auch wenn ich dieses zusätzliche Gewicht nicht mehr habe und man mich wieder verletzen könnte …

Wir haben durchaus das Bedürfnis, uns zu schützen. Das gehört zu unserem Überlebensplan. Wenn das Abnehmen Ihre Beziehungen zu anderen Menschen zu bedrohen scheint, ist es für Sie besser zu glauben, dass Gesundwerden einem Kampf gleichkommt. Die Veränderungen, die wir vornehmen, wirken sich auf unser Umfeld aus und führen häufig dazu, dass andere versuchen, unsere besten Bemühungen zu sabotieren.

Auch wenn meine Mutter/mein Mann/meine beste Freundin/mein bester Freund wütend/eifersüchtig sein werden, wenn ich abnehme …

Auch wenn meine Familie es mir immer schwer macht, wenn ich nicht mit ihr esse …
Auch wenn ich wie jeder andere sein und einen Nachtisch bestellen möchte, wenn wir ausgehen …

Das Aufrechterhalten einer stabilen Identität ist einer der stärksten Antriebsmechanismen in unserem Wesen. Dieses subtile Gleichgewicht kann leicht gestört werden, wenn man eine große Veränderung vornimmt. Wer werden Sie sein, wenn Sie abgenommen haben? Was haben Sie gesagt, was Sie in Ihrem Leben unternehmen würden, wenn Sie abgenommen haben – wieder auf die Schule gehen, Fallschirmspringen, auf der Bühne singen? Was ist, wenn Sie dazu noch nicht bereit sind? Hier ist eine Strategie: Klopfen Sie zu den Glaubenssätzen, die Sie davon abhalten, ein gesundes Leben zu führen. Dann können Sie eine eigenständige Entscheidung treffen – und eine eigenständige Klopfrunde machen –, ob Sie diese anderen Veränderungen vornehmen möchten oder nicht.

Auch wenn ich Angst davor habe, größere Veränderungen in meinem Leben vorzunehmen, wenn ich abnehme …
Auch wenn ich nicht weiß, wer ich dann bin, wenn ich abnehmen würde …
Auch wenn ich davor Angst habe, immer noch unglücklich zu sein, wenn ich abgenommen habe – und was dann? –, akzeptiere ich mich voll und ganz.

Dies sind lediglich ein paar der häufigsten einschränkenden Glaubenssätze, mit denen Leute konfrontiert sind, wenn sie abnehmen wollen. Wahrscheinlich hat mindestens ein Glaubenssatz bei Ihnen Widerhall gefunden. Wenn das nicht so ist und Sie gerne abnehmen würden, legen Sie los und tauchen Sie tiefer in Ihre eigenen Erfahrungen ein, um herauszufinden, was genau bei Ihnen abläuft. Wenn Sie tiefer nachforschen, sollten Sie sich vielleicht auch mit Ihren Eltern darüber unterhalten, wie Sie als Kind waren (und wie es die Eltern erlebt haben, wenn Sie zu- oder abgenommen haben), oder tauschen Sie sich mit einer Freundin oder einem Freund etc. darüber aus.

ÜBUNG: Ihr Abnehm-Klopfbaum

Legen Sie los und beschriften Sie Ihren Klopfbaum zum Thema Abnehmen. Denken Sie daran, dass Sie sich einen Blanko-Klopfbaum unter www.thetappingsolution.com/tree herunterladen können.

Wahrscheinlich gibt es viel auszufüllen, aber lassen Sie sich davon nicht überwältigen! Nehmen Sie lieber nur einen Schritt auf einmal. Sie sollten wissen, dass sich enorm viel verändert, wenn Sie sich durch die verschiedenen Bestandteile dieses Baums durchklopfen. Und dabei geht es nicht nur um das Abnehmen, sondern um alle Bereiche Ihres Lebens.

KAPITEL 9
LIEBE UND GESUNDE BEZIEHUNGEN ENTSTEHEN LASSEN

Unsere Eltern, Kinder, Ehepartner und Freunde werden immer wieder alle unsere Knöpfe drücken, bis wir das erkennen, was wir noch nicht über uns herausfinden wollten. Sie werden uns jedes Mal auf unsere Freiheit hinweisen.
BYRON KATIE

Es war Liebe auf den ersten Blick.

Eigentlich stimmt das nicht. Das »Auf den ersten Blick« geschah, als sie zehn Jahre alt war.

Jahre später fand ich heraus, dass es für sie Liebe auf den ersten Blick war – sie war total in mich verliebt –, aber ich war ein viel zu cooler Achtzehnjähriger, der (aus vielerlei Gründen) die beste Freundin meiner Schwester nicht wahrnahm.

Als wir fünfzehn Jahre später wieder zusammenkamen, war es definitiv *wie* Liebe auf den ersten Blick. Oder zumindest war Interesse vorhanden, aber es war nicht wirklich auf den ersten Blick.

Und dann hat das Klopfen alles verändert.

Gut, gehen wir ein bisschen in der Zeit zurück, und ich werde Ihnen erzählen, was passierte. Vor einigen Jahren war ich zum ersten Mal nach sechs Jahren wieder Single. Ich hatte eine feste Beziehung mit einem wunderbaren Menschen gehabt – aber die Dinge hatten sich einfach nicht wie gewünscht entwickelt. Auch wenn ich wusste, dass es letztendlich die richtige Entscheidung war, getrennte Wege zu gehen, machte es die Sache nicht gerade einfacher.

Wenn man etwas weiß und sich denkt, dass es der richtige Schritt ist, oder wenn man intuitiv erfasst, dass die Richtung stimmt, bedeutet das nicht unbedingt, dass der Herzschmerz wesentlich geringer ist. Wenn eine Beziehung endet, müssen so viele Dinge im Leben wieder in Ordnung gebracht werden. Da gibt es so viele Veränderungen und so viel Unsicherheit. Es gibt keinen Erwachsenen, der diesen Herzschmerz und alles, was dazugehört, nicht schon einmal erlebt hat. Und genau in dieser Situation befand ich mich damals.

Das Schöne am Klopfen in dieser Situation ist, dass es sich perfekt mit dem natürlichen Heilprozess verbindet. Ich glaube nicht, dass man eine lange Beziehung beenden kann, indem man eine Stunde lang klopft, sodass es einem am anderen Tag dann gut geht. Aber ich glaube, dass man das Klopfen dazu nutzen kann, um den Trauerprozess und den Prozess des Loslassens viel rascher zu durchlaufen.

Ohne Klopfen ist man von einem oder einer früheren Geliebten vielleicht jahrelang besessen. Vielleicht ärgern Sie sich noch immer über Ihren früheren Partner oder Ihre Partnerin und bringen den Ballast – den Schmerz und die negativen Erlebnisse – in die nächste Partnerschaft hinein. Das Klopfen kann Ihnen dabei helfen zu vergeben, loszulassen und weiterzugehen.

Da stand ich also, war wieder Single und fragte mich, was als Nächstes passieren würde. Wie sollte ich weitermachen? Sollte ich mich auf eine neue Beziehung einlassen? Was ist bei meiner letzten Beziehung schiefgelaufen? Muss ich mich verändern? War es meine Schuld?

Üblicherweise stellt man sich immer und immer wieder diese Fragen – ohne echte Antworten, Ergebnisse oder einen Abschluss zu finden. Aber ich stellte mir natürlich die Fragen und verwendete dazu EFT. Als ich beispielsweise an eine neue Beziehung dachte, tauchten bestimmte Gedanken, Glaubenssätze und Emotionen auf.

Ich bin 31 Jahre alt – wo finde ich überhaupt eine neue Partnerin?
Muss ich online gehen? Es ist so peinlich, ein Profil anzulegen und ein Bild auszusuchen.
Bäh. Ich mag mich dem eigentlich nicht wieder aussetzen …

Also klopfte ich.

Auch wenn ich Stress habe, eine neue Partnerin zu finden, akzeptiere ich mich voll und ganz.
Auch wenn ich nicht bereit bin, mich da draußen anzupreisen … muss ich online gehen? Das ist so peinlich …, akzeptiere ich mich voll und ganz.
Auch wenn ich mich dem eigentlich nicht aussetzen mag, akzeptiere ich mich voll und ganz.

Achten Sie darauf, dass ich das Klopfen hier in der einfachsten Form durchgeführt habe: Man nimmt genau die Formulierungen, die einem in den Sinn gekommen sind, und verwandelt sie in Klopfsätze.

Als ich klopfte, spürte ich, wie ich mich entspannte. Bald fand die kognitive Veränderung statt.

»Ach, es kann doch Spaß machen, sich ein paarmal zu verabreden! Ich bin sicher, dass ich interessante Leute treffen werde. Und falls es eine Katastrophe wird, kann ich wenigstens mit meinen Freunden darüber herzlich lachen!«

Ich setzte EFT in dieser Phase umfassend ein, um zu heilen, loszulassen und voranzukommen. Ich klopfte zu einer großen Themenvielfalt. Als ich einige Monate damit verbracht hatte, wieder auf die Füße zu kommen, jeden Tag zu klopfen und mir ein neues Leben aufzubauen, stellte ich fest, dass ich bereit und willig war, wieder rauszugehen. Ich erspare Ihnen die Einzelheiten meiner ersten Bekanntschaften, denn hierzu gab es keine Klopflektionen! Aber mit der neu gefundenen Energie, die ich über das Klopfen erhielt – und einem echten Ziel, nämlich in meinem Leben voranzukommen und die ideale Person für mich zu finden –, kam mir eine seltsame Idee.

FRAGEN SIE SICH ... Welche Ängste haben Sie, wenn Sie einen neuen Partner finden wollen?

Sehen Sie sich die Liste der folgenden einschränkenden Glaubenssätze an und stellen Sie fest, ob einer von ihnen bei Ihnen Widerhall findet. Sie können versuchen, die Sätze laut zu sagen, um sich darauf einzustimmen und sie auf der 0–10-Skala zu bewerten, wobei 10 anzeigt, dass dieser Satz voll auf Sie zutrifft.

- Ist mir doch egal! Das funktioniert sowieso nicht.
- Ich bin nicht attraktiv/schlank/reich/interessant genug.
- Es dauert zu lange.
- Ich habe keine Ahnung, wie ich es anstellen soll, einen Partner oder eine Partnerin zu finden.
- Ich habe Probleme, Leute kennenzulernen.
- Ich bin zu wählerisch/alt/eingefahren/beschäftigt.
- Ich habe Kinder.
- Meine Arbeit ist zu anstrengend.
- Ich habe keine Zeit für einen Partner.

Erinnern Sie sich an das Mädchen, das ich zu Anfang des Kapitels erwähnte und das ich seit fünfzehn Jahren kannte? Ihr Name war Brenna, und sie war die ganze Zeit die beste Freundin meiner Schwester Jessica. Wir kannten uns allerdings nur flüchtig. Ich sah sie im Haus, wenn ich heimkam, um meine Eltern und Jessica zu besuchen, und gelegentlich hörte ich, was sie für Pläne hatte. Auch wenn ich sie attraktiv fand, standen wir uns nie wirklich nahe. Aber aus irgendeinem Grund fragte ich Jessica, wie es Brenna ging – und ob sie einen Partner hätte. Ein bisschen zögerlich sagte Jessica, dass Brenna allein sei. Und ich fragte sie, was sie davon hielt, wenn sie meine Partnerin würde.

An diesem Punkt bedeutete der Altersunterschied von acht Jahren sehr wenig. Ich überlegte, ob ich es vielleicht ausnutzen konnte, dass sie im Alter von zehn Jahren in mich verliebt war. Obgleich Jessica der Gedanke anfänglich unangenehm war, dass ihre beste Freundin mit ihrem ältesten Bruder zusammenkam, sagte sie, dass wir in vielerlei Hinsicht gut zueinanderpassen würden.

Ich folgte einem Impuls und erreichte Brenna über E-Mail. Wir verbrachten einige Zeit damit, uns zu unterhalten und die Verbindung wieder aufzunehmen, bis uns eine Reihe von Umständen nur einige Wochen später zusammenbrachte. Wir trafen uns auf einer Veranstaltung in New York, wo ich über das Klopfen sprach. Brenna hatte sich freiwillig gemeldet, um der EFT-Experten Carol Look zu helfen, die die Veranstaltung moderierte.

Es gab da in den ersten paar Tagen sicherlich einen Funken, aber der überzeugte mich nicht. »Brenna ist großartig und passt in vielerlei Hinsicht zu mir«, tauschte ich mich mit Carol aus, »aber ich glaube nicht, dass sie die richtige Frau für mich ist. Ich kann es nicht erklären, aber ich habe nicht das Gefühl, dass sie mir ihr Herz öffnet. Ich brauche jemanden, der in einer Beziehung total liebevoll und engagiert ist.«

Nach diesem Austausch mit Carol kam Brenna an diesem Tag auf mich zu und fragte mich, ob ich mit ihr in einer Einzelsitzung klopfen wollte. Sie wollte an einer früheren Beziehung arbeiten. Ich willigte ein, wechselte von der Haltung »Irgendwie mag ich dieses Mädchen« zu der Haltung »Ich tue alles, damit dieser Mensch heil wird« über, und wir begannen mit dem Klopfen.

Sie ließ mich wissen, dass ihre vergangene Beziehung sehr schmerzhaft gewesen war. Kurz gesagt, ihr Freund hatte sie betrogen, denn er befand sich gleichzeitig in einer anderen Beziehung, hatte nie richtig mit ihr Schluss gemacht und war insgesamt ein Trottel gewesen! Ich konnte ihren Schmerz spüren, wenn sie darüber sprach.

Wir begannen, genau zu dem Thema zu klopfen, über das wir gesprochen hatten – über ihre Geschichte. Das ist oft die einfachste Art und Weise, um die oberste Schicht von Schmerz und Verletzung aufzudecken, und um zu sehen, was wirklich los war. Wenn wir das tun, wenn wir klopfen und uns darüber austauschen, was in der Vergangenheit passiert ist, kommt es häufig vor, dass wir zu erkennen beginnen, dass die Themen tiefer reichen als die tatsächlichen Ereignisse. Wir beginnen dann, die darunter liegenden tieferen Wunden freizulegen.

Als sie sich mit mir darüber austauschte, was geschehen war und was sie dabei empfand, sagte sie, dass sie sich von der Art, wie er sie behandelt hatte, gedemütigt fühlte. Sobald sie *gedemütigt* sagte, konnte ich bestätigen, dass es ihre tiefsten Verletzungen und den Kern ihrer Wunden traf. Also begannen wir damit, vor allem zu diesem Gefühl zu klopfen.

Auch wenn ich mich durch die Ereignisse so gedemütigt fühle, akzeptiere ich mich voll und ganz.

Das Wort war solch ein Auslöser, dass wir uns immer wieder darauf konzentrierten und mit exakt der gleichen Formulierung viele Runden lang durchklopften. Wann immer Sie klopfen, halten Sie nach Schlüsselwörtern und Formulierungen Ausschau, die bei Ihnen voll und ganz Widerhall finden. So wie bei Judy, die – wie Sie sich erinnern werden – so furchtbar wütend auf ihren Vater war. Bei ihr reichte es aus, an diesem Gefühl zu arbeiten, um etwas Massives aufzulösen. Genauso war es bei Brenna – sie fühlte sich durch die Ereignisse gedemütigt. Dies löste eine Tränenflut und schließlich einen großen Erleichterungsseufzer aus.

Von dort aus klopften wir weiter an den Glaubenssätzen, die sie aus dieser Erfahrung heraus gebildet hatte, wie den Glaubenssatz »Ich kann Männern nicht vertrauen«. Man kann leicht erkennen, wie eine solch schmerzhafte Erfahrung diesen Glaubenssatz entstehen lassen kann. Wenn diese nicht aufgelöst und geheilt wird, wird die Person entweder die gleiche Situation noch mal kreieren oder sich von Beziehungen fernhalten, um Schmerz zu vermeiden.

Es war wunderschön mitanzusehen, wie sich Brenna entspannte und die Vergangenheit losließ. Sie teilte mir mit, dass es ihr so viel besser ging, und sie dankte mir für meine Zeit. Aber für mich war das nicht der faszinierendste und spannendste Teil des Geschehens. Was mich wirklich umwarf, war etwas, das etwa eine halbe Stunde später beim Abendessen geschah.

Wissen Sie noch, wie ich meinen Vorbehalt in Bezug auf Brenna äußerte, weil ich das Gefühl hatte, sie würde sich nicht öffnen? Als wir uns an diesem Abend zum Essen begaben, war ich schockiert, wie stark ich ihr offenes Herz wahrnehmen konnte. Meine Gefühle begannen sich sofort zu verändern. Es waren wahrscheinlich nicht mehr als zehn Minuten beim Abendessen, als ich mir sagte: »Diese Frau ist erstaunlich – ich bin gerade dabei, mich in sie zu verlieben.«

Was hatte sich in dieser einstündigen Klopfsitzung so verändert, dass sich meine Gefühle gegenüber Brenna so drastisch verändert hatten? Und warum ist diese Lektion so wichtig für Sie? Bevor wir gemeinsam klopften, hatte Brenna Angst davor, erneut verletzt zu werden. Sie brachte ihre negative Erfahrung aus der Vergangenheit in ihre gegenwärtige Realität hinein, was Auswirkungen auf ihr Verhalten, ihre Entscheidungen, ihre Äußerungen usw. hatte.

Das galt auch für mich, denn ich hatte Angst, in die Welt hinauszugehen, wieder Single zu sein und erneut diesen Herzschmerz zu erleben. Aber ich klopfte, und als Nächstes stand Brenna in meinem Leben. Brenna ging es ähnlich. Sie hatte Angst davor, wieder gedemütigt zu werden, und sie hatte Angst, dass sie mir nicht voll vertrauen konnte. Daher klopfte sie, und als Nächstes fanden wir uns in einer liebevollen festen Beziehung wieder.

Bei dieser ganzen Erfahrung war das Interessanteste für mich, wie extrem anders ich für Brenna empfand, als sie ihr Herz öffnete und die Vergangenheit losließ. Nichts hatte sich in Bezug auf ihr Aussehen, ihr Tun, ihre Persönlichkeit oder ihren Wesenskern verändert. Sie hatte alte Ängste einfach losgelassen und einen Teil ihrer selbst und ihr Herz geöffnet. Das hat bei mir alles verändert.

Brenna und ich heirateten am 22. September 2012. Wenn unsere Geschichte nicht ein Beweis für die Wirksamkeit des Klopfens ist, dann weiß ich auch nicht weiter!

Den Ballast überprüfen

Wir verstehen alle den Begriff Ballast, wenn es um Beziehungen geht. »Sie schleppt so viel Ballast mit sich herum.« »Ich würde mit ihm keine Beziehung eingehen, denn er trägt so viel Ballast mit sich herum.« Hier bezieht sich »Ballast« auf vorherige negative Erfahrungen, Ereignisse und Glaubenssätze, die in eine aktuelle Beziehung eingebracht werden.

Warum beziehen wir uns nie auf ein Kind, wenn wir von Ballast sprechen? Weil die meisten Kinder keinen haben! »Ballast« ist all das, worüber wir in diesem Buch gesprochen haben – die negativen Emotionen, die prägenden Ereignisse und die einschränkenden Glaubenssätze, die wir im Laufe unseres Lebens gesammelt haben und die wir die meiste Zeit mit uns herumtragen.

Bevor Brenna und ich zusammenkamen, schleppten wir beide den Ballast von unseren vergangenen Beziehungen mit uns. Und wenn wir nicht EFT eingesetzt hätten, um diesen Ballast loszuwerden, wären wir vielleicht nicht zusammengekommen. Noch schlimmer – wir wären vielleicht auf eine ungesunde Art und Weise zusammengekommen und hätten unseren Mist aus der Vergangenheit in die aktuelle Beziehung mit eingebracht.

Warum ziehen wir immer wieder die gleiche Art von Menschen an? Warum scheinen sich unsere Beziehungen so oft zu verschlechtern, wenn wir älter werden? Man möchte glauben, dass die Weisheit mit der Zeit und Erfahrung kommt, aber stattdessen werden viele Menschen immer abgestumpfter und wütender, umso mehr Beziehungsversuche sie unternehmen. Und das ist wiederum der ganze Ballast, den sie von Beziehung zu Beziehung und von Erfahrung zu Erfahrung aufgegriffen haben.

Wenn wir den mitgeschleppten Ballast bildlich wahrnehmen könnten, würde uns das entweder zum Lachen, zum Weinen oder zu beidem gleichzeitig bringen! Stellen Sie sich sämtliche negativen Erfahrungen, Emotionen oder Glaubenssätze vor, die Sie in Bezug auf frühere Beziehungen haben. Wenn jedes einzelne davon die Form einer Tasche hätte, die Sie überall mit sich herumschleppen müssten, würden Sie dann sehr weit kommen?

Eigentlich ist es recht einfach. Sie können entweder Heilung wählen, loslassen und diese Taschen dorthin zurückgehen lassen, woher sie gekommen sind. Oder Sie können diese Bürde für den Rest Ihres Lebens weiter mit sich herumtragen. Wie gesund können Sie in Ihrer aktuellen Beziehung sein – oder wie erfolgreich können Sie die richtige Beziehung finden –, wenn Sie all dieses Zeug mit sich herumschleppen?

KLOPFSKRIPT: Beziehungsballast

(Die Abbildung der Klopfpunkte finden Sie auf Seite 45.)

Dies ist ein sehr allgemeines Skript, um anzufangen, Themen aus vergangenen Beziehungen ans Licht zu bringen und aufzulösen. Halten Sie Ausschau nach speziellen Erinnerungen und Ideen, die hierbei auftauchen, und klopfen Sie auch dazu.

Karateschlag: Auch wenn ich diesen ganzen Beziehungsballast schleppe, kann ich mich vielleicht trotzdem akzeptieren.
Karateschlag: Auch wenn ich diesen ganzen Ballast von all den anderen Beziehungen angesammelt habe, entscheide ich mich dafür, einen Weg zu finden, um ihn abzuwerfen.
Karateschlag: Auch wenn ich diesen Beziehungsballast mitschleppe – der sicherlich immer schwerer wird –, werde ich einfach akzeptieren, so gehandelt zu haben, und mich trotzdem akzeptieren.

Augenbraue: Dieser Beziehungsballast ...
Seitlich am Auge: All diese alten Verletzungen und Ängste ...
Unter dem Auge: Der Schmerz und das Leiden ...
Unter der Nase: All diese Tränen ...
Kinn: Ich habe diesen Ballast angesammelt ...
Schlüsselbein: Und bringe ihn in jede Beziehung mit hinein ...
Unter dem Arm: Als eine Erinnerung, die für meine Sicherheit sorgt ...
Scheitel: Aber meine Güte, der wird ganz schön schwer ...

Augenbraue: All diese alten quälenden Erinnerungen ...
Seitlich am Auge: Aber was wäre, wenn ich einen Weg finden könnte ...
Unter dem Auge: Um ein paar von diesen alten Taschen abzustellen ...

Unter der Nase: Ich bin bereit, mit leichtem Gepäck zu reisen ...
Kinn: Was wäre, wenn mich diese ganze Beziehungsgeschichte neugierig machen würde?
Schlüsselbein: Ich frage mich, welche Möglichkeiten sich für mich eröffnen würden?
Unter dem Arm: Ich bin so froh, dass ich mich entschieden habe, einiges von diesem alten Ballast abzuwerfen ...
Scheitel: Ich bin bereit, mit leichterem Gepäck zu reisen.

Für eine ausführlichere Klopfsitzung zu diesem Thema besuchen Sie bitte die Webseite www.thetappingsolution.com/tap8.

Jetzt wollen wir uns noch mehr von dem üblichen Ballast ansehen, den viele von uns mit sich herumschleppen.

Ballast von unseren Eltern

Unsere Eltern sind oft das erste Vorbild für eine Beziehung. Vor allem wenn sie in unseren Entwicklungsjahren präsent sind, neigen wir stark dazu, ihr Tun und Sagen als Vorbild zu nehmen.

Im extremsten Fall werden Missbrauchsmuster – verbaler, körperlicher und emotionaler Art – ständig wiederholt, und zwar von Generation zu Generation. Wenn ein Kind gesehen hat, wie der Vater die Mutter schlug, wenn er wütend war, lernt das Kind oft unterbewusst, dass diese Reaktion oder dieses Verhalten angemessen ist. Es gibt natürlich auch zahllose Beispiele, in denen das Gegenteil passiert und solche Menschen sich schwören, dass sie sich nie so gewalttätig wie ihre Eltern verhalten werden. Aber diese Wahlmöglichkeit erfordert häufig ein enormes individuelles Wachstum und eine Heilung des Generationenmusters.

Auch wenn es in der Familie keinen Missbrauch gegeben hat, nehmen die Kinder doch die subtilsten Muster in diesem Zusammenhang auf und tragen sie in die Zukunft. Wird der Vater still und verschließt sich am Ende eines stressigen Arbeitstages? Keift die Mutter mit ihrem Mann herum, damit er etwas erledigt? Was lernt das Kind aus all dem, was es da sieht? Es lernt, dass dies die Art und Weise ist, wie die Dinge im Leben geschehen.

Vielleicht kennen Sie das klassische amerikanische Volkslied »Cats in the Cradle« von Harry Chaplin, das von einem Vater erzählt, der nicht mit seinem Sohn spielen kann, weil er keine Zeit hat und zu sehr mit der Arbeit beschäftigt ist. Als der Sohn aufwächst und der Vater sich zur Ruhe setzt, möchte er mehr Zeit mit seinem Sohn verbringen, um die Vergangenheit auszugleichen. Diesmal ist der Sohn zu sehr beschäftigt. Der Vater beklagt sich dann, dass sein Junge so aufgewachsen ist, um genauso zu werden wie er selbst.

Wir können mit EFT arbeiten, um diese Generationsmuster zu durchbrechen und zu vermeiden, dass wir sie in unsere neuen Beziehungen hineintragen. Einer der effektivsten Wege besteht darin, zu Kindheitsthemen und -erlebnissen zu klopfen. Wenn Sie erleben und sich erinnern, was zwischen Ihren Eltern ablief, und zu den daraus entstandenen Emotionen, Ereignissen und Glaubenssätzen klopfen, können Sie eine tief greifende Veränderung herbeiführen.

Fragen Sie sich … Ballast von unseren Eltern

Welche »Lektionen« tragen Sie mit sich herum? Haben Sie das Gefühl, dass die unten aufgeführten Aussagen wahr sind?

- Liebe tut weh.
- Du kannst nie gehen, egal wie schlimm es wird.
- Du musst die Dinge aufgeben, die du liebst.
- Der Wütende hat die ganze Macht.
- Sprich nie über deine Bedürfnisse und erwarte nicht, dass sie erfüllt werden.

Wissen Sie nicht genau, wie Sie anfangen sollen, Ihre Familiengeschichte über Beziehungen zu finden? Hier sind einige gute Fragen für den Start!

- Wie wurde Liebe in Ihrer Familie gezeigt?
- Wie wurde mit Unstimmigkeiten umgegangen?
- Wenn jemand ein Problem hatte oder Hilfe brauchte, wie wurde er unterstützt?
- Wer hatte die Macht, und woher wussten Sie das?
- Was haben Sie über Beziehungen gehört und darüber, wie Männer und Frauen sind?
- Wie haben sich Ihre Eltern ihre Zuneigung gezeigt? Und wie war das bei anderen Familienmitgliedern?

Gehen Sie jetzt über Ihre engste Familie hinaus und sehen Sie sich die Beziehungen Ihrer Großeltern, Tanten und Onkel an und stellen Sie die gleichen Fragen. Das hilft uns oft dabei, die Muster und Glaubenssätze zu erkennen, die über einige Generationen hinweg weitergegeben worden sind.

BERUFSPROFIL: Dr. Joe Mercola

Abgesehen von Gary Craig, dem Begründer von EFT, hat kein anderer als Dr. Joe Mercola mehr dazu beigetragen, um EFT zu verbreiten. Als Gründer des Dr. Mercola's Natural Health Center in Chicago bietet er Millionen von Menschen medizinische Informationen und Ressourcen auf seiner Website Mercola.com an, die er 1997 startete. Heute genießt diese naturheilkundliche Website höchstes Ansehen. Dr. Mercolas Hintergrund als Doktor der Osteopathie (USA) ist einzigartig, denn die osteopathische Medizin beruht auf einem ganzheitlichen Ansatz. Dr. Mercola hat Naturheilkunde und Schulmedizin studiert und konzentriert sich auf Gesundheitsvorsorge.

Mercola ist außerdem ein großer Befürworter von EFT. Er erlebte EFT zum ersten Mal, als ihn eine Frau nach dem Scheitern einer persönlichen Beziehung unterstützte. Sie führte ihn ins Klopfen ein, und sie klopften zum Thema »Etwas nicht verdienen«. Sofort fand er eine Lösung – und Wochen später eine erstaunliche Beziehung! Diese persönliche Erfahrung mit EFT machte ihn neugierig, er lernte mehr darüber und begann, es auf seiner Website als Werkzeug für andere anzubieten.

Ich erinnere mich noch genau, als ich auf einer Konferenz im Publikum saß und Dr. Mercola über den Allgemeinzustand und Wohlbefinden sprach. Er verbrachte über eine Stunde damit, um die wichtigsten Maßnahmen für eine gute Gesundheit detailliert zu beschreiben. Dazu gehörten ein angemessener Vitamin-D-Spiegel, der Verzehr von frischen, unverarbeiteten Nahrungsmitteln, körperliche Bewegung, die Einnahme gewisser Nahrungsergänzungsmittel usw. Nachdem er diese Themen eingehend behandelt hatte, schloss er seinen Vortrag ab, indem er sagte, dass alle diese Elemente zwar wichtig für die Gesundheit seien, es aber einen wesentlichen Bestandteil gab, der zuerst angesprochen werden sollte, denn dieser habe den größten Einfluss auf die Gesundheit überhaupt: Traumata aus der Kindheit! Was war das Werkzeug seiner Wahl, um Kindheitstraumata zusammen mit anderen emotionalen Stressfaktoren anzugehen? Natürlich EFT.

Der Ballast aus vergangenen Beziehungen

Emily war seit mehr als einem Jahr geschieden, aber der Schmerz quälte sie noch immer. Nach fünfzehnjähriger Ehe war es für sie schwieriger als gedacht, die Scherben ihres Lebens wieder zusammenzusetzen.

Auch wenn sie wusste, dass die Scheidung die beste Entscheidung für sie gewesen war, konnte sie immer noch den Schmerz spüren. Obwohl sie bereits viel Erleichterung und positive Veränderungen in dem Jahr seit der Trennung erfahren und sich auch weiterentwickelt hatte, war sie immer noch tief verletzt. Der Gedanke an eine neue Beziehung versetzte sie in Angst und Schrecken – das Schmerzpotenzial war zu groß. Daher konzentrierte sie sich auf ihre Karriere, um sich gedanklich von der Vergangenheit abzulenken. Sie wusste, dass es an der Zeit war, weiterzugehen, aber sie konnte einfach keinen Weg finden.

Als wir uns zum gemeinsamen Klopfen hinsetzen, erzählte sie mir alles, was passiert war und wie es ihr damit ging. Ich werde von den Höhepunkten der Stunde berichten, die wir klopfend miteinander verbrachten, wobei ich mich auf die Klopfsätze für jedes Ereignis oder auf die Emotion konzentriere. So können Sie den Fortschritt und die Entwicklung in der Sitzung erkennen – und herausfinden, zu welchem Thema Sie persönlich für sich selbst klopfen können.

Denken Sie bitte während dieser Lektüre an frühere Beziehungen zurück, von denen negative Emotionen zurückgeblieben sind – sei es Wut, Trauer oder Kummer.

Klopfen zu Emilys Scheidung

Thema Nr. 1 – *Die Beziehung wurde nicht richtig beendet. Wir trennten uns, aber wir redeten hier und dort, und ich wusste nicht, wann ich ihn zum letzten Mal sehen würde, und daher fühlt es sich so an, als wäre etwas nicht abgeschlossen.*

Trennungen sind selten perfekt. Dinge bleiben unausgesprochen, das Falsche wird gesagt, oder der Zeitpunkt ist ungeeignet. Das Klopfen hilft, dieses Bedauern loszulassen.

Thema Nr. 2 – *Die Erinnerungen sind am schwierigsten. Plötzlich versetzt es mir einen Tiefschlag in die Magengrube.*

Wenn wir ein Leben um jemanden herum aufgebaut haben, fühlen wir uns vielleicht wie auf einem anderen Planeten, wenn die Person nicht mehr da ist. Manchmal erinnern uns die winzigsten Kleinigkeiten daran. Wenn wir die Beziehung nicht heilen, werden bei uns immer und immer wieder die Knöpfe gedrückt. Das ist bei Emily passiert.

Thema Nr. 3 – *Ich mache mir Sorgen um ihn. Ich habe immer für ihn gesorgt. Ich empfinde Kummer und Trauer, weil er alleine ist.*

Die Fürsorglichsten unter uns möchten geben, helfen und den Partner unterstützen, auch wenn es sie verletzt oder diese Fürsorge nicht erwidert wird.

Thema Nr. 4 – *Ich habe das Gefühl, fünfzehn Jahre verschwendet und mein Leben nicht gelebt zu haben, damit er glücklich ist. Das macht mich wütend.*

Normalerweise sind Menschen zuerst wütend – und dann verwandelt sich die Wut in Trauer. In diesem Fall hatte sich Emily auf die Trauer der Situation konzentriert und als sie dazu klopfte, stieg eine Wut auf, von der sie überhaupt keine Ahnung hatte. Ihre fürsorglichen, mütterlichen Instinkte kamen nicht von einem gesunden Ort. Als sie dazu klopfte, stieg ihr angestauter Groll auf.

Thema Nr. 5 – *Die ganze Scheidung war so chaotisch. Der Tag war schrecklich, an dem ich vor Gericht stand, um alles abzuschließen. Mir wird einfach schon schlecht, wenn ich nur über die Ereignisse dieses Tages sprechen soll.*

An diesem Punkt tauchte in der Sitzung eine spezielle schmerzhafte Erinnerung auf. Anstatt das grundlegende »Auch wenn …«-Klopfen durchzuführen, ließ ich Emily klopfen, während sie die Geschichte erzählte und mir Schritt für Schritt beschrieb, was an diesem Tag passiert war.

Thema Nr. 6 – *Es ist schwer, dass ich gegangen bin. Ich möchte gebraucht werden, und er hat mich doch gebraucht.*

Achten Sie auf die Bewusstheit, die Emily zum Ausdruck bringt. An diesem Punkt haben wir zum Thema Ärger, Trauer und besondere schmerzhafte Ereignisse sehr viel geklopft, und sie begann, einige subtilere Beziehungsthemen zu erkennen. Diese zu identifizieren und deren Grundursache zu klären machte einen großen Unterschied aus, als sie sich weiterbewegte.

Thema Nr. 7 – *Ich werde 41. Was nun?*

Zu Beginn der Sitzung hätte Emily nicht einmal eine neue Beziehung erwogen. Aber an diesem Punkt öffnete sie sich der Möglichkeit, und ihre einschränkenden Glaubenssätze zu diesem Thema tauchten auf!

Thema Nr. 8 – Ich bin bereit, ihn loszulassen.

Nachdem ich sie zu ihrem Alter und den Zukunftsmöglichkeiten klopfen ließ, erklärte sie spontan: »Ich bin bereit, ihn loszulassen.«

Die obigen Absätze zeigen, wie sich eine Klopfsitzung entwickeln kann, in deren Verlauf man sich von einem Thema zum nächsten bewegt. Bei einem traditionelleren Heilungsprozess kann jeder einzelne Schritt Monate dauern. Beim EFT durchlaufen wir auch die Emotionen und lernen die Lektionen von jedem Schritt auf dem Weg – aber es geht viel schneller.

Anstatt monate- oder jahrelang in unserer Wut festzustecken, können wir die Emotionen innerhalb von Minuten verarbeiten, den Folgeschritt erkennen und ihn dann tun.

Die Chance hier besteht darin, den Ballast vergangener Beziehungen sowie den Ballast und die Generationsmuster unserer Eltern loszulassen und eine Beziehung entstehen zu lassen, die auf den tiefsten Ebenen gesund und fürsorglich ist.

Zu Ihrer aktuellen Beziehung klopfen

Die gleichen Muster – der gleiche Ballast – kann sich in bestehenden Beziehungen genauso zeigen, als wenn Sie gerade auf Beziehungssuche sind. Ich habe zwei Hauptbereiche gefunden, auf die man sich bei Beziehungen konzentrieren kann und die die größten Veränderungen bewirken.

Den ersten Punkt haben wir bereits besprochen: Wir untersuchen, was wir von unseren Eltern über Beziehungen gelernt haben, welche Erfahrungen wir in vorherigen Beziehungen gemacht haben und wie unsere Vergangenheit unsere jetzige Beziehung belastet.

Der zweite Weg besteht darin, zu den leichteren Themen zu klopfen, etwa dem täglichen Frust mit dem Partner, den Unstimmigkeiten usw. Wenn Sie eine extrem offene und liebevolle Beziehung haben, können Sie sogar gemeinsam klopfen. Ich habe aber festgestellt, dass es für jeden meist wirkungsvoller ist, das Klopfen allein durchzuführen und dann auf das Thema zurückzukommen, wenn man einen Teil davon oder die ganze Ladung aufgelöst hat.

Hier noch ein Wort der Warnung. Wenn Ihr Partner wütend auf Sie ist, ist es selten eine gute Idee, ihm vorzuschlagen, dass er zu diesem Thema klopfen sollte. Das macht es oft noch schlimmer! Menschen wollen, dass ihre Emotionen und Gefühle zuerst anerkannt und nicht einfach weggedrückt werden, so als seien sie nicht in Ordnung oder bedeutungslos. Daher sollte dies der erste Schritt sein. Wenn sich Ihr Partner dann verstanden fühlt, können Sie möglicherweise gemeinsam klopfen, um die Ladung vollständig aufzulösen.

Ihre Aufgabe besteht auch nicht darin, dass Sie Ihren Partner »in Ordnung bringen«, und das Klopfen ist auch kein Werkzeug dafür. Arbeiten Sie zuerst an ihren eigenen Themen. Wenn Ihr Partner leicht aufbraust, überlegen Sie nicht, wie Sie das ändern könnten. Denken Sie eher darüber nach, wie Sie auf diesen Ärger reagieren. Sind Sie offen und liebevoll? Oder reagieren Sie darauf? Dann benutzen Sie EFT bei sich selbst, um das Muster zu verändern. Sie werden angenehm überrascht sein, was dann passiert!

ÜBUNG: Beziehungsballast

Statt eines Baumes werden wir uns den ganzen Ballast ansehen, den wir mit uns herumschleppen, wenn sich eine Beziehung entwickelt. (Gerne können Sie aber auch einen Beziehungs-Klopfbaum erstellen!)

1. Der Ballast vergangener Beziehungen.
Erstellen Sie eine Liste der bedeutsamen Beziehungen, die Sie bis jetzt gehabt haben – selbst wenn es keine langen Beziehungen, sondern Liebesbeziehungen waren. Nehmen Sie alles mit hinein, was eine Restwirkung haben könnte – dazu gehören auch Seitensprünge, One-Night-Stands, Sex, mit dem man sich über jemand anderen hinwegtröstet, sowie Fehler bei der Büroparty. (Auch wenn deren Restwirkung reine Verlegenheit ist!)

2. Finden Sie Ihre Gründe.
Was meinen Sie, was die Gründe für das Ende dieser Beziehung waren? Hier ist ausschlaggebend, wie Sie sich persönlich daran erinnern – und nicht, wie es Ihre beste Freundin oder Schwester schildern.

3. Schlussfolgerungen.
Wie lauteten Ihren Schlussfolgerungen nach dem Ende dieser Beziehungen, soweit Sie sich noch daran erinnern können? Hier einige Möglichkeiten:

- Ich war nicht attraktiv/intelligent/sexy/schlank/reich genug.
- Er hat es nicht verkraftet, dass ich Kinder habe.
- Ich war zu bedürftig/anhänglich/eifersüchtig.
- Ich war zu unsicher.
- Mit mir stimmt etwas nicht.

4. Nehmen Sie eine Bewertung vor. Nehmen Sie eine Ihrer Aussagen und bewerten Sie diese auf der 0–10-Skala, je nachdem, wie stimmig sich diese für Sie anfühlt, wenn Sie sie aussprechen. Notieren Sie die Zahl.

- Wann ging es Ihnen schon einmal so?
- Was passierte damals – und was haben Sie gehört und gesehen,
- damit dieser Rückschluss bei Ihnen entstehen konnte?

5. Lassen Sie den Film ablaufen.
Arbeiten Sie mit der Filmtechnik (Seite 107), um zu jedem Ereignis zu klopfen, das mit diesen Glaubenssätzen verbunden ist, und gehen Sie alle Aspekte durch. Wenn Sie den Film abgespult haben, gehen Sie wieder zum Anfang zurück, sagen Sie erneut den Startsatz und bewerten Sie ihn. Sie werden vermutlich feststellen, dass sich Ihre Bewertungszahl ziemlich stark verändert hat.

6. Bleiben Sie dran.
Falls neue Erinnerungen auftauchen, klopfen Sie dazu auf die gleiche Weise, bis diese sich ebenfalls aufgelöst haben.

Kehren Sie zu Schritt 3 zurück und überprüfen Sie die von Ihnen genannten Gründe für das Ende der Beziehung. Sehr wahrscheinlich werden Sie diese in einem neuen Licht sehen – und anders spüren und wahrnehmen.

Anmerkung: Das Klopfen beseitigt nicht die Tatsachen des Geschehens – wenn Sie beispielsweise von jemandem betrogen worden sind –, aber es trennt das Trauma (den Ballast) ab, das mit diesen Tatsachen verknüpft ist. Ihnen bleibt die Lektion des Ereignisses erhalten, ohne dass Sie die damit verbundenen unangenehmen Gefühle behalten müssen.

KAPITEL 10
GELD VERDIENEN UND SEINE TRÄUME VERWIRKLICHEN

Halten Sie sich von Menschen fern, die Ihre Ambitionen schmälern wollen. Kleine Leute tun das immer, aber die wahrhaft Großen lassen Sie spüren, dass Sie ebenfalls groß werden können.
MARK TWAIN

Was ich zu erreichen versuchte, war beim besten Willen unmöglich.

Glücklicherweise hatte ich keine Ahnung ...

Ich hatte mich einige Jahre lang mit EFT befasst und es bei Klienten, Freunden, Familienmitgliedern und bei jedem angewendet, der es ausprobieren wollte. Ich war von den Ergebnissen um mich herum als auch von meinen eigenen Resultaten überrascht. Noch mehr überraschte mich Gary Craigs *EFT Insights*-Newsletter, der Dokumentationen von Menschen aus aller Welt enthielt, die in den verschiedensten Bereichen wundersame Ergebnisse erzielt hatten. (*EFT Insights* wird nun von EFT-Universum verlegt.) Ich sagte mir: »Es muss einen Dokumentarfilm geben, der EFT in Aktion zeigt – und ich werde ihn machen!«

Diese Äußerung würde einen Sinn machen, wenn sie von einem Dokumentarfilmemacher oder vielleicht von einem EFT-Experten stammt, der sich ständig damit befasst. Aber nicht von jemandem, der damals Häuser kaufte, reparierte und verkaufte. Von jemandem, der keinerlei Erfahrung mit Filmemachen hatte, nur über begrenzte finanzielle Ressourcen verfügte (ich lebte in einem etwa 45 qm großen

Apartment) und weder ein Team noch Assistenten hatte, um diese Idee umzusetzen.

Was ich hatte, war diese Vision. Ich wusste, dass diese Informationen die Welt erreichen mussten, dass ich die Leidenschaft dafür besaß und dass mich nichts aufhalten würde. Was ich nicht wusste, war all das, was geschehen musste, damit mein Traum Wirklichkeit wurde. Unwissenheit kann in der Tat Glückseligkeit bedeuten!

Nur zwei Wochen nachdem ich die Idee hatte, hatte ich meine Kreditkarten ausgereizt, einen Kreditrahmen erhalten und alles zusammengekratzt, um Kamera, Audioausrüstung, Beleuchtung, Computer und alles andere zu kaufen, was ich für einen Film brauchte. Ich hatte auch mit der Unterstützung meiner jüngeren Schwester Jessica gerechnet. Das Anheuern lief etwa so ab:

Ich: Hi, Jess, du kennst doch diese Klopfgeschichte? Was meinst du, sollen wir einen Film darüber drehen? Ich weiß nicht, wie, aber es sollte ein schönes Abenteuer werden.

Jessica: Nun, ich habe keine Ahnung vom Filmemachen, aber ich liebe das Klopfen. Klar, wieso nicht?

Und bei meinem besten Freund, Nick Polizzi …

Ich: Hallo, Nick, Du bist doch auf die Grafikschule gegangen und hast ein künstlerisches Händchen. Du kennst doch diese Klopfgeschichte, die wir ein paarmal gemacht haben? Will einen Film darüber machen – kannst du filmen und den Schnitt machen?

Nick Polizzi: Mmmmh. Ich habe noch nie zuvor einen Dokumentarfilm gedreht, aber ich bin sicher, dass ich das hinkriege. Warum nicht?

Es folgten noch weitere Gespräche, aber so fing es an. Wir hatten eine Idee und fingen an. Wenn ich diese Geschichte bei Radiointerviews oder auf der Bühne erzähle, sage ich sehr gerne, dass das Ergebnis, *The Tapping Solution*, ein bewegender, von Herzen kommender, gut produzierter Dokumentarfilm ist, der mehrere zehntausend Mal verkauft wurde und weltweit das Leben der Menschen verändert.

Ich sage das so gerne, denn wenn man von drei jungen Leuten hört, die ausziehen, um einen Dokumentarfilm mit einem begrenzten Budget und keinerlei Filmerfahrung zu drehen, könnte man erwarten, dass das Endprodukt wie Heimkino aussieht. Aber mit viel Glück und harter Arbeit – ganz zu schweigen von der Magie von EFT selbst – waren wir in der Lage, etwas zusammenzustellen, auf das wir extrem stolz sind.

Wie haben wir das geschafft? Und noch wichtiger – wie können Sie die gleichen Prinzipien anwenden, um Ihrer eigenen Leidenschaft zu folgen, ein großes Ziel zu erreichen oder die Welt zu verändern, während Sie zugleich finanziell, emotional und spirituell belohnt werden? Natürlich indem Sie klopfen!

Meine Glaubenssätze vor meinem Film *The Tapping Solution*

Der Film ist wirklich ein Produkt von EFT. Ich hatte das Klopfen in den Jahren vor dem Projekt so beständig praktiziert, dass man sagen könnte, dass EFT ihn überhaupt erst ermöglicht hat.

Sobald ich EFT entdeckt hatte, erkannte ich schnell, dass ich eine persönliche Geschichte über Geld und Erfolg hatte, die mir nicht dienlich war. (Ich hatte das mithilfe einer fantastischen Expertin namens Carol Look entdeckt, die später zu einer engen Freundin wurde.) In den acht Jahren zuvor war ich Unternehmer gewesen und hatte es nach dem Collegeabschluss gerade einmal drei Monate in einer Firma ausgehalten, bevor ich mich selbstständig machte. Während ich meine Freiheit als Unternehmer liebte, ging es bei mir entweder finanziell bergauf oder ich war pleite. Ich hatte einige großartige und einige fürchterliche Jahre erlebt. Eine Zeit lang galt meine Leidenschaft einem bestimmten Thema und dann verlor ich meinen Enthusiasmus. Es war weder ein Fokus und noch eine anhaltende Leidenschaft für das vorhanden, was ich tat – was die Ergebnisse auch zeigten.

Etwa um die gleiche Zeit, als ich den Film zu machen begann, hatte sich mein finanzieller Aufschwung in eine ernsthafte »Pleite« verwandelt. Mein Bruder, mein Vater und ich waren seit einigen Jahren im Geschäft und kauften, reparierten und verkauften Wohnhäuser. In den Projekten lag eine gewisse Erfüllung – ich liebte es zu sehen, wie ein marodes Haus in Ordnung gebracht wurde und glückliche neue Bewohner einzogen –, aber ich empfand dabei keine tiefere Leidenschaft.

Gerade als ich mit dem Filmemachen begann, brach der Immobilienmarkt zusammen.

In dieser Zeit besaßen wir mehr als dreißig Wohnhäuser, die nicht nur im Wert gefallen waren, sondern sich auch einfach nicht verkauften. Als sich das Chaos gelegt hatte und wir unseren Besitz verkaufen oder vermieten konnten, stellten wir fest, dass wir mit fast einer Million verschuldet waren.

Und das war nicht einfach ein Unternehmensvermögen, das wir abschreiben und wovor wir davonlaufen konnten –, es waren persönliche Schulden, für die wir alle drei verantwortlich waren. Ohne die Ressourcen und Werkzeuge, die wir hatten, wären die meisten Menschen an diesem Punkt kaputtgegangen. Es war sicherlich eine große Entscheidung, den Film zu machen. Eine Million Dollar Schulden und dann einem verrückten Traum nachjagen! Aber ich sagte mir: »Ich muss herausfinden, warum das passiert, und einen Weg finden, um eine Wende herbeizuführen, während ich mich auf meine Filmvision konzentriere.« Durch eine gewisse Selbstbeobachtung wurde mir klar, warum ich mich in dieser Situation befand.

Die Emotionen, Ereignisse und Glaubenssätze, die ich rund ums Geld, um Karriere und Finanzen entwickelt hatte, unterstützten mich nicht. Wenn man mit seiner finanziellen oder beruflichen Situation unzufrieden ist, wird man von ihr auch nicht unterstützt. Ich hätte die Wirtschaft dafür verantwortlich machen können. Ich hätte einen Groll auf die skrupellosen Firmen hegen können, die den Immobilienmarkt regierten und das Hypothekenchaos erzeugt hatten, das die Kleinen wie wir dann ausbaden mussten. Stattdessen übernahm ich persönlich die Verantwortung und fragte mich: »Wie lauten meine Glaubenssätze, was das Geld angeht? Warum befinde ich mich in dieser Situation?«

Sehen wir uns einmal an, wie mein Klopfbaum zum Thema Geld damals aussah. Ich nehme ihn auseinander, damit Sie besser erkennen können, wie Ihr Baum aussehen könnte.

Denken Sie bitte daran, dass es sich hier nicht um eine einfache Übung oder eine hübsche Zeichnung handelt. Dieser Baum kontrolliert in der Tat Ihre finanzielle Situation. Wenn Sie Ihre Finanzen verändern wollen, dann müssen Sie Ihre emotionalen Reaktionen, Ihre

Wunden zum Thema Geld und das zugrunde liegende Glaubenssystem verändern, das das Ganze unterstützt und nährt. Ansonsten wird alles Neue, was Sie ausprobieren, von den alten negativen Erfahrungen, Emotionen und Glaubenssätzen gespeist und bei Ihnen laufen immer wieder die gleichen Muster ab.

Nicks Geld-Klopfbaum

Die Blätter (Nebenwirkungen)
Aufschwung oder Pleite
Nicht genug Geld
Mangelnde Leidenschaft in der Karriere
Zu viele Rechnungen
Kleine Wohnung
Wenig Freizeit

Die Äste (Emotionen)

Gestresst
Ängstlich
Besorgt
Entmutigt
Gelangweilt

Der Stamm (Ereignisse)

Die Geschichte aus der fünften Klasse
Das letzte Mal, als ich reich war
Die Geschichte von Kapitän Känguru
Mein Boom-und-Pleite-Zyklus

Die Wurzeln (Glaubenssätze)

Ich will nicht herausragen.
Reiche Menschen sind schlechte Menschen.

Es wird zu viel Arbeit geben, wenn ich reich bin.
Ich kann kein Geld mit dem verdienen, was ich liebend gerne mache.
Ich mag nicht kritisiert werden.
Geldverdienen ist nicht spirituell.

Bei diesen »Programmen«, die auf einer bewussten und unbewussten Ebene zugleich abliefen, war es nicht überraschend, dass ich mich in dieser Situation wiederfand. Die Wurzeln, mit denen ich arbeitete – meine Glaubenssätze über Geld und Karriere –, zogen mir die Kraft ab. Sie nährten die Geschichten, die ich über meine Situation erzählte, die wiederum meine Emotionen nährten und diese wiederum die Nebenwirkungen und das letztendliche Ergebnis. Wir konzentrieren uns allzu oft nur auf die Blätter – nämlich auf die Nebenwirkungen oder Symptome – auch wenn dort nicht die Ursache des Problems liegt.

Erinnern Sie sich daran, dass dies mein Baum war, *bevor* ich zu all diesen Themen geklopft hatte. Wenn Sie diesen Baum betrachten, können Sie sich vorstellen, dass ich alle Vorsicht in den Wind schlug, meinen Kreditrahmen um 40 000 Dollar überzog, meine Schwester und meinen besten Freund ausreichend motivierte und inspirierte, damit sie bei dieser verrückten Mission mitmachten, und – was am wichtigsten war – dafür sorgte, dass es ein Erfolg würde?

Natürlich nicht! Das wäre nicht einfach so passiert. Ich hätte dagesessen, Däumchen gedreht, hätte all die Gründe aufgezählt, warum es nicht funktionieren konnte, und wäre negativ, ängstlich und unerfüllt geblieben. Wenn Sie egal an welchem Punkt in Ihrer Karriere, beim Geld oder den Finanzen stecken geblieben sind, müssen Sie Ihren eigenen Baum untersuchen und herausfinden, was sich unterhalb Ihrer aktuellen Situation befindet. Es geht hier nicht um die nächste großartige Idee, um ein Schnell-reich-werden-Schema oder um eine gigantische Gelegenheit. Die gibt es wie Sand am Meer. Gesunde Geld-Klopfbäume gibt es nicht wie Sand am Meer – es sind die Menschen, die tatsächlich diese großen Ideen, Träume und Gelegenheiten beim Schopf packen und sie umsetzen können.

Am Ende dieses Kapitels haben Sie Gelegenheit, Ihren eigenen

Baum zu beschriften, um klar zu erkennen, was bei Ihnen abläuft. Aber jetzt werden wir mit der Geschichte der Filmentstehung weitermachen, damit Sie sehen können, wie Sie ähnliche Erfolge erzielen können.

Einschränkende Glaubenssätze auflösen

Durch all das Klopfen in den Jahren vor dem Film *The Tapping Solution* öffnete ich mich für neue Gelegenheiten und Möglichkeiten, um mich zu verändern. Ich ließ die alten Geschichten los und nahm neue Glaubenssätze an, die mich stärkten und mir das Vertrauen gaben, in eine positive Richtung zu gehen. Wenn ich weiterhin Angst gehabt hätte, hervorzuragen, hätte ich diesen Film nie herausbringen können.

Wenn ich immer noch geglaubt hätte, dass reiche Menschen schlechte Menschen sind, wäre es unmöglich gewesen, für meine Arbeit eine gewaltige Entlohnung zu erhalten.

Wenn ich mir weiter darüber Sorgen gemacht hätte, dass Erfolg mit zu viel zusätzlicher Arbeit verbunden ist, hätte ich einen Weg gefunden, um meinen Erfolg zu sabotieren.

Diese Glaubenssätze mussten sich verändern, damit sich meine Situation veränderte. Es wäre aussichtslos gewesen, sich trotz dieser Glaubenssätze zu verändern. Und doch ist es genau das, womit die meisten von uns ihr Leben lang ringen! Klingt das vertraut?

Abgesehen vom Klopfen vor dem Film musste ich auch während des gesamten Filmprozesses weiterklopfen. Ich klopfte zu dem finanziellen Druck, den ich empfand und der durch die Immobilienschulden und den Film entstand. Ich klopfte und klopfte und bewegte mich immer weiter voran – um schließlich einen erfolgreichen Film zu produzieren und völlig schuldenfrei zu werden!

Natürlich ist das Thema selbst nach all dem Klopfen zu meiner finanziellen Situation für mich nicht »erledigt«. Das Leben stellt uns ständig vor neue und bessere Herausforderungen. Wir wachsen, freuen uns und finden Erfüllung, indem wir diese Herausforderungen meistern. Das Großartige bei EFT ist, dass es Ihnen dabei hilft, sich auf Herausforderungen zuzubewegen, die, offen gesagt, viel mehr Spaß machen als solche, mit denen die meisten von uns zu tun haben. Heute bestehen sie nicht darin, die Stromrechnung zu zahlen, sondern bei mir geht es darum, selbstbewusst vor zehntausend Menschen zu reden. Und EFT dabei einzusetzen ist eine erfreuliche Erfahrung!

Für mich besteht der nächste Schritt darin, vor einem immer größeren Publikum zu sprechen – das ist die aktuelle Herausforderung, bei der ich EFT einsetze. Es ist äußerst nützlich, sich eine Der-nächste-Schritt-Denkweise anzueignen, während Sie sich immer näher auf die Verwirklichung Ihrer Träume zubewegen.

Der nächste Schritt und der nächste Schritt und der nächste Schritt

Ich erinnere mich daran, wie ich vor einem kleinen Publikum bei der Veranstaltung »Passion into Profits« (Leidenschaften zu Profit machen) sprach, bei der es – Sie haben richtig geraten – darum ging, die eigenen Leidenschaften in ein profitables Unternehmen zu verwandeln. Ich erzählte meine Geschichte über den Film und betonte, wie ich EFT eingesetzt hatte, um jeder neuen Herausforderung, jeder neuen Frustration und jedem neuen Rückschlag zu begegnen, bei denen ich früher einfach nur stehen geblieben wäre und mich machtlos und blockiert gefühlt hätte. Der Schwerpunkt meines Vortrags bestand darin, dass ich mich nur auf »den nächsten Schritt« konzentrierte, und zwar auf das, was unmittelbar vor mir lag. Es war die Aufgabe, die erfüllt werden musste, um das Projekt weiter voranzutreiben. Als ich die Filmidee hatte, lautete meine erste Frage: »Mit wem kann ich mich zusammentun, der mich bei dieser Vision unterstützt?« Als diese Frage beantwortet war, lautete die nächste: »Welche Art von Ausrüstung brauchen wir, um einen Film zu drehen?« Jedes Mal tat ich das Erforderliche, um die Frage nach dem nächsten Schritt zu beantworten, und setzte das Projekt immer weiter fort.

Ich glaube, dass ich mir in meiner Rede bei »Passion into Profits« gar nicht so sehr über diese Bedeutung im Klaren war, denn bei der ersten Frage aus dem Publikum wurde die Nächster-Schritt-Philosophie tatsächlich total ignoriert!

Eine Dame kam ans Mikrofon und sagte: »Ich sehe, dass Sie es geschafft haben, eine DVD zu produzieren. Ich möchte das Gleiche mit einer CD erreichen. Können Sie mir sagen, wie Ihnen das gelungen ist? Ich habe noch nie zuvor eine CD gemacht. Ich weiß nicht, wie ich sie herstellen soll, an welchen Vertrieb ich mich wenden muss usw.«

Ich antwortete: »Na klar, ich helfe Ihnen gerne dabei. Der ganze Inhalt ist also für die CD bereit, und Sie brauchen nur noch jemanden, der sie produziert?«

»Nein, ich arbeite momentan am CD-Skript … ich habe es noch nicht fertig, aber ich mache mir Gedanken darüber, wie ich die CD dann machen lassen kann.«

Können Sie sich vorstellen, wie meine Antwort ausfiel? »*Das ist nicht der nächste Schritt!* Der nächste Schritt besteht darin, am Skript zu arbeiten. Der Schritt danach besteht darin, die CD aufzunehmen. Der Schritt danach ist die künstlerische Gestaltung für die CD. Das Thema Vertrieb wird eine Zeit lang nicht der nächste Schritt sein!« Sie hatte das Gefühl, nicht weiterzukommen, weil sie in ihrer Vision zu weit gegangen war und sich auf etwas konzentrierte, das zu diesem Zeitpunkt einfach nicht wichtig war. Ich sehe, wie das immer und immer wieder passiert. Es ist wichtig, sich des letztendlichen Ziels bewusst zu sein – des großen Themas, der großen Vision. Aber wenn Ihnen das einmal klar ist, brauchen Sie einfach nur den nächsten Schritt zu machen, der vor Ihnen liegt.

Wenn Sie bei dieser Strategie mit EFT arbeiten, funktioniert es hervorragend, wenn nur das Folgende angesprochen wird: Der nächste Schritt. Das nächste Hindernis. Das, was jetzt vor Ihrer Nase liegt!

Auch wenn ich mich von all diesen Dingen überfordert fühle, die ich bei diesem Projekt machen muss …
Auch wenn ich mir nicht sicher bin, was ich als Nächstes tun soll …
Auch wenn ich nicht überzeugt bin, dass ich herausfinden kann, wie ich das anstelle …
Auch wenn ich nicht mehr mithalten kann und nicht weiß, was ich tue …

Die Dame, die mir diese Frage gestellt hatte, hätte auch zu folgendem Satz klopfen können: *Auch wenn ich nicht weiß, wie ich die CD mache, und überfordert bin …* Sie hätte dann bald erkannt, dass alles so in Ordnung war und dass sie sich nur auf den nächsten Schritt zu konzentrieren brauchte.

Das Klopfen reduziert den Lärm, den wir um Erfolg und Finanzen herum erleben, und stärkt die mentalen, emotionalen und sogar körperlichen Reaktionen auf die Herausforderungen des Lebens. Heutzutage scheinen die Ziele, Visionen und Träume durch die Geschwindigkeit des modernen Lebens komplizierter zu werden – die Geschwindigkeit der E-Mail-Kommunikation, die ständigen Unterbrechungen. Wie wir in Kapitel 3 diskutiert haben, kann das Gefühl der Überforderung so extrem sein, dass es lähmend wirkt. Das Klopfen ist ein wichtiges und einfaches Werkzeug, um diesen Lärm zu reduzieren und Sie an einen Ort des Friedens zu bringen. Und dort stehen Ihnen die Ressourcen zur Verfügung, um die besten Entscheidungen zu treffen und den nächsten Schritt zu unternehmen.

Die Heilung von Aufschieberitis

Auch wenn ich nicht mehr schreiben mag …
Auch wenn ich es müde bin, dieses Buch zu schreiben, und einfach nur fernsehen will …
Auch wenn ich das hier auf morgen verschieben möchte, akzeptiere ich mich voll und ganz.

Klopf, klopf, klopf … *ich mag nicht mehr schreiben* … klopf, klopf, klopf … *ich will fernsehen …*

Das war ich – vor fünf Minuten. Jawohl, das ist Klopfen in Aktion und in Echtzeit! Ich hatte beim Schreiben einen toten Punkt erreicht und wollte einfach nicht mehr dasitzen. Deshalb sagte ich mir: »Lass mich fünf Minuten lang klopfen und sehen, wie es mir dann geht.« Das habe ich gemacht und hier bin ich … und ich habe nichts auf die lange Bank geschoben!

Manchmal ist EFT so einfach: Sie schieben ein paar Minuten in Ihren Tag ein. Klopfen Sie, wenn Sie das Gefühl haben, stecken geblieben, frustriert oder faul zu sein. EFT ist natürlich erstaunlich, wenn es um die ganz großen Herausforderungen im Leben geht, aber es funktioniert auch im Kleinen gut. Der Punkt ist, dass sich das Kleine in etwas Großes verwandelt.

Die Aufschieberitis ist im Alltag eine Kleinigkeit – aber sie ist ein großes Lebensthema. Sie tötet Träume, stoppt Millionen-Dollar-Projekte und lässt Menschen jahrelang auf der Stelle treten.

Wenn Ihre Aufschieberitis wirklich schlimm ist – und Sie überhaupt nichts geregelt bekommen, die Dinge immer aufschieben und sich deswegen schlecht fühlen –, haben Sie es wahrscheinlich mit einigen tief sitzenden grundlegenden Glaubenssätzen oder Traumata zu tun, die dieses Muster haben entstehen lassen. Aber wahrscheinlich ist es eher so, dass Sie das tägliche Aufschieben in den Griff bekommen, indem Sie ein bisschen klopfen, um die Energie wieder in Fluss zu bringen und weiterzumachen.

Und das liebe ich beim EFT, wenn ich es bei Aufschieberitis einsetze: Es bewirkt nicht unbedingt, dass wir mehr arbeiten! Damit meine ich, dass EFT Sie an einen Ort des Friedens bringt und den Lärm beruhigt. Von diesem Punkt aus können Sie entscheiden, was für Sie in diesem Augenblick das Richtige ist. Es gab Zeiten, in denen ich zu einem Projekt geklopft habe, das ich aufgeschoben hatte, und das Endresultat war nicht, dass ich mich wieder der Projektarbeit widmete. Stattdessen wurde mir klar, dass ich ein bisschen frische Luft brauchte. Also unternahm ich einen Spaziergang, bekam einen klaren Kopf und ging später wieder fröhlich an die Arbeit.

Ein anderes Mal klopfte ich zum Thema Aufschieben und erkannte, dass ich das Projekt überhaupt nicht machen wollte! In diesen Fällen entscheide ich mich dafür, das Projekt abzusagen oder ihm eine andere Richtung zu geben. Wenn ich EFT auf diese Art und Weise einsetze, bringt mir das Klarheit, Fokus und Bewusstheit. EFT scheint eher einen größeren Teil unseres Gehirns »online« zu schalten. Wenn das geschieht, treffen wir bessere Entscheidungen. Wenn wir unserer Intuition folgen, erhalten wir insgesamt bessere Ergebnisse.

KLOPFSKRIPT: Aufschieberitis

((Die Abbildung der Klopfpunkte finden Sie auf Seite 45.)

Hier gibt es etwas zum Klopfen, falls Sie in einem Aufschieberitis-Muster feststecken.

Karateschlag: Auch wenn ich nicht ______________________ will, akzeptiere ich mich voll und ganz.
Karateschlag: Auch wenn ich das Gefühl habe, festzustecken und einfach nicht ________________, entscheide ich mich dafür, mich jetzt zu entspannen.
Karateschlag: Auch wenn ich nicht ______________________ will und ich stattdessen etwas anderes tun möchte, liebe ich mich zutiefst und akzeptiere mich.

Augenbraue: Ich will das einfach nicht machen …
Seitlich am Auge: Ich will etwas anderes machen …
Unter dem Auge: Ich fühle mich so blockiert …
Kinn: Ich frage mich, warum ich das nicht machen will …
Schlüsselbein: Ich frage mich, was da wohl los ist …
Unter dem Arm: Ich will das einfach nicht machen …
Scheitel: Ich würde eher etwas anderes machen …

Augenbraue: Dieses Gefühl, festzusitzen …
Seitlich am Auge: Dieses Gefühl, wirklich stecken geblieben zu sein …
Unter dem Auge: Ich will das aufschieben …
Unter der Nase: Ich will lieber irgendetwas anderes machen, nur nicht …
Kinn: Ich frage mich, warum ich das nicht tun will …
Schlüsselbein: Das sogar tun sollte …
Unter dem Arm: Warum mache ich das …
Scheitel: Warum tue ich das, was ich tue?

Und sobald Sie bei diesem Thema mehr Leichtigkeit empfinden, klopfen Sie zu einigen positiven Aussagen:

Augenbraue: Ich entscheide mich dafür, jetzt klar zu erkennen, was ich tun möchte …
Seitlich am Auge: Ich entscheide mich dafür, meinen Körper zu entspannen …
Unter dem Auge: Ich entscheide mich dafür, meinen Geist zu entspannen …
Unter der Nase: Und Klarheit zu diesem Thema zu bekommen …
Kinn: Ich bin in Sicherheit, wenn ich weitergehe …
Schlüsselbein: Ich bin bereit, vorwärts zu gehen …
Unter dem Arm: Und das loszulassen, was auch immer mir vielleicht im Weg steht …
Scheitel: Loslassen, was auch immer mir im Weg steht, und mir jetzt darüber klar werden.

Atmen Sie tief durch … und lassen Sie los.

Für eine ausführlichere Klopfsitzung zu diesem Thema besuchen Sie bitte die Webseite www.thetappingsolution.com/tap9.

Machen Sie Runde um Runde weiter, formulieren Sie Ihre Gefühle so präzise wie möglich und notieren Sie alles, was aufsteigt, bis Sie sich perfekt fühlen und dazu bereit sind, den idealen nächsten Schritt zu tun.

Wenn Magisches geschieht …

Bei unserem Klopf-Weltgipfel, einer jährlichen kostenlosen Onlineveranstaltung, die in den letzten Jahren von mehr als einer halben Million Menschen besucht wurde, werde ich immer mit erstaunlichen Geschichten über Veränderungen und Transformationen bombardiert.

Letztes Jahr war ein Fall wirklich bemerkenswert, denn das Ganze lief in Echtzeit ab. Alyssa, eine junge Mutter zweier Kinder, hatte mehrere Monate lang nicht mehr gearbeitet, weil ihr gekündigt worden und sie wegen ihrer schlechten Aussichten frustriert war. Sie war bei vielen Vorstellungsgesprächen gewesen, aber sie wusste, dass die Lage auf dem Arbeitsmarkt schlecht, der Wettbewerb hart und es unwahrscheinlich war, etwas zu finden. Sie hatte das Gefühl, entweder über- oder unterqualifiziert zu sein, egal um welche Position sie sich bewarb.

Nichts schien wirklich zu passen. Mit diesem »Wissen« im Hinterkopf empfand sie sich bei jedem Bewerbungsgespräch selbst ängstlich und war ständig frustriert. Das Resultat? Keine neue Arbeit.

Zufälligerweise hörte sie an einem Sonntagabend eine unserer Gipfelpräsentationen. In der Präsentation wurden viele Punkte erklärt, die in diesem Kapitel zur Sprache gekommen sind – wie wir von unseren Emotionen, Erlebnissen aus der Vergangenheit und einschränkenden Glaubenssätzen blockiert werden und immer wieder die gleichen Muster mit den gleichen Ergebnissen ablaufen lassen. Alyssa erkannte die Glaubenssätze, an denen sie festhielt:

Auf dem Arbeitsmarkt weht ein scharfer Wind.
Die Konkurrenz ist hart.
Es ist unwahrscheinlich, dass ich etwas finde.
Ich bin entweder über- oder unterqualifiziert.

Sie erkannte, wie diese Glaubenssätze Ängste, Stress und andere negative Emotionen hervorbrachten.

Als Alyssa ihre Muster erkannte, klopfte sie dazu und fand sich an einem vollkommen anderen Ort wieder. Wie durch Magie fühlte sie sich von Hoffnung erfüllt … und sie wusste, dass da draußen der richtige Job auf sie wartete.

Am nächsten Morgen ging sie zu einem der Vorstellungsgespräche, die sie zuvor vereinbart hatte. Sie schickte mir an diesem Tag eine E-Mail und ließ mich wissen, was passiert war. Sie erzählte mir, dass sie in der Nacht zuvor geklopft und eine starke Veränderung gespürt hatte und dass das Vorstellungsgespräch erstaunlich gut gelaufen war. Die Person, die das Vorstellungsgespräch leitete, sagte, dass die Position, für die sie sich ursprünglich beworben hatte, schon besetzt sei, dass es aber eine noch besser bezahlte Position gab, die wunderbar zu ihr passen würde, und dass man ihr am nächsten Tag Bescheid geben würde. Und tatsächlich berichtete Alyssa am Tag darauf, dass sie den Job bekommen hatte!

Wenn wir das Ganze logisch betrachten, wird offensichtlich, warum Alyssa den Job als Folge des Klopfens bekommen hatte. Stellen wir uns die beiden Alyssas vor – vor und nach dem Klopfen. Vor dem Klopfen wäre sie ängstlich und gestresst zum Vorstellungsgespräch gegangen, und das wäre aufgefallen. Ihr wären ständig diese negativen Gedanken durch den Kopf gegangen, die sich nicht nur auf ihre Antworten, ihre Stimmung und Selbstdarstellung ausgewirkt hätten, sondern auf der tiefsten Ebene auch auf ihre Gesprächspartner!

Nach dem Klopfen war Alyssa ruhig, selbstbewusst und entspannt. Sie glaubte an sich, an ihre Fähigkeiten und an die Möglichkeit, dass sie schließlich den idealen Job finden würde. Wer wollte einen solchen Star nicht engagieren?

Hoppla … wie man Geld verdient

O meine Güte – es tut mir ja so leid. Dies sollte das Kapitel über Geld sein, in dem steht, wie man aus seinen Schulden herauskommt und Millionär wird! Und ich habe unsere Zeit damit vergeudet, um über einen gewissen Baum, einschränkende Glaubenssätze, den nächsten Schritt und Aufschieberitis zu plaudern. Und Sie sind ja hier, weil Sie mehr Geld verdienen wollen!

Nun … ich habe es schon zuvor gesagt und ich sage es wieder, bis es einsinkt und zu einem Teil von Ihnen geworden ist. Sie *müssen* zuerst die einschränkenden Glaubenssätze, die Ereignisse aus der Vergangenheit und Ihre gewohnheitsmäßigen Emotionen angehen. Der Rest ergibt sich dann von selbst. Das habe ich immer und immer wieder erlebt. Ich habe es unmittelbar erlebt und kann die Ergebnisse bestätigen. Heute verbringe ich den Tag mit den Dingen, die ich mag, mit den Menschen, die ich liebe, und ich verändere etwas in der Welt. Das liegt nicht daran, dass ich ein System gefunden habe, wie man schnell reich wird, und es liegt nicht daran, dass ich viel Geld geerbt oder von der richtigen Person einen Job bekommen habe. *Es liegt daran, dass ich die einschränkenden Glaubenssätze aufgelöst habe, die mich zurückgehalten haben.* Von diesem Moment an hat sich alles wie von selbst ergeben.

Das kann auch bei Ihnen funktionieren! Aber Sie müssen Ihre Arbeit machen ... Sie müssen tief in sich gehen und herausfinden, an welchen Glaubenssätzen Sie festhalten. Sie müssen die Ereignisse bestimmen, die immer noch eine emotionale Ladung in sich tragen, und die Emotionen verändern, die Sie veranlassen, dass Sie die gleichen Muster immer und immer wieder wiederholen.

Und das gehen wir jetzt an, indem wir uns Ihren finanziellen Klopfbaum ansehen.

Übung: Wie sieht Ihr Baum aus?

Sie können Ihren eigenen Baum zeichnen oder sich die Blankodarstellung unter www.thetappingsolution.com/tree ausdrucken.

Wenn Sie Ihren Baum beschriften, erhalten Sie ein sichtbares Bild Ihrer finanziellen Situation. Manchmal ist es schmerzhaft, das alles auf Papier zu sehen – Sie erkennen die Realität Ihres Denkens, Fühlens und Handelns. Aber in diesem Fall kann das gut sein! Wenn Sie eine bildliche Darstellung Ihrer finanziellen Glaubenssätze haben – von all den Vorstellungen, die Sie bewusst und unbewusst mit sich herumtragen –, wird das Ihnen dabei helfen, Ihre Situation realistisch zu sehen, und die erforderlichen konkreten Schritte zeigen, um sie zu verändern.

Die Blätter (Nebenwirkungen)
Die Blätter repräsentieren Ihre aktuelle finanzielle Situation. Seien Sie ehrlich im Hinblick auf Ihre aktuelle Lage. Wenn Sie Schulden haben, ist das eine Wirkung – tragen Sie das ein. Wenn Ihr Gehalt nicht ausreicht, um die Rechnungen zu zahlen, schreiben Sie das auf. Wenn Sie arbeitslos sind oder wenn Sie zwar gut verdienen, aber es für Sie immer einem Kampf gleichkommt, wenn es um das Begleichen der Rechnungen geht, notieren Sie das. Schreiben Sie alles auf, was zu Ihrer aktuellen finanziellen Situation gehört.

Die Äste (Emotionen)
Wie geht es Ihnen mit Ihrer finanziellen Situation? Sind Sie wütend? Sind Sie traurig? Sind Sie frustriert? Ärgert Sie das Ganze? Schämen Sie sich? Welche Gefühle bewirkt Geld bei Ihnen? Wie fühlt es sich für Sie an, Ihre Botschaft oder Leidenschaft mit der Welt zu teilen?

Der Stamm (Ereignisse)
Was ist in Ihrem Leben in Bezug auf Geld, Finanzen und Karriere passiert, das negativ war? Erinnern Sie sich an Ihre erste Arbeit? Kennen Sie die finanzielle Situation Ihrer Eltern, als diese aufgewachsen sind? Können Sie sich an irgendwelche besonderen Kindheitserfahrungen erinnern, wenn es um Geld ging? Hat man beim Abendessen oder überhaupt zu Hause über Geld gesprochen?

Die Wurzeln (einschränkende Glaubenssätze)
Hier spielt sich das eigentliche Geschehen ab. Welche Glaubenssätze haben Sie in Bezug auf Geld? Was glauben Sie, was passiert, wenn Sie Ihrer Leidenschaft folgen? Was glauben Sie in Bezug auf Ihre Karriere? Sagen Sie laut: »Geld ist ________________________«, und füllen Sie immer wieder den Blankobereich auf dem Blatt aus.

Im Folgenden finden Sie einige der häufigsten einschränkenden Glaubenssätze, die wir in Bezug auf Geld haben. Welche treffen bei Ihnen zu?

- Geld ist schwer zu erwerben.
- Es gibt nicht genügend Geld für alle; wenn ich viel Geld verdiene, nehme ich einem anderen ein Stück vom Kuchen weg.
- Man muss hart für sein Geld arbeiten.
- Um viel Geld zu verdienen, muss man viel wissen und qualifiziert sein.
- Ich verdiene es nicht, mehr als jetzt zu verdienen.
- Das Geld kommt nicht einfach zu mir.
- Zeit und Geld – man kann nicht beides haben.
- Alles, was wir besitzen, mussten wir uns vom Mund absparen.
- Es ist nicht spirituell, Geld zu haben.
- Geld ist die Wurzel allen Übels.
- Die Reichen sind ____________________ . [Tragen Sie Ihr negatives Lieblingsurteil ein!]
- Geld allein macht nicht glücklich. Geld wächst nicht auf Bäumen (außer auf Klopfbäumen!).
- Ich stamme aus der Arbeiterklasse.
- Das Geld scheint mir immer durch die Finger zu rinnen.
- Man muss die Menschen ausnutzen, um zu Geld zu kommen.
- Ich habe Pech und verdiene nie Geld.
- Die Sachen laufen bei mir immer schief.
- Ich kann mir das nicht leisten.

BONUSÜBUNG:
Dröseln Sie Ihre Träume, Ziele und Sehnsüchte auf

Im Laufe des Buches habe ich pro Kapitel eine Übung beigefügt. Da mir aber von so vielen gesagt wird, dass Geld ihr Thema Nummer eins in ihrem Leben ist, habe ich hier eine zweite Übung hinzugefügt. Wenn Sie wirklich etwas dafür tun wollen, Ihre finanzielle Situation zu verändern und all Ihre Träume, Ziele und Sehnsüchte wahr werden zu lassen, machen Sie beide Übungen!
Allzu oft bestehen unsere Träume, Ziele und Sehnsüchte lediglich aus einer kleinen Liste wie der folgenden:

- Eine Million Euro machen
- Mein Buch veröffentlichen
- Eine Weltreise unternehmen
- Meine bevorzugte Wohltätigkeitsorganisation unterstützen
- usw.

Sicherlich ist es ein guter Anfang, wenn Sie Ihre Ziele notieren. Andererseits ist es unwahrscheinlich, dass diese Dinge so schnell und umfassend geschehen, wie Sie es sich erhoffen, wenn Sie nicht noch tiefer nachforschen, um herauszufinden, welche Beschränkungen Sie von der Erreichung Ihres Ziels abhalten. Sie haben sicherlich viel darüber gehört, wie Sie den Prozess der Zielsetzung noch verstärken: Fügen Sie emotionale Werte und Bilder hinzu, gehen Sie tiefer bis zu dem Gefühl, das Sie haben, wenn Sie Ihr Ziel erreicht haben, erstellen Sie einen Zeitplan, schauen Sie sich Ihre Liste oft an usw.
Diese ganzen Ideen sind zwar wunderbar, aber wenn Sie mit Ihren Zielen nicht voll im Einklang sind, verschwenden Sie im Grunde Ihre Zeit. Diese Ausrichtung, über die ich spreche, ist keine bewusste Ausrichtung an der Oberfläche – Sie müssen sich auf allen Ebenen ausrichten. Sie müssen Ihr »Was … wenn« und Ihr »Ja … aber« angehen. Sie müssen Ihre emotionalen und psychologischen begrenzenden Faktoren untersuchen. Wenn Sie das tun, machen Sie den Weg für sich frei. Nur dann können Sie diese Selbstsabotage-Muster vermeiden, die Ihnen allzu vertraut sind.
Hier ist eine Klopfübung, die Ihnen dabei helfen kann. Denken Sie daran – je mehr Themen Sie bei allen Aspekten und Schichten Ihrer

Ziele und Träume angehen, desto besser werden Ihre Resultate sein. Vielleicht möchten Sie ein Thema dreißig Tage lang oder auch nur einen Tag lang angehen und dann sehen, was passiert.

Schritt 1:
Schreiben Sie Ihr Ziel, Ihren Traum oder Ihre Sehnsucht auf
Sie können ein bestimmtes Ziel formulieren (»Ich will eine Million Euro verdienen«), ein allgemeineres Ziel (»Ich will Frieden in der Beziehung zu meiner Mutter«) oder eine Vision (»Ich möchte eine einschneidende gesellschaftliche Veränderung bewirken«).
Sie brauchen sich keine Gedanken darüber zu machen, ob Ihre Formulierungen an dieser Stelle oder im Laufe des Prozesses richtig sind. Alle Formulierungen, die Ihnen einfallen, sind richtig. Aber schreiben Sie diese unbedingt auf.

Schritt 2:
Schreiben Sie Ihr unmittelbares Bauchgefühl zu Ihrem Ziel auf
Wie fühlen Sie sich, wenn Sie Ihr Ziel lesen? Sind Sie hundertprozentig darauf ausgerichtet? Wie reagiert Ihr Körper, wenn Sie das lesen? Sie könnten vielleicht schreiben: »Ich fühle mich unwohl, wenn ich das lese. Ich bin aufgeregt. Ich habe Angst …« Seien Sie präzise und bewerten Sie jedes Gefühl auf der Skala von 0 bis 10. Wenn Sie beispielsweise beim Lesen des Ziels Angst haben, notieren Sie: »Ich habe Angst, und die Stärke liegt bei 8.«
Sie können mehr als nur eine Emotion oder ein Gefühl notieren. Fühlen Sie eine Anspannung im Bauch? Notieren Sie das. Wird Ihnen leicht schwindlig? Schreiben Sie das alles auf und notieren Sie auch die verschiedenen Stärken auf der Skala von 0 bis 10.

Schritt 3: Was würden andere über Ihr Ziel sagen?
Freunde, Familienmitglieder, die Gesellschaft, Mitarbeiter – wer auch immer Ihnen zuerst in den Sinn kommt, schreiben Sie auf, was diese Menschen sagen würden, wenn Sie ihnen von Ihrem Ziel berichten. Wenn Sie sich vorstellen, dass Sie Ihrer Mutter von Ihrem Ziel berichten und hören, wie sie sagt: »Was für eine blödsinnige Idee!«, schreiben Sie das auf. Und fügen Sie hinzu, welche Gefühle Sie in Bezug auf ihre Gedanken haben. Formulieren Sie präzise und bewerten Sie Ihre Gefühle mit einer Zahl.

Schritt 4: Was glauben Sie über das Ziel?
Zum Beispiel: »Ein Teil von mir glaubt, dass das unmöglich ist … Das habe ich noch nie zuvor erreicht … Wer bin ich, dass ich das schaffen kann?« Achten Sie darauf, welche Gefühle bei Ihnen aufsteigen. Seien Sie präzise, wenn Sie sie notieren, und bewerten Sie Ihre Gefühle mit einer Zahl.

Schritt 5: Klopfen Sie den ganzen Widerstand heraus und klopfen Sie positive Gefühle in sich hinein!
Gehen Sie jeden einzelnen Punkt, der ein Thema aktiviert hat, systematisch durch und klopfen Sie dazu, bis Sie das dazugehörige Gefühl auf 0 gebracht haben. Notieren Sie alles, was durch den Prozess bei Ihnen aufsteigt. Vielleicht schaffen Sie das nicht in einer einzigen Sitzung – nehmen Sie sich also Zeit dafür.

Wenn Sie die ganzen Themen durchgeklopft haben (und dafür gesorgt haben, dass Sie auch diejenigen, die etwas versteckter sind, ans Licht gebracht haben), haben Sie den Weg für Ihr Ziel freigemacht, damit es Wirklichkeit werden kann.

KLOPFSKRIPT: Träume, Ziele und Sehnsüchte

(Die Abbildung der Klopfpunkte finden Sie auf Seite 45.)

Gehen wir nun ein Beispiel durch und sehen uns an, wie Schritt 5 bei dieser Übung aussehen könnte, wenn Sie die Schritte 1 bis 4 erledigt haben und zum Klopfen bereit sind. Gerne können Sie mitklopfen.

Schritt 1: Notieren Sie das Ziel
BEISPIEL: Ich will 250 000 Euro im Jahr verdienen.

Schritt 2: Wie geht es Ihnen damit?
BEISPIEL: »Wenn ich mir das ansehe, werde ich ein bisschen nervös. Ich habe ein flaues Gefühl in der Magengrube, empfinde einen Druck und frage mich, wie das funktionieren soll. Wenn ich die Augen

zumache, liegt dieses flaue Gefühl bei 7. Wenn ich mich frage, was das für ein Gefühl ist, ist es Angst. Ich werde jetzt dazu klopfen.«

Karateschlag: Auch wenn ich dieses flaue Gefühl in der Magengrube habe, akzeptiere ich mich voll und ganz.
Karateschlag: Auch wenn ich dieses flaue Gefühl dabei habe, 250 000 Euro zu verdienen, entscheide ich mich jetzt dafür, mich zu entspannen.
Karateschlag: Auch wenn ich mich in meiner Haut nicht wohlfühle, wenn ich mir dieses Ziel betrachte, akzeptiere ich mich voll und ganz.

Augenbraue: Dieses flaue Gefühl …
Seitlich am Auge: Ich bin ein bisschen nervös …
Unter dem Auge: Dieses flaue Gefühl …
Unter der Nase: In der Magengrube …
Kinn: Ich spüre den Druck, weil ich das schaffen muss …
Schlüsselbein: Ich spüre diese Angst im Magen …
Unter dem Arm: Die ganze Angst …
Scheitel: Das ganze flaue Gefühl …

Klopfen Sie weiter zu allem, was aufsteigt, bis Sie Erleichterung verspüren. Dann gehen Sie zum Positiven über:

Augenbraue: Ich entscheide mich jetzt dafür, mich zu entspannen …
Seitlich am Auge: Und dieses flaue Gefühl loszulassen …
Unter dem Auge: Ich lasse das alles los …
Unter der Nase: Aus der Magengrube heraus …
Kinn: Diese ganze Angst …
Schlüsselbein: Löst sich jetzt auf …
Unter dem Arm: Diese ganze Angst, 250 000 Euro im Jahr zu verdienen …
Scheitel: Löst sich jetzt auf …

Schritt 3: Was würden andere über Ihr Ziel sagen?
BEISPIEL: »Wenn ich meinen Freunden sagen würde, dass ich 250 000 Euro verdienen will, würde mich die Hälfte von ihnen auslachen, und die andere Hälfte würde sagen, dass ich gierig wäre. Wenn ich daran

denke, das meinen Freunden zu erzählen, fühle ich mich klein und habe überhaupt kein Selbstvertrauen. Dieses Gefühl liegt bei 8.«

Karateschlag: Auch wenn ich nicht das Selbstvertrauen habe, meinen Freunden von meinem Ziel zu erzählen, akzeptiere ich mich voll und ganz.
Karateschlag: Auch wenn ich nicht will, dass meine Freunde mein Ziel kennen, akzeptiere ich mich voll und ganz.
Karateschlag: Auch wenn ich weiß, dass sie mich verurteilen, wenn ich ihnen von meinem Ziel erzähle, akzeptiere ich mich voll und ganz.

Augenbraue: Ich will meinen Freunden nichts sagen ...
Seitlich am Auge: Wenn ich mir vorstelle, ihnen das zu sagen, dann fühle ich mich klein ...
Unter dem Auge: Das Gefühl, klein zu sein ...
Unter der Nase: Ich mache mir Sorgen darüber, dass sie mich verurteilen ...
Kinn: Ich mache mir Gedanken darüber, dass sie mich nicht mögen ...
Schlüsselbein: Ich mache mir Sorgen darüber, was meine Freunde denken werden ...
Unter dem Arm: Wenn ich ihnen von meinem Ziel erzähle ...
Scheitel: Oder wenn ich mein Ziel erreiche!

Nun das Positive:

Augenbraue: Ich lasse das Gefühl los, klein zu sein ...
Seitlich am Auge: Ich entscheide mich dafür, mich groß zu fühlen!
Unter dem Auge: Ich bin zuversichtlich in Bezug auf mein Ziel ...
Unter der Nase: Und ich lasse meine Angst dazu los ...
Kinn: Ich bin zuversichtlich bei dem, was ich für mich will ...
Schlüsselbein: Und ich bin zuversichtlich, dass mich die richtigen Menschen unterstützen ...
Unter dem Arm: Ich fühle mich stark und zuversichtlich ...
Scheitel: Fühle mich stark und zuversichtlich!

Jetzt verstehen Sie, worum es geht! Klopfen Sie weiter und bearbeiten Sie Schritt 4 – die eigenen Glaubenssätze in Bezug auf Ihr Ziel. Und dann wiederholen Sie das Ganze so oft wie nötig!

Der Schlüssel bei diesem Prozess liegt darin, dass Sie Ihre Themen und Gefühle genau formulieren und beim Klopfen systematisch vorgehen – gehen Sie die verschiedenen Aspekte des Themas durch, und zwar einen nach dem anderen.

Wenn Sie bei diesem Prozess gründlich arbeiten, ist es unwahrscheinlich, dass Sie alles, was hier aufgeführt ist, in einer Sitzung durchklopfen können. Nehmen Sie sich also Zeit dafür und konzentrieren Sie sich vielleicht einfach auf einen Abschnitt pro Tag. Auch wenn es einige Tage oder Wochen dauern kann, ist es besser, gründlich zu sein, statt das Ganze schnell durchzuziehen und zu riskieren, dabei einige tiefer sitzende Glaubenssätze zu übersehen, die Sie beeinflussen könnten.

KAPITEL 11
PHOBIEN UND ÄNGSTE AUFLÖSEN

Den meisten Studien zufolge ist die größte Angst der Menschen, in der Öffentlichkeit zu sprechen. Die zweitgrößte Angst ist die vor dem Tod. Der Tod ist die Nummer zwei. Klingt das logisch? Das bedeutet ja für die Durchschnittsperson, dass es für sie, wenn sie an einer Beerdigung teilnimmt, besser ist, in der Kiste zu liegen, als die Grabrede zu halten.
JERRY SEINFELD

Lindsey hatte Angst vor Clowns.

Ich weiß – das klingt ziemlich komisch. Ich kann Sie sogar kichern hören: »Clowns? Wirklich? Das soll ein ernstes Problem sein? Sie hat Angst vor Clowns?«

Aber Clowns versetzten sie tatsächlich in Angst und Schrecken. Das mag zwar für diejenigen amüsant sein, die diese Angst nicht mit ihr teilen – aber obgleich sie sich dessen bewusst war, dass es nicht rational war, war sie trotzdem verängstigt.

Lindsey ist eine lustige, gescheite und fröhliche Vierundzwanzigjährige und gehört zu den Teammitgliedern unserer Firma *The Tapping Solution*. Als sie fünf Jahre alt war, war sie ins Zimmer gegangen, in dem ihre Eltern die Miniserie *It* von Stephen King im Fernsehen sahen, in der auch ein mordender Clown vorkommt. Sie kann sich zwar nicht an diesen Zwischenfall erinnern, aber ihre Eltern erzählten ihr, was passiert war und warum sie glaubten, dass ihre Angst vor Clowns zu diesem Zeitpunkt anfing. Irgendetwas hatte ganz klar und deutlich einen Eindruck bei ihr hinterlassen.

Ich wusste zwar von ihrer Angst, hatte aber keine Ahnung, wie ernst das Ganze war. Dann hörte ich von einem anderen Teammitglied, dass Lindsey das Bild von einem Clown gesehen und zu schreien begonnen hatte. Mir wurde in diesem Moment klar, dass dies eine ausgewachsene Phobie war, die ihr Leben beeinträchtigte.

Ihre Angst zeigt perfekt ein Element, das allen Ängsten und Phobien zugrunde liegt: die konditionierte Reaktion. Es handelt sich dabei nicht um eine logische Angst, die einen bestimmten Zweck verfolgt. Wenn das Muster aber einmal ins System einprogrammiert ist, kann sich das Bewusstsein nicht darüber hinwegsetzen.

Obgleich die Clownphobie besonders amüsant zu sein scheint, ist das Muster immer das gleiche, ob es sich nun um Sprechen in der Öffentlichkeit, Räume, Höhen, Nadeln, Keime und Erkrankungen, Zahnärzte oder Schlangen handelt. Die Phobie beginnt normalerweise mit einer negativen Erfahrung. Danach laufen die Angstmuster immer und immer wieder ab, sobald die Person eine solche Situation erlebt.

Sie argumentieren jetzt vielleicht, dass die Angst vor Schlangen real ist – denn Schlangen können gefährlich sein –, während die Angst vor Clowns irreal ist, weil Clowns ungefährlich sind. Ja, Menschen besitzen eine natürliche, intelligente, genetische Neigung, sich potenziell gefährlichen Schlangen gegenüber vorsichtig zu verhalten. Das ist etwas ganz anderes als eine Phobie. Ich habe keine Schlangenphobie, aber ich hätte Angst, wenn sich jetzt eine giftige Kobra in meinem Büro befinden würde. Das ist eine natürliche und rationale Reaktion.

Im Gegensatz dazu ist eine Phobie nicht rational. Die Angst ist da, auch wenn sich im Raum eine ungefährliche Schlange im verschlossenen Käfig befindet. Genauso wären die meisten von uns ein bisschen nervös, wenn sie vor fünftausend Menschen sprechen müssten. Selbst Referenten, die das Hunderte von Malen gemacht haben, verspüren eine gewisse Unruhe oder Aufregung. Eine Phobie würde uns andererseits davon abhalten, uns überhaupt in diese Situation zu begeben!

Sie erinnern sich vielleicht noch an den ursprünglichen Durchbruch beim Klopfen, als Roger Callahan mit Mary an ihrer Wasserphobie arbeitete. Ihre Angst verschwand unmittelbar nach dem Klopfen. Es hat damals funktioniert und funktioniert nach wie vor bei allen Arten von Ängsten und Phobien sehr gut.

EFT bei Ängsten und Phobien einsetzen

Wir mussten nur eine Stunde klopfen, um Lindseys Phobie aufzulösen. Ich beschreibe Ihnen hier den Ablauf, weil er immer ähnlich ist, egal an welcher Phobie Sie arbeiten.

Auch Gespräche über Clowns lösten bei Lindsey Ängste aus. Also begannen wir, mit der sehr einfachen und weit gefassten Aussage zu klopfen: *Auch wenn ich diese Angst vor Clowns habe, entscheide ich mich jetzt dafür, mich zu entspannen.* Gehen Sie bei Ängsten und Phobien langsam vor, denn es gibt keinen Grund, bei diesem Prozess zu leiden. Wir machten einige Runden von *Auch wenn ich diese Angst vor Clowns habe* ... und dann klopften wir die Punkte durch und wiederholten »Diese Angst vor Clowns ... diese Angst ... dieser Stress in meinem Körper ...«. Wir machten so lange weiter, bis sie sich ruhig und entspannt fühlte.

Jetzt konnte ich sie fragen, wann ihre Angst begonnen hatte. Sie sagte mir, was sie von ihren Eltern gehört hatte – dass sie den Film *It* als Kind gesehen und große Angst gehabt hatte. Sie hatte keine bewusste Erinnerung an diese Erfahrung und verspürte keine Angst, als sie erzählte, was ihr die Eltern gesagt hatten. Aber wir klopften dazu, um sicherzugehen. Wir klopften dann zu der Aussage *Auch wenn ich als Kind diesen gruseligen Film gesehen habe, akzeptiere ich mich voll und ganz.* Und wieder waren wir nicht in der Lage, diese Aussage auf der Skala zu bewerten, weil sie hierbei keine emotionale Reaktion zeigte. Aber es fühlte sich so an, als würde es sinnvoll sein, vorsichtshalber noch ein paar Runden zu klopfen.

Als ich an diesem Punkt sehen konnte, dass Lindsey entspannt war, unternahm ich den nächsten Schritt. Bei der Konfrontation von Ängsten und Phobien geht es darum, winzige Schritte zu machen. (Vielleicht kennen Sie das Konzept von kleinen »Babyschritten«, falls Ihnen der Film *What about Bob?* mit Bill Murray bekannt ist – und was wir machen, ist nicht unbedingt anders!) Also fragte ich Lindsey weiter: »Wenn ich dir jetzt ein Bild von einem Clown zeigen würde, wie ginge es dir damit?« Achten Sie darauf, dass ich nicht gesagt habe: »Ich werde dir jetzt ein Bild von einem Clown zeigen«, oder: »Denke an einen gruseligen Clown.« Ich wollte sie an diesen Ablauf gewöhnen und es ihr angenehm machen.

»Ich hätte ein bisschen Angst«, antwortete sie. »Ich bin jetzt ein bisschen ängstlich.« Also klopften wir dazu – *Auch wenn ich mich ein bisschen ängstlich fühle* … und so weiter –, bis sie feststellte, dass sie sich wieder beruhigt hatte.

»Lindsey, ich werde dir ein Bild von einem Clown per E-Mail schicken«, fuhr ich fort. »Wie fühlt sich das an? Ist das in Ordnung für dich?«

»Ja«, sagte sie, »das ist in Ordnung.«

Wir machten diese Sitzung per Video über Skype, und ich schickte ihr sofort eine Zeichnung von einem Clown. Sie rief die Bilddatei auf, und ich fragte sie: »Wie fühlt sich das für dich an, wenn du das siehst?«

»Ein bisschen ängstlich bin ich schon«, antwortete sie. Dann klopften wir dazu, bis sie weniger ängstlich war.

Als Nächstes sahen wir uns das Foto eines echten Clowns an. An dieser Stelle wurde es interessant. Als sie das Bild von einem echten Clown sah, sagte sie: »Ich hasse die rote Nase. Da könnte ich wirklich ausflippen.« Das war ein Aspekt ihrer Phobie. Bei Phobien sollten Sie besonders darauf achten, nach den verschiedensten Aspekten des Themas zu suchen – und sie der Reihe nach aufzulösen, um eine vollständige Entlastung zu erreichen. Ein Aspekt wird immer ganz spezifisch sein. Wenn Lindsey ganz besonders vor der roten Nase Angst hat, kann das allgemeine Klopfen zu *Auch wenn ich diese Angst vor Clowns habe …* die Angst vielleicht nicht auflösen. Daher mussten wir präziser werden und klopften zu *Auch wenn mich diese rote Nase wirklich zum Ausflippen bringt …*

Wir klopften zu immer mehr Bildern von Clowns. Schließlich schickte ich ihr ein Bild des Clowns aus dem Film *It*. Ich warnte sie zuvor, und wir klopften zu ihrer Angst davor, es auch nur anzuschauen. Als die Bewertung der Angst nach unten gegangen war, sah sie sich das Bild an, und wir klopften. Nach einigen Klopfrunden war sie in der Lage, sich das Clownsfoto anzusehen, und sagte: »Ich mag den Clown nicht. Er ist gruselig, aber ich kann ihn anschauen, und mein Körper fühlt sich gut an.« Als ich mir den gruseligen *It*-Clown ansah, ging es mir genauso! Sie hatte keine Clown-Phobie mehr. Sie mochte sich keine gruseligen Clowns ansehen – aber das mögen wir alle nicht! Unsere Arbeit war erfolgreich gewesen.

Die Identifikation mit Ängsten und Phobien

Ein interessanter Punkt bei der Sitzung mit Lindsey war, dass gegen Ende eine Bemerkung auftauchte, als sich die Phobie auflöste. Sie war sichtbar aufgewühlt und sagte: »Ich habe keine Ahnung, wer ich ohne diese Angst sein werde.« Und wieder scheint das amüsant zu sein, weil es sich bei ihrer Angst um Clowns drehte, aber es ist so bezeichnend für die Muster, die bei uns allen ablaufen – egal, um was für ein Problem, eine Angst oder Phobie es sich handelt. Die Angst vor Clowns war ein Teil dessen, wer Lindsey war. Auf einer gewissen Ebene hatte sie sich so definiert: »Ich habe Angst vor Clowns.« Sie war mit dieser Angst vor Clowns aufgewachsen, und alle ihre Freunde wussten, dass sie Angst vor Clowns hatte, und sie verhielt sich so, dass sie sichergehen konnte, in ihrem Leben keinen Clowns zu begegnen. Diese Angst gehörte zum Gewebe ihres Lebens und ihrer Identität. Wer wäre sie ohne diese Angst?

Wir klopften zu *Auch wenn ich nicht weiß, wer ich ohne diese Angst vor Clowns sein werde …* und zu *Auch wenn ich einmal vor Clowns Angst hatte und ich nicht weiß, wie ich mich ohne diese Angst verhalten werde, akzeptiere ich mich voll und ganz.* Und so weiter. Diese Sätze begannen, ihren Körper und Geist für eine neue Möglichkeit zu öffnen, und dann fing sie an, eine neue Identität ohne diese einschränkende Angst zu formen.

Sie kann weiter zu positiven Aussagen in Bezug auf ihre neue Identität klopfen, wie beispielsweise: *Ich bin jemand, der frei von Phobien ist. Ich finde Clowns jetzt lustig. Ich entscheide mich dafür, mutig, lustig und direkt zu sein, und ich bin das auch, wenn Clowns in der Nähe sind!* Das hilft dabei, die neue Identität zu verstärken, die sie zum Teil bereits übernommen hat, was ihr wahrscheinlich sogar noch mehr Selbstvertrauen schenkt. Wenn sie beim Klopfen die Veränderung mit positiveren Aussagen nicht noch verstärkt hätte, hätte sie vielleicht keine

Angst vor Clowns, aber auch keinerlei positive Emotionen ihnen gegenüber. Wenn sie weiterklopft, könnte sie es sogar erleben, wie sie sich mit ihnen vergnügt.

Es geht nicht darum, ob man mutig ist oder nicht

Kris Carr ist eine mutige Frau.

Sie hat die letzten zehn Jahre damit verbracht, gegen eine seltene Krebsart anzukämpfen, dokumentierte ihre Reise im Film *Crazy Sexy Cancer* und ist durch ihren Film und ihre *New York Times*-Bestseller für Millionen von Menschen zu einem Leitbild geworden. Mit anderen Worten – die Überwindung von Hindernissen und ein Leben in Freiheit, auf hohem Energieniveau und voller Freude sind ihr nicht fremd.

Als wir gemeinsam in der Nähe ihres Hauses in Woodstock im Staat New York eine Bergwanderung machten, überraschte es mich, was sie zu mir sagte. Sie erzählte, dass es auf dem Berggipfel einen Stahlturm gäbe, auf den man hinaufgehen könnte. Von dort aus könnte man kilometerweit in alle Richtungen blicken. Ich antwortete: »Wunderbar, lass uns dort hinaufgehen!« Woraufhin sie meinte: »O nein, da gehe ich nicht rauf. Ich habe Höhenangst.«

Sie wusste sofort, dass sie das zu dem falschen Typ gesagt hatte. Wenn ein Thema durch Klopfen bearbeitet werden kann, lasse ich Sie klopfen! Und was kann man denn besser durch Klopfen bearbeiten als Höhenangst?

Ich versprach ihr, dass diese Erfahrung schmerzfrei sein würde. Sie würde nichts tun müssen, was sie nicht wollte. Also begannen wir genau an dieser Stelle mit dem Klopfen und fingen bei ihrer Angst vor dem Klopfen an. So wie Lindsey Angst bekam, wenn Clowns erwähnt wurden, löste eine mögliche Konfrontation mit ihrer Höhenangst bei Kris Furcht aus. Ihr Körper und Geist begannen, sich negative Zukunftsszenarien auszumalen und diese mit Angst zu umgeben, auch wenn sie weder real noch eingetreten waren.

KLOPFTIPP: Zukunftsängste

Wie oft spielt Ihnen Ihr Geist einen Streich und erzeugt Angst, das Gefühl der Überforderung und Stress über Dinge, die erst noch passieren müssen – oder vielleicht überhaupt nie passieren werden? Benutzen Sie in diesem Augenblick EFT, um negative Zukunftsvisionen aufzulösen.

Kris und ich verbrachten den Rest der Bergwanderung damit, zu ihrer Angst zu klopfen. Als wir auf dem Gipfel angekommen waren, war sie ruhig. Ich sah mir den Turm an. Er war ideal, denn er hatte auf verschiedenen Ebenen mehrere Treppenabsätze. Sie konnte sich Zeit nehmen, die Stockwerke langsam hinaufzugehen, und jeden Schritt auf dem Weg mit Klopfen begleiten.

Wir begannen an der untersten Plattform und klopften zu ihrer Angst. Wir bewegten uns zwischen der allgemeinen Aussage *Auch wenn ich diese Höhenangst habe …* und speziellen Aussagen zu ihrem emotionalen und körperlichen Zustand hin und her.

So klopften wir beispielsweise zu:

Auch wenn ich diese ganze Angst verspüre …
Auch wenn ich das Gefühl habe, nicht tief atmen zu können …
Auch wenn ich diesen Knoten im Bauch habe …
Auch wenn sich mein Körper zittrig anfühlt …
Auch wenn ich Angst habe abzustürzen …

Wir arbeiteten uns systematisch durch die verschiedenen Aspekte, die in ihrem Körper und Geist hochkamen. Langsam begannen wir mit dem Aufstieg. Wir gingen Schritt für Schritt vor und gingen nur weiter, wenn sie sich dabei wohlfühlte. Und es ging treppauf, und wir klopften und gingen den ganzen Weg gemeinsam nach oben. Ihr liebevoller Mann Brian war mit von der Partie und brachte beim Aufstieg die Plattform ins Schwanken, um sicherzustellen, dass sie ihre Phobie wirklich überwand. (Das ist sicherlich keine empfehlenswerte Strategie, wenn jemand gerade eine Phobie überwindet, aber Kris ließ Brian sicherlich wissen, was sie von seiner Unterstützung hielt!)

Als wir ganz oben angekommen waren, war Kris' Belohnung für die Überwindung ihrer lebenslangen Höhenangst eine majestätische, kilometerweite herbstliche Aussicht in alle Richtungen. Eine passende Metapher für die Belohnung, die wir erhalten, wenn wir schließlich diese lebenslangen Ängste, Phobien und einschränkenden Glaubenssätze hinter uns lassen: Wir können dann eine wunderschöne klare Aussicht auf unser Leben und die Welt genießen.

BERUFSPROFIL: Dr. David Feinstein

Was alternative Therapien angeht, hat Dr. David Feinstein schon alles gesehen. Nachdem er 1970 in der psychiatrischen Abteilung an der Johns Hopkins Medical School angestellt wurde, rief ihn der Abteilungsleiter in sein Büro und gab ihm eine interessante Aufgabe, die sein Leben veränderte. »Ich höre immer wieder von diesen neuen Therapien, die von der Westküste kommen«, sagte er zu Dr. Feinstein. »Sind das nur kalifornische Belanglosigkeiten oder sind das Entwicklungen, über die man Bescheid wissen sollte? Finden Sie das doch einmal heraus.«

Mehr als zweihundert brandneue Therapien waren aufgetaucht, und Dr. Feinstein verbrachte die nächsten sieben Monate damit, sechsundvierzig davon zu untersuchen. Er studierte sie in der Literatur, führte ausführliche Interviews mit den Anwendern und erlebte sie auch auf Wochenend-Workshops oder in anderen Formen als Teilnehmer. Zu einigen dieser Therapien gehörten die Transaktionsanalyse, Bioenergetik, Gestalttherapie, Atemarbeit, Sensibilitätstraining, Rolfing, Re-evaluation Counseling, LSD-unterstützte Psychotherapie und (wahrscheinlich eine von Feinsteins erinnerungswürdigeren Erlebnissen) eine Nackt-Encounter-Gruppe. Vielleicht am wichtigsten war, dass er die Anwender dieser verschiedenen Techniken nicht nur einmal traf, sondern Monate später wieder, um zu sehen, wie es ihnen ging.

Bei der Mehrzahl der von ihm untersuchten Therapien schienen die Menschen anfangs eine positive Erfahrung zu machen – so ging es ihnen beispielsweise während eines Wochenend-Workshops gut. Aber beim späteren Interview sagten die Teilnehmer oft, dass sie zu ihren alten Verhaltensweisen zurückgekehrt seien und keinerlei wirkliche Veränderungen beobachtet hätten. Glücklicherweise besaß Dr. Feinstein während seiner Suche das Durchhaltevermögen, um ein Werkzeug zu finden, das einen definitiven und messbaren Unterschied im Leben der Menschen bewirkte. Er stieß schließlich zufällig auf die Klopftherapien und auf EFT.

Seine erste Erfahrung mit EFT hatte Dr. Feinstein in einer Gruppe von Psychologiekollegen. Er erinnert sich, wie verblüfft er war:

> Eine Frau, die an langjähriger schwerer Klaustrophobie litt, war zuvor als Versuchsperson ausgewählt worden. Ihr wurde gezeigt, wo und wie sie eine Reihe von Punkten auf der Haut klopfen sollte, während sie sich an angsterregende Situationen in geschlossenen Räumen erinnerte. Zu meinem Erstaunen berichtete sie fast augenblicklich, dass ihr die Szenen, die sie sich vorstellte, weniger Stress bereiteten. Innerhalb von zwanzig Minuten schien ihre Klaustrophobie verschwunden zu sein. Diese von ihr persönlich beschriebene Verbesserung war erstaunlich genug. Aber als sie gebeten wurde, in einen begehbaren Kleiderschrank hineinzugehen, die Tür zu schließen und dort so lange zu bleiben, wie sie es als angenehm empfand, hielt sie sich so lange dort auf, dass man sie schließlich bat, wieder herauszukommen. Sie kam freudestrahlend und triumphierend heraus und war erstaunt, dass sie in einer Situation ruhig geblieben war, die sie noch eine halbe Stunde zuvor in eine unkontrollierbare Panik versetzt hätte.

»Ich habe noch nie eine Therapie gesehen, die so schnell funktioniert hat«, erzählte mir Dr. Feinstein. »Die Geschwindigkeit war bemerkenswert.«

Beruflich war er auf traditionelle klinische Ansätze ausgerichtet. Als er von der Wirksamkeit von EFT überzeugt war und anfing, es zu unterrichten, begann er häufig mit einem Disclaimer.

»Ich kann Ihnen gar nicht sagen, wie überrascht ich bin, mich hier stehen zu sehen«, sagte er, »und Ihnen zu sagen, dass der Schlüssel zur erfolgreichen Behandlung selbst extrem schwieriger Fälle eine mechanische, oberflächliche und irrwitzig schnelle physische Technik ist, die keinerlei langfristige therapeutische Beziehung, weder das Erwerben einer tiefen Einsicht noch ein ernsthaftes Engagement für die persönliche Transformation erfordert. Ja, so seltsam es aussieht, die Haut zu beklopfen, aber es funktioniert!«

Seit dieser anfänglichen Erfahrung und weiteren Forschungen hat er unermüdlich daran gearbeitet, dieses mächtige Werkzeug zu dokumentieren und auszuwerten. Er hat mehr als achtzig wissenschaftliche Artikel und acht Bücher zur Energiemedizin verfasst, und er hat als klinischer Psychologe an den Fakultäten der Johns Hopkins School of Medicine, am Antioch College und an der California School of Professional Psychology gearbeitet.

Ich hatte das Vergnügen, Dr. Feinstein zu interviewen und mit ihm bei mehreren Gelegenheiten zu sprechen, und es amüsiert mich, dass selbst heute ein Teil von ihm immer noch von der Geschwindigkeit und Effektivität von EFT überrascht ist. Sein klinischer, traditionell geschulter Geist scheint damit Probleme zu haben, etwas so Schnelles, Effektives und leicht Einsetzbares voll und ganz zu akzeptieren. Und ich kann ihm keine Vorwürfe machen – mein nicht klinischer, alternativ geschulter Geist ringt ebenfalls damit!

Zwei Ängste innerhalb von einer Stunde aufgelöst

Meggan ist eine dynamische Autorin, Referentin und Coach für Tausende von Frauen in aller Welt.

Sie sollte auf einer wichtigen Konferenz sprechen und bat mich um Hilfe. Meggan war zuvor oft auf der Bühne gewesen und hatte extrem positive Rückmeldungen von ihrem Publikum erhalten. Bis dahin hatte sie ihre Reden jedoch immer am Rednerpult gehalten. Sie hatte sich bei dieser Erfahrung auch nie richtig wohlgefühlt. Bei der kommenden Veranstaltung würde sie kein Rednerpult haben. Sie plante auch, ohne vorbereitetes Skript zu sprechen. Diese Aussicht versetzte sie in Angst und Schrecken, und daher wandte sie sich an mich, denn sie hatte gehört, wie effektiv EFT gerade bei Ängsten vor öffentlichen Auftritten sein konnte.

Wir begannen mit unserer Sitzung, und ich bat sie, sich auf der Bühne zu sehen, ohne Rednerpult und Redeskript, und mir zu sagen, was sie dabei empfand. Ich wollte vor allem wissen, was sie körperlich wahrnahm. Meiner Meinung nach ist es eine großartige Möglichkeit, sich bei der Arbeit mit Ängsten auf körperliche Empfindungen zu konzentrieren, denn es hilft uns dabei, uns vollständiger mit den Gefühlen zu verbinden und zu entscheiden, was wirklich abläuft.

Sie sagte mir, dass sie im Brustbereich und im Hals ein beengtes Gefühl hatte, wenn sie an die Veranstaltung dachte. Das ist bei solchen Sprechängsten nicht überraschend. Ich bat sie, dieser Beengung eine Zahl zu geben, und sie sagte, es wäre eine 7 auf der Skala von 0 bis 10. Wir begannen das Klopfen mit einigen sehr einfachen Aussagen:

Auch wenn ich dieses Engegefühl in Brust und Hals habe, akzeptiere ich mich voll und ganz.
Auch wenn ich das Gefühl habe, dass mir etwas im Hals stecken geblieben ist, akzeptiere ich mich voll und ganz.
Auch wenn ich dieses Angstgefühl in meiner Brust und in meinem Hals habe, entscheide ich mich jetzt dafür, mich zu entspannen.

Wir klopften verschiedene Aussagen und die Punkte durch, bis sie diese Beengung in Brust und Hals nicht mehr spürte. Dann ließ ich sie zu der Vorstellung zurückkehren, wie sie bei der Veranstaltung auf der Bühne sprach. Was spürte sie? Was sah sie? Sie sagte, dass sie sich besser fühlte, und sie sah, dass die Rede gut lief – aber erst nachdem sie begonnen hatte. »Ich glaube, dass der Anfang schwer wird«, sagte sie.

Wir hatten die fest sitzende Energie in Brust und Hals aufgelöst, und dann zeigte sich der nächste Aspekt ihrer Phobie. Also klopften wir zum Thema Start, bis sich dies auflöste und sie genügend Selbstvertrauen hatte, um weiterzumachen.

Ich bat sie weiterhin, die Veranstaltung zu visualisieren und nach etwas Ausschau zu halten, das nicht in Ordnung war. Ich machte sogar absichtlich noch mehr Druck, um sicherzugehen, dass alles klar war. So ließ ich sie beispielsweise visualisieren, dass das Publikum nicht lächelte, als sie zuerst auf die Bühne kam, um zu sehen, ob das bei ihr Angst auslösen würde. Das Publikum ist normalerweise sehr empfänglich und heißt die Referenten willkommen, aber ich wollte ihre Knöpfe ein bisschen drücken, um sicherzustellen, dass wir die unterschiedlichen Aspekte ihrer Phobie abdeckten.

Dieser Prozess wurde mit weiterem Klopfen fortgesetzt, und wir gingen immer tiefer, bis sie keine Angst, keinen Stress oder Sorgen in Bezug auf den Vortrag finden konnte. Stattdessen berichtete sie: »Ich freue mich wirklich darauf und beginne darüber nachzudenken, worüber ich sprechen kann. Zuvor habe ich diesen Punkt nie erreicht, denn ich hatte vor der Erfahrung insgesamt zu viel Angst!«

Ich habe diesen Punkt schon einige Male erwähnt, aber ich muss ihn wiederholen, weil er so wesentlich ist. *Um dauerhafte Ergebnisse bei Ängsten und Phobien zu erzielen, müssen Sie tief graben und sämtliche Aspekte des Themas angehen.* Es ist eine gute Zeit, um herauszufinden, was nicht stimmt, die Probleme zu identifizieren und sich innerlich einen Ruck geben und zu sehen, wie sich das anfühlt!

Meggan freute sich darüber, wie es ihr ging, und wir waren gerade dabei, das Gespräch zu beenden, als sie mir sagte, dass sie sich auch darauf freute, mit EFT an ihrer anderen Angst zu arbeiten: der Flugangst. Sie musste ja schließlich zu dieser Veranstaltung fliegen! Es hatte nur dreißig Minuten gedauert, um an der Angst vor öffentlichen Auftritten zu arbeiten, und daher bot ich ihr an, ihr auch gleich noch bei der Flugangst zu helfen, woraufhin sie zustimmte.

Sie sagte mir, dass sie und ihre Schwester vor fünfzehn Jahren zusammen in einem kleinen Flugzeug geflogen wären und dass dieser Flug die schlimmste Erfahrung ihres Lebens gewesen sei. Vom Start an hätte es Turbulenzen gegeben, wie sie sie noch nie erlebt hatte, und das kleine Flugzeug sei immer wieder plötzlich einige Meter tief abgesackt.

Sie war sich sicher gewesen, dass sie sterben würde. Der Pilot hatte kein Wort gesagt, um die Passagiere zu beruhigen, und die erstickten Schreie der Leute um sie herum machten alles nur noch schlimmer. Sie hatten schließlich eine sichere Landung, aber das Trauma dieser Erfahrung hatte Meggans Körper und Geist nie verlassen. Sie hatte an der

Heilung gearbeitet und Fortschritte gemacht, aber auf der tiefsten Ebene war das Trauma immer noch vorhanden und beeinträchtigte ihr Leben auf alle mögliche Art und Weise.

Da gab es nicht einfach nur die Flugangst, an der wir arbeiteten, sondern eine tief sitzende Angst in Bezug auf das Leben – es ging um Sicherheit, es ging darum, wer sie in der Welt war, und darum, nicht ununterbrochen in Alarmbereitschaft sein zu müssen. Diese eine Erfahrung hatte Meggan gelehrt, dass sie wachsam zu sein hatte, dass die Welt grundsätzlich kein sicherer Ort war und dass ihr Körper ebenfalls nicht sicher war.

FRAGEN SIE SICH ... Ängste und Phobien

Welche Ängste und Phobien haben Sie, und wie beeinträchtigen diese Ängste möglicherweise andere Bereiche Ihres Lebens?
Welche Glaubenssätze haben Sie wegen dieser Ängste in Bezug auf sich selbst und auf die Welt?

Ich wandte die »Filmtechnik« bei Meggan an und bat sie, mir nochmals zu erzählen, was passiert war, während sie zur gleichen Zeit klopfte. Ich konnte aus Meggans Körpersprache und ihrem Tonfall herauslesen, dass das Thema bei ihr eine gewisse Angst auslöste, wenn sie darüber sprach, und deshalb achtete ich auf ein langsames Tempo. Ich sagte ihr, dass wir aus diesem Erlebnis wieder herausgehen würden, falls es für sie emotional zu intensiv würde oder sie sich unsicher fühlte. Dies ist einer der großartigsten Aspekte bei der Arbeit mit Leuten über Video, Skype oder in einer Sitzung, statt nur zu telefonieren: Sie erhalten unschätzbare Informationen über die visuellen Hinweise.

Meggan erzählte die Fluggeschichte von Anfang bis Ende. Ich konzentrierte mich auf ihr Sicherheitsgefühl und steuerte sie über Fragen, die sie bei Bedarf tiefer in die Erfahrung hineinversetzten und ein Stück weiter herausholten, falls es zu intensiv wurde. Sie erzählte mir Schritt für Schritt, was passiert war, und klopfte dabei die ganze Zeit. Ihre erste Erinnerung daran war sehr emotional, aber ich konnte sehen, wie sie sich beim Klopfen beruhigte. Dann ließ ich sie die Geschichte nochmals erzählen und immer wieder, bis kein Aspekt davon mehr eine emotionale Ladung besaß.

Als sie schließlich an den traumatischen Flug dachte, brach sie in Freudentränen aus, weil sie die Angst und den Schmerz nicht mehr empfand, die sie gerade eine halbe Stunde zuvor noch gelähmt hatten.

Das Folgende ist Meggans E-Mail, die ich am nächsten Tag erhielt, so können Sie die von ihr erlebten Resultate noch besser nachvollziehen:

Ich habe seit unserem Telefonat wie ein Teenager geschlafen. Wenn ich kein Kleinkind hätte, würde ich vielleicht jetzt noch im Bett liegen. Es ist keine Müdigkeit, sondern es fühlt sich mehr wie ein Erholungsschlaf an. Der Teil von mir, der vor fünfzehn Jahren so erschüttert und in eine erhöhte Wachsamkeit hineingetrieben wurde, um in Alarmbereitschaft zu bleiben, Wache zu halten und immer auf die eigene Sicherheit bedacht zu sein, hat sich endlich zurückgezogen und ist abgetreten. Es frisst viel Energie, wenn man dem Leben nicht vertraut (Lächeln). Ich habe dieses Bauchgefühl, dass ich nach diesem Erholungsschlaf eine wahnsinnige und erstaunliche Energie haben werde.

Ich bin so fasziniert und verblüfft, wie wirkungsvoll die Sitzung gewesen ist. Ich versuche weiterhin, die Angst heraufzubeschwören, die ich vor dem Fliegen hatte, sowie das Gefühl des Nacktseins und Bloßgestelltseins, das ich hatte, wenn es um das Sprechen in der Öffentlichkeit ohne Manuskript ging, und ich habe einfach keinen Zugang dazu. Sie ist weg. Ich erinnere mich daran, wer ich bin oder wer ich war, bevor sich diese Ängste in mir eingenistet haben. Ich verstehe nicht, wie das Klopfen funktioniert, und ich brauche es nicht zu verstehen – es funktioniert einfach.

Das Klopfen ermöglichte den Zugang zur eigentlichen Wunde und entfernte sie einfach. Sie löste sich in Luft auf. Das Klopfen hat mich zum eigentlichen Gefühl der Ruhe und Sicherheit in meinem Körper zurückgebracht, dieses Gefühl, das der Flug seitdem geblockt hatte. So, wie ein Zauberer das weiße Tischtuch unter dem Gedeck wegzieht, hat mir das Klopfen enthüllt, dass mein Vertrauen in die Welt und in mein Leben als

Grundlage meines Seins schon immer existiert und die Angst dessen ständige Präsenz einfach verzerrt hat.

Ich bin bekehrt. Eine Bekehrte, die wie vor den Kopf geschlagen ist, und eine Bekehrte, die glaubt. Meine Dankbarkeit ist grenzenlos.

KLOPFTIPP: Mit Flugangst umgehen können

Bei Flugangst, ob Sie sie nun haben oder ein anderer, können Sie EFT folgendermaßen einsetzen:

1. Üben Sie im Voraus. Klopfen Sie vor dem Flug und versuchen Sie, die Flugerfahrung im Kopf bildlich entstehen zu lassen. Sehen Sie sich, wie Sie zum Flughafen gehen, einchecken, aufs Flugzeug warten, ins Flugzeug einsteigen, sich hinsetzen, hören, wie die Motoren eingeschaltet werden, spüren, wie das Flugzeug abhebt; sehen Sie sich fliegen, das Flugzeug wieder niedriger fliegen, und spüren Sie, wie das Flugzeug landet.
Während Sie jeden einzelnen Schritt des Fluges durchlaufen, finden Sie die kritischen Momente heraus. Wo sitzt die Angst? Wenn die Triebwerke eingeschaltet werden? Wenn Sie fliegen und es Turbulenzen gibt? Klopfen Sie zu jedem dieser Schritte.
Das Wirkungsvollste, was Sie tun können, wenn Sie nicht tatsächlich im Flugzeug sitzen, besteht darin, dass Sie die Erinnerung in Körper und Geist nochmals so gut wie möglich durchleben. Für alle Ängste und Phobien gilt das Gleiche. Der wirkliche Test findet natürlich statt, wenn Sie tatsächlich mit der Situation konfrontiert sind! Aber in der Zwischenzeit werden Sie überrascht sein, wie wirkungsvoll es sein kann, die Erinnerung einfach zu durchleben.

2. Klopfen Sie während des Fluges. Ich freue mich immer, wenn ich Menschen sehe, die im Flugzeug sitzen und klopfen (mehr, als Sie vielleicht denken). Es ist eine wunderbare Möglichkeit, Ängste und Stress zu reduzieren. Ich habe mich selbst durch wirklich schlimme Turbulenzen hindurchgeklopft, die mich aus meiner Komfortzone getrieben hatten. Machen Sie sich keine Gedanken, falls andere das bemerken: Es geschieht selten. Meistens sind die Menschen mit ihren eigenen Problemen beschäftigt. Falls es jemandem auffällt, können Sie dieses mächtige Werkzeug ganz einfach mit ihm teilen.

ÜBUNG: Eine Angst oder Phobie überwinden

Die Überwindung einer Angst oder Phobie kann zu einem bedeutenden persönlichen Sieg werden, der zu noch größeren Erfolgen in anderen Lebensbereichen wie Beziehungen, Finanzen und sogar persönlicher Gesundheit führt. Der Grund dafür ist, dass diese Ängste und Phobien von Natur aus dem Rest unseres Bewusstseins signalisieren, dass wir unser Leben nicht voll in der Hand haben. Wenn Lindsey ihre Reaktion auf Clowns nicht kontrollieren kann, wie kann sie dann ihr übriges Leben und ihre emotionalen Reaktionen kontrollieren? Wenn Kris dadurch eingeschränkt wird, dass sie nicht in der Lage ist, den Berggipfel zu besteigen und auf den Turm hinaufzugehen, wo könnte sie dann noch andere Grenzen haben? Wenn Meggan sich Sorgen machen muss, dass sie an einem bestimmten Punkt von Angst und Panik überwältigt wird – wie kann sie sich dann wirklich sicher fühlen?

Das Wissen um unsere Kraft und die Ressourcen, mit denen wir diese rationalen oder irrationalen Ängste kontrollieren können, stärkt uns in dem, was wir in allen Bereichen unseres Lebens erschaffen und erreichen können.

Greifen Sie sich also genau jetzt eine Angst oder Phobie heraus und klopfen Sie sich durch sie hindurch. Es braucht keine massive Phobie oder lebenslange Angst zu sein. Wenn Sie wirklich nichts finden können (ich weiß, dass Sie das können, aber falls wirklich nicht ...), dann helfen Sie einem anderen dabei, seine Ängste zu überwinden. Im Folgenden finden Sie eine Auflistung verschiedener geläufiger Ängste und Phobien. Achten Sie darauf, ob irgendwelche davon bei Ihnen Widerhall finden:

- Aufzüge
- Autofahren
- Brücken/Tunnel
- Fliegen
- Geschlossene Räume
- Höhen
- Insekten/Spinnen
- Körperlicher Schmerz
- Nadeln
- Soziale Phobien/Ängste
- Sprechen vor Publikum
- Zahnarzt (oder andere medizinbezogene Ängste)
- Tod
- Tiere
- Verkaufen/Kaltakquise
- Wasser

KAPITEL 12
ANDERE HERAUSFORDERUNGEN IM LEBEN MEISTERN

Wie wir in diesem Buch gesehen haben, ist das Klopfen ein wichtiges Werkzeug bei vielen verbreiteten Problemen, die wir mit unserem Körper, dem Abnehmen, Geld und unseren Beziehungen haben. Es kann aber auch bei vielen weiteren Themen eingesetzt werden. In diesem Kapitel werde ich einige davon anschneiden, damit Sie entscheiden können, wie Sie wie Sie diese mithilfe von EFT bearbeiten können – egal ob Sie davon betroffen sind oder Ihnen nahestehende Menschen. Falls ein Thema nicht aufgeführt ist, bedeutet das nicht, dass EFT hierbei keine Unterstützung bieten kann. Egal was Sie für ein Problem haben – wahrscheinlich ist EFT auf die eine oder andere Weise hilfreich.

Schlaflosigkeit und wie Sie für einen tiefen, erholsamen Schlaf sorgen

Wie Sie bereits in Kapitel 6 gesehen haben, berichten viele davon, dass eine der wohltuenden Nebenwirkungen von EFT darin besteht, besser schlafen zu können als je zuvor. Das macht natürlich Sinn, denn wenn wir den täglichen Stress in den Griff bekommen, verbessert sich der

Schlaf auf natürliche Weise. Ich habe es immer und immer wieder erlebt, dass ein tieferer Schlaf bei Stress und anderen Problemen eine positive »Nebenwirkung« sein kann. Wie Sie vielleicht noch aus einigen Testimonials in diesem Buch wissen, wird oft erwähnt, dass der Schlaf tiefer ist als je zuvor, ohne dass direkt zu Schlafthemen geklopft wurde. Vielleicht schlafen auch Sie besser, wenn Sie den Stress und andere Probleme in Ihrem Leben auflösen.

Die meisten von uns haben gelegentlich Schlafprobleme, und falls Sie feststellen, dass Sie ruhelos sind und nicht schlafen können, probieren Sie es einmal mit ein paar Klopfrunden. Das kann so einfach sein wie die Formulierung *Auch wenn ich Probleme mit dem Einschlafen habe …*, und dann klopfen Sie sich durch Ihre Sätze. Auch wenn Sie feststellen, dass Sie wegen eines bestimmten Themas oder Problems gestresst sind, können Sie besser schlafen, wenn Sie direkt zum Stressthema klopfen. Beispiel:

Auch wenn ich nicht aufhören kann, darüber nachzudenken, was heute bei der Arbeit passiert ist …

Auch wenn ich gestresst und überfordert bin und nicht schlafen kann …

Auch wenn ich unruhig bin und nicht aufhören kann, über … nachzudenken …

Auch wenn ich nicht einschlafen kann …

Wer an leichter oder schwerer Schlaflosigkeit leidet, muss vielleicht ein bisschen daran arbeiten, um das bestehende Muster zu unterbrechen. Untersuchen Sie als Erstes das Stressthema in Ihrem Leben – sehen Sie sich an, was Ihnen Angst macht und Sie im wahrsten Sinne des Wortes wach hält. Wenn Sie sich damit auseinandergesetzt und immer noch Probleme haben, könnte Ihr Problem das Schlafen selbst sein. Damit meine ich, dass Sie vielleicht viele Ängste, Stress und Frustrationen in Bezug auf das Einschlafen aufgebaut haben. Wenn Sie seit Jahren Schlafprobleme haben, ist es wahrscheinlich, dass Sie Ängste angestaut haben, die immer dann an die Oberfläche kommen, sobald Sie versuchen einzuschlafen. Es könnten Ihre Schlafmuster selbst sein, die Sie stressen.

Identifizieren Sie einfach die Muster und klopfen Sie diese eines nach dem anderen durch. Es ist wahrscheinlich, dass Sie das mehrere

Nächte hintereinander machen müssen – oder vielleicht auch mehrere Wochen lang –, aber die Mühe lohnt sich. Tiefer, erholsamer Schlaf ist nicht nur für unsere körperliche und geistige Gesundheit wesentlich, sondern auch ein wunderbarer Bestandteil des Lebens.

Die folgenden Sorgen und Anliegen, in Form eines Klopfbaums, könnten Sie nachts wachhalten. Prüfen Sie, was bei Ihnen zutrifft, und klopfen Sie dazu, wobei Sie beliebige Kombinationen wählen können.

Die Blätter (Nebenwirkungen)

Schlafmangel, Schlafunterbrechungen, Schnarchen, kein erfrischtes Aufwachen, Albträume.

Die Äste (Emotionen)

Stress zum Thema Schlafen: Was ist, wenn ich nicht genügend Schlaf bekomme? Stress wegen eines Themas am anderen Tag: die große Präsentation, das große Meeting, zusätzliche Verantwortung oder einfach die Arbeit. Angst, Gefühle der Überforderung, Frustration, Furcht, Trauer usw.

Der Stamm (Ereignisse)

Ist etwas passiert, während Sie schliefen – beispielsweise dass Sie in der Nacht wegen eines Feuers geweckt wurden oder im Alter von sieben Jahren aus dem Bett gefallen sind? Es gibt wahrscheinlich nicht viele Ereignisse, die mit dem Schlafen verbunden sind (im Vergleich zu anderen Themen), aber falls es welche gibt, notieren Sie diese bitte hier.

Die Wurzeln (einschränkende Glaubenssätze)

Ich kann nicht schlafen, ich war noch nie ein guter Schläfer, ich habe Albträume, ich wache jede Stunde auf, ich bin immer müde, ich leide unter Schlaflosigkeit. Klopfen Sie die Themen in Ihrem Klopfbaum durch, um schließlich einen tiefen, erholsamen Schlaf zu genießen.

Süchte: Rauchen, Alkohol, Medikamente und Drogen

Ich möchte mit einer klaren Aussage beginnen: Süchte sind eine komplizierte Angelegenheit.

Sie können nur selten rasch beseitigt werden, und es ist nicht so, dass wir einfach ein paar Akupressurpunkte klopfen und ein lebenslanges Alkoholproblem plötzlich verschwindet. Nichtsdestoweniger ist EFT ein fantastisches Werkzeug, um die beiden größten Herausforderungen bei der Überwindung von Süchten in den Griff zu bekommen: die körperliche Sucht nach der Substanz und die der Sucht zugrunde liegenden emotionalen Ursachen.

Die körperliche Sucht

So wie EFT bei Essgelüsten funktioniert, kann es auch überraschend gut bei der Sucht nach Zigaretten, Alkohol und anderen Substanzen helfen. Vor einigen Jahren bekam ich unmittelbar nach einer Filmvorstellung von *The Tapping Solution*, die ich für ein kleines Publikum organisiert hatte, die Gelegenheit, jemanden durch diesen Prozess zu geleiten.

Der Film war gut aufgenommen worden, und nach der Vorführung freute sich das Publikum darauf, EFT selbst bei sich zu erleben. Der Film dauerte etwa anderthalb Stunden, und wir hatten nach der Vorstellung bereits eine halbe Stunde lang eine Diskussion, als sich vorne ein Mann meldete und sagte: »Tut mir leid, ich bin seit zwei Stunden hier. Ich möchte unbedingt eine Zigarette rauchen, können wir dazu klopfen?«

Wir verbrachten nicht mehr als fünf Minuten mit dem Klopfen zu *Auch wenn ich Lust auf eine Zigarette habe …* und reduzierten sein Verlangen von 8 auf 0. Er stellte überrascht fest, dass er nicht rauchen wollte oder es brauchte, und blieb auch während der restlichen Diskussion weiter da. Er sagte, wie sehr ihn das freute, denn er genoss die Diskussion und war wütend auf sich gewesen, als er das Verlangen nach einer Zigarette verspürte, denn dann hätte er die Gruppe verlassen müssen.

Entscheidend bei einem beliebigen Verlangen ist, dass Sie klopfen müssen, um eine Wirkung zu erzielen. Aus diesem Grund ist es so wichtig, die Ihrem Verlangen zugrunde liegenden emotionalen Ursachen anzugehen.

Die zugrunde liegenden emotionalen Probleme

Ein Pensionär aus Florida namens Dennis war einer von Hunderten, die sich für unsere viertägige Veranstaltung in Connecticut beworben hatten. In seiner Bewerbung stand, dass er das Rauchen aufgeben wollte. Er hatte alles ausprobiert und war schließlich dazu bereit, alles Erforderliche zu tun, um aufzuhören. Ich freute mich, dass er da war. Ich wusste, dass er seine Sucht leicht in den Griff bekommen konnte, wenn wir ihn das ganze Wochenende über klopfen ließen. Das bedeutete, dass er einige Tage lang nicht rauchen würde. Wenn wir die zugrunde liegenden emotionalen Probleme ebenfalls in den Griff bekamen, wäre er am Ende der Veranstaltung sicherlich auf einem guten Weg, das Rauchen aufzugeben.

Am ersten Tag der Veranstaltung schien alles wie geplant zu laufen. Er klopfte und rauchte überhaupt nicht – und hatte auch kein Verlangen danach. Am zweiten Tag wurde es etwas interessanter. In der Sitzung mit Steve Munn, dem EFT-Praktiker, der mit ihm arbeitete, sagte er, dass er sich in den letzten zwanzig Jahren wie ein Außenseiter gefühlt hatte. Er rauchte, und die meisten anderen rauchten nicht, weshalb er sich oft schuldig fühlte und sich schämte. Solche negativen Emotionen helfen uns nicht dabei, das Rauchen aufzugeben – sie sorgen lediglich dafür, dass wir uns stark kritisieren und blockiert sind.

Als sie die negativen Emotionen aufgelöst hatten, kündigte Dennis überraschenderweise an: »Ich habe mich mein Leben lang für mein Rauchen geschämt, und es war mir peinlich. Ich werde fürs Erste weiterrauchen und es genießen!«

Sie können sich meine gemischten Gefühle vorstellen, als ich das hörte. Da stehe ich und mache einen Dokumentarfilm über die Wirksamkeit von EFT und gehe davon aus, dass die »Raucherentwöhnung« eine todsichere Angelegenheit ist. Und jetzt sagt er, dass EFT ihm geholfen hat, das Rauchen beizubehalten? Ist es wirklich das, was passiert ist – und kann ich das im Film zeigen?

Ich habe es tatsächlich gezeigt, weil ich fand, dass es für den Ausgleich wichtig war und auch nichts verheimlicht werden sollte. Und ich fand und finde immer noch, dass es hier einige wichtige Lektionen zu lernen gibt.

LEKTION 1: Positive Schritte vorwärts machen

Während es so aussah, als würde Dennis rückwärts gehen – er kam ja zu uns, um mit dem Rauchen aufzuhören, und verließ die Veranstaltung und wollte rauchen –, glaube ich, dass das Gegenteil der Fall war. Indem er seine Widerstände, Schuldgefühle und seinen Ärger über sich selbst losließ, hat Dennis einen positiven Schritt getan, um irgendwann später einmal mit dem Rauchen aufzuhören.

Sicherlich könnte er Schuldgefühle gehabt haben und wollte deshalb aufhören. Vielleicht war er auf sich selbst wütend, dass er eine Zeit lang aufgehört hatte. Aber wenn er die zugrunde liegenden negativen Emotionen nicht anging, würde wahrscheinlich alles zurückkehren. Und wenn nicht als Nikotinsucht, dann vielleicht als eine andere Form von Zwangsverhalten wie Esssucht. Deshalb kommt es so oft vor, dass Menschen zunehmen, wenn sie das Rauchen aufgeben. Sie ersetzen ihre Rauchgewohnheit, deren Annehmlichkeiten und emotionale Entlastung durch Essen.

Wir versuchen nicht, das Rauchen, Trinken oder die Einnahme von Drogen zu »stoppen«. Indem wir uns ausschließlich auf deren Wirkung und die Gewohnheit konzentrieren, können wir zwar das Verlangen kontrollieren, aber es ist unwahrscheinlich, dass wir langfristig Erfolg haben. Was wir zu heilen versuchen, sind die zugrunde liegenden Muster, die diese Dinge verursachen. Nur dann können wir eine anhaltende und gesunde Veränderung bewirken.

Tatsache ist, dass Drogen, Alkohol, Zigaretten und andere Suchtgewohnheiten *funktionieren*. Sie erfüllen ihre Aufgabe: Sie betäuben Schmerz, lenken die Aufmerksamkeit von Problemen ab und bieten körperliche und emotionale Entspannung. Nur wenn wir das angehen, was den zugrunde liegenden Schmerz und das emotionale Chaos verursacht, können wir die Gewohnheiten für immer verändern.

LEKTION 2: Sie müssen die Veränderung wirklich wollen

Auf unserer viertägigen Veranstaltung standen uns zehn Teilnehmer zur Verfügung, die wir für *The Tapping Solution* filmen konnten. Von diesen zehn hatten sieben wirklich erstaunliche Ergebnisse, und drei hatten das, was ich als Durchschnittsergebnisse bezeichnen würde. Diese drei hatten sicherlich ihren Durchbruch und ihre Aha-Erlebnisse gehabt. Ich bin sicher, dass es eine positive Erfahrung für sie war. Aber an den äußerlichen Kriterien wie »Hat er jetzt mit dem Rauchen aufgehört oder nicht?« gemessen, hatten diese drei Personen die gewünschten Ergebnisse nicht hundertprozentig erzielt.

Als wir später über die Veranstaltung sprachen und sie analysierten, was funktioniert hatte und was nicht und wie wir das im Film präsentieren sollten, fanden wir etwas heraus, was mich in Erstaunen versetzte, aber absolut plausibel war.

Wir hatten für diese Veranstaltung Hunderte von Bewerbungen erhalten, und ein Kriterium für uns war, wie ausführlich die Bewerber die Anmeldung ausgefüllt hatten und wie wichtig es ihnen war, eine Veränderung zu erfahren. Wie wir gesehen haben, kann EFT zwar den Widerstand gegen Veränderungen angehen, aber wir wollten auch Teilnehmer mit einem gewissen Maß an Dynamik und Enthusiasmus, die den Prozess zumindest beschleunigten.

Nach der Veranstaltung fanden wir heraus, dass die Bewerbungen dieser drei Teilnehmer, die nicht die optimalen Ergebnisse erreicht hatten, von anderen geschrieben worden waren! Bei Dennis zum Beispiel wollte seine Frau unbedingt, dass er mit dem Rauchen aufhörte, und sie war es gewesen, die seine Bewerbung ausgefüllt hatte. Natürlich war Dennis gekommen, denn ein Teil von ihm wollte sich verändern. Aber der Antrieb dazu kam definitiv nicht von ihm.

Die Lektion ist folgende: Sie müssen sich verändern wollen. Wenn das nicht der Fall ist, gehen Sie zu Kapitel 4 zurück, um festzustellen, welche Widerstände Sie vielleicht hegen. Ob Sie das aufgeschoben haben, was die Veränderung erfordert, oder ob Sie sich weiter sabotieren – vielleicht sind Sie ja mit Ihrer angeblich gewünschten Veränderung nicht im Einklang. Die Informationen in Kapitel 4 können Ihnen dabei helfen, das zu verändern.

Und das gilt gleichermaßen auch für die Ihnen nahestehenden Menschen, die Sie verändern möchten – Ihnen sollte klar sein, dass diese Menschen das selbst bewerkstelligen müssen. Sie können anderen zwar eine Tür öffnen, aber Sie können diese Menschen nicht hindurchschieben. Konzentrieren Sie sich also aufs Türöffnen. Tauschen Sie sich mit ihnen über dieses Buch aus, tauschen Sie sich über den Film *The Tapping Solution* aus und teilen Sie mit ihnen andere Quellen, die Ihnen dazu einfallen. Dann überschütten Sie diese Menschen mit Liebe, Unterstützung und Verständnis. Das ist das größte Geschenk, das Sie ihnen machen können.

Die Suchtentwöhnung beschleunigen

David Rourke, ein EFT-Praktiker, der seit fünfundzwanzig Jahren bei Narcotics Anonymus arbeitet, widmet sich der Arbeit mit Suchtkranken – Menschen, die ernsthafte Probleme mit Alkohol, Heroin und anderen stark bewusstseinsverändernden Substanzen haben. Er hat Suchtkranken immer und immer wieder das Klopfen gezeigt und gesehen, wie wichtig und hilfreich dies beim Entzug ist.

Eine echte Genesung kann bei schweren Süchten Jahre dauern. Es ist ein komplexer Prozess und umfasst normalerweise zahlreiche Phasen – von der Kontemplationsphase, in der die Suchtkranken ihr Problem schließlich zugeben, aber immer noch die Droge brauchen, um zurechtzukommen, über die Vorbereitungsphase bis hin zur Phase der Nüchternheit.

David hat immer wieder erlebt, wie EFT Süchtigen dabei hilft, den Entzugsprozess zu durchlaufen. Auf dem Genesungsweg zu bleiben ist eine größere Leistung – etwa neunzig Prozent der Süchtigen haben nach einem einmonatigen Entzugsprogramm innerhalb von vierundzwanzig Stunden einen Rückfall. Bei Süchtigen, erklärt David, geht es beim echten Entzug um die Frage *Warum* – es geht um die der Sucht zugrunde liegenden emotionalen Probleme. Und wie wir in Kapitel 6 bei Jessicas Erkältung und Jodis Fibromyalgie gesehen haben, reicht das Klopfen zum Thema Symptome – und bei einem Süchtigen zum Thema Trinken oder Drogeneinnahme – nicht aus. Jemand, der nach dem Tod seines Sohnes begonnen hat, Heroin zu nehmen, würde zusätzlich zu seinem Suchtproblem das Thema Trauer durch Klopfen bearbeiten müssen.

Wenn Süchtige zum Kernthema gelangen und die emotionale Energie freisetzen, die zu dem Substanzmissbrauch beiträgt, sind sie eher in der Lage und dazu bereit, den Entzugsprozess fortzusetzen.

In der Vorbereitungsphase, in der Süchtige aktiv die Suchtaufgabe planen, kommt ein weiterer genauso wichtiger Faktor ins Spiel. Süchtige brauchen eine Strategie, die David als das *Wie* bezeichnet. Bei Süchtigen, erklärt er, »sollte man das, was man wegnimmt, besser durch etwas anderes ersetzen«. Das Klopfen kann ein solcher Ersatz sein. Wenn ein Alkoholiker in der Entzugsphase Freunde zum Abendessen zu Besuch hat, kann er mit der Klopfaktivität die Aktivität des Weintrinkens ersetzen. Er braucht nicht unbedingt in der Öffentlichkeit zu klopfen, sondern kann privat für sich im Bad oder in der Küche eine Pause einlegen, um dort zu klopfen, falls das Verlangen stärker wird.

Die beruhigende Wirkung von EFT kann genesenden Süchtigen auch dabei helfen, die zwanghafte Beschäftigung mit dem Suchtstoff einzustellen. Anstatt einen Rückfall zu erleiden, können sie zu ihren Gefühlen klopfen und sich mit ihrer inneren Stärke erneut verbinden. »Wir alle besitzen die Antworten auf uns selbst«, sagt David. »EFT unterstützt uns darin, den Zugang zu diesen Antworten zu finden.«

Leistungssport: das geheime Werkzeug der Profis

Professionelle Athleten auf den höchsten Wettbewerbsebenen setzen EFT nicht nur ein, um ihre Sportleistungen zu verbessern, sondern auch, um ihr Leben zu verändern. Dazu gehört ein Spitzen-Baseballteam – eines, das die World Series in den letzten zehn Jahren gewonnen hat. (Das ist alles, was ich dazu sagen kann, ohne die Vertraulichkeitsvereinbarungen zu brechen.) Es gibt PGA-Golfer, die EFT nutzen, um die Anzahl ihrer Schläge zu reduzieren, ihre Nerven zu beruhigen und die Hände zu stabilisieren. Und es gibt NFL-Spieler, die EFT eingesetzt haben, um nach einer Verletzung schneller als die Konkurrenz wieder aufs Spielfeld zurückzukehren.

Athleten setzen EFT mit großem Erfolg ein. Warum sprechen sie aber nicht darüber? Die Gründe dafür sind offensichtlich. Zuerst einmal ist der Profisport so wettbewerbsorientiert, dass ein winziger Vorteil den ganzen Unterschied ausmachen kann. Der Vorteil, den EFT einem Spieler oder einem Team verschaffen kann, kann Millionen Dollar wert sein, ganz zu schweigen von der gigantischen Anerkennung und dem Prestige. Angesichts eines solchen Vorteils würden Sie sich sicherlich auch nicht mit Ihren Konkurrenten darüber austauschen!

Dazu kommt noch, dass das Klopfen für diejenigen seltsam aussieht, die keine Ahnung haben, worum es geht. Es wird aber auch oft bei tiefer liegenden emotionalen Themen eingesetzt, die Machosportler lieber nicht zugeben möchten. Als Alex Rodriguez, der Star der New York Yankees, zum Therapeuten ging, fielen Presse und Öffentlichkeit über ihn her und machten sich über ihn lustig. Können Sie sich den Pressekommentar vorstellen, wenn ein Spitzensportler verkünden würde, dass er klopft?

Auch wenn ich verstehe, warum Athleten abgeneigt sind, zuzugeben, dass sie EFT anwenden, ist das aber auch frustrierend. Die Öffentlichkeit hat sehr viel Respekt und Bewunderung für Sportler, und wenn sie sehen würde, dass diese mit dieser seltsamen Klopftechnik arbeiten, würden wahrscheinlich mehr Leute das auch ausprobieren! Stars und Sportler können wirklich den Weg weisen, indem sie diese Technik zum allgemeinen Trend werden lassen – und das Leben von Millionen verändern und – wie Sie in Kapitel 13 sehen werden – die Welt im Großen.

Wieder zurück aufs Spielfeld

Die Sache beim Baseball ist, dass jeder Fehler und jeder falsche Schritt protokolliert und nachverfolgt werden. Ein Tag, an dem man nicht in Balance ist und ein paar Fehler macht, bleibt für immer aufgezeichnet.

Es ist daher kaum überraschend, dass die Baseballspieler der obersten Spielklasse sehr viel Angst in den Griff bekommen müssen. Und an dieser Stelle kommt EFT-Expertin Stacey Vornbrock ins Spiel. Sie arbeitet mit Leistungssportlern und hilft ihnen durch Klopfen bei der Verbesserung ihrer Spielleistungen.

Ein Profiballspieler, mit dem Stacey arbeitete, war von seinen Ängsten so sehr überfordert, dass er diverse spezielle Rituale entwickelt hatte, die vor jedem Spiel in einer bestimmten Reihenfolge durchgeführt werden mussten, um als magische Formel zur Nervenberuhigung zu wirken. Inzwischen war es jedoch so, dass er immer als Letzter aufs Spielfeld kam. Und was noch schlimmer war – die Rituale erfüllten nicht mehr ihre Aufgabe. Seine Ängste wuchsen immer weiter und beeinträchtigten seine Leistungen.

Er kam zu Stacey, und sie klopften zu den Kernthemen, die seine Leistungsangst verursachten. Es dauerte nicht lange, und er war in der Lage, sich zu entspannen, und auch seine jahrelange Besessenheit von seinen Ritualen vor einem Spiel konnte er ablegen. Und vor allem war er nicht mehr der letzte Spieler, der aus dem Klubhaus kam.

Das waren zwar großartige Fortschritte, aber es gab noch mehr Klopfarbeit zu verrichten, um sein Leistungsniveau wieder auf die von ihm gewünschte Höhe zu bringen. Nachdem er sich durch seine Emotionen und seine Angst hindurchgearbeitet hatte, war es an der Zeit, die körperlichen Verletzungen aus der Vergangenheit anzugehen, die bei den Spitzenleistungen der Leistungssportler ein weiteres Hindernis darstellen.

Es gab vor allem eine bestimmte Verletzung, die ihn zurückhielt – und seine Bewegungsfreiheit, Gelenkigkeit und sein Selbstvertrauen einschränkte. Stacey führte ihn durch Klopfrunden hindurch, wobei sie ihren Maßnahmenkatalog zur Heilung von Verletzungen einsetzte, um die emotionale Energie aufzulösen, die seine Muskeln nach dieser Verletzung abgespeichert hatten. Es funktionierte! Er gewann seine alte körperliche Form zurück und konnte wieder aggressive Spiele und Sprünge durchführen. Sein Leistungsniveau verbesserte sich schnell und förderten sein Selbstbewusstsein, seine Energie und die Motivation, beim Spiel sein Bestes zu geben.

Sich von früheren Verletzungen erholen

Stacey hat immer wieder beobachtet, wie schädlich frühere körperliche Traumata für Sportler sein konnten, von denen erwartet wird, dass sie Tag für Tag Höchstleistungen erbringen. Ein Profigolfer hatte sich vor vielen Jahren eine schwere Körperverletzung zugezogen und kam zu ihr auf der Suche nach neuen Möglichkeiten, um sein Spiel zu verbessern. Sie erkannte bald, dass dieses Erlebnis, er war zusammengeschlagen worden – eine unglückliche Folge dessen, zur falschen Zeit am falschen Ort gewesen zu sein –, noch immer in seinem Körper gespeichert war. Er war ein Naturtalent, aber seit dem Überfall konnte er seinem Körper nicht mehr darin vertrauen, das Erforderliche zu tun.

Sie klopften, um das traumatische Ereignis aufzulösen und die Verbindung zu den angeborenen sportlichen Fähigkeiten seines Körpers wiederherzustellen. Innerhalb kurzer Zeit war er in der Lage, diese über einen langen Zeitraum abgespeicherte negative emotionale Energie loszulassen, wodurch sein Körper schließlich die Schläge ausführen konnte, die er von Natur aus auszuführen wusste. Nicht nur sein Spiel verbesserte sich, sondern die neu erlangte emotionale Freiheit gab ihm die Energie, noch mehr Gelegenheiten in seiner Karriere und seinem Leben wahrzunehmen.

Leistungssportler sind ein Extrembeispiel für die Leistungsthemen, von denen jeder betroffen sein kann. Ob es nun die Angst vor Ihrem Tennisspiel oder ein ständiges Unbehagen wegen einer alten Knieverletzung ist – Sie können davon ausgehen, dass das, was bei Leistungssportlern wirkt, bei engagierten Gelegenheitssportlern genauso effektiv ist. Während das Klopfen nicht unbedingt eine gute Kondition ersetzt, kann es eine erstaunlich gute Wirkung auf Ihren Körper und Geist haben. Es kann Sie bei der Heilung Ihres Körpers unterstützen und von den blockierenden Emotionen befreien, damit Sie Ihr Potenzial voll und ganz ausschöpfen können.

Im Gegensatz zu konventionellen Therapien hilft das Klopfen Sportlern auf jeder Stufe auch, sich wieder mit ihrem Körper zu verbinden. Sportler, die mit Trainern arbeiten und regelmäßig Stunden nehmen, können unter Informationsüberflutung leiden.

»Je stärker sie auf ihre linke Gehirnhälfte ausgerichtet sind«, sagt Stacey, »desto schlechter spielen sie, weil dort einfach zu viel abläuft.«

EFT kann Ihnen dabei helfen, Ihre Leistungen über das Unterbewusstsein zu verbessern, indem der störende mentale Lärm reduziert wird. Anstatt bewusst zu versuchen, gedanklich einen besseren Schwung zu erreichen, können Sie Ihr Gehirn die Informationen aufnehmen lassen, Ihrem Körper die Zeit zur Bewegungseinübung geben und das Klopfen dazu einsetzen, um Ihre Angst aufzulösen und Ihrem Körper den Weg zu bereiten, diese Informationen auf seine Art und Weise zu verinnerlichen. Denken Sie einfach einmal darüber nach, wie Sie allen Muskeln in Ihrem Körper den Befehl geben wollten, einen Baseball zu werfen oder einen Golfschläger zu schwingen. Für das Bewusstsein ist das eine unmögliche Leistung. Das geht Hand in Hand mit dem »Körper-Geist«-Konzept, das wir in Kapitel 6 besprochen haben. Das Unterbewusstsein gibt die Anweisungen, und der Körper folgt. Bei Spitzensportlern ist es oft ein entscheidender Vorteil, ein Werkzeug zur »Körper-Geist«-Integration zu besitzen, damit sich der Körper seinen Weg zur Leistungssteigerung erspürt.

Mit Kindern und Teenagern arbeiten

EFT hat sich bei Kindern aller Altersgruppen als effektiv erwiesen – von Kleinkindern bis hin zu Teenagern. Je nach Alter kann die Vorgehensweise unterschiedlich sein. Wenn Sie Ihr Kind oder einen jungen Menschen beim Klopfen anleiten, dann finden Sie hier ein paar Tipps.

Als Erwachsener müssen Sie deren Welt betreten. Wir sind natürlicherweise versucht, die Kinder in die Erwachsenenwelt zu bringen, aber je mehr Sie deren Sprache verwenden und versuchen, sich in deren Realität hineinzudenken, desto besser. Wenn Sie also zur Prüfungsangst Ihres Teenagers klopfen, dann denken Sie daran, dass dessen Hauptgedanke nicht unbedingt darin besteht, wie sich dieses Ereignis auf die höhere Schulbildung auswirkt, sondern darauf, was die Freunde und/oder die Lehrer denken werden. Die Angst, »nicht cool« zu wirken oder der »Klassenversager« zu sein, kann eine riesengroße Rolle spielen. Stellen Sie die Emotionen, die Ihr Teenager nennt, in den Mittelpunkt des Klopfens – und nicht Ihre eigene Besorgnis, dass schlechte Noten die zukünftige Ausbildung durchkreuzen könnten.

Eines der großartigen Dinge beim EFT ist, dass es nicht bitterernst zu sein braucht. Sie können Ängste und alle anderen Emotionen spielerisch und humorvoll auflösen. Das funktioniert bei Erwachsenen und ist bei Kindern sogar noch wichtiger. Sie könnten beispielsweise so tun, als seien Sie ein Affe, oder Sie machen bei jedem Klopfpunkt lustige Geräusche – was auch immer das Kind braucht, um mitzumachen und sich sicher zu fühlen.

Vielleicht müssen Sie bei Kindern einige Regeln brechen, und das ist ganz in Ordnung so. Vor allem bei kleineren Kindern gibt es vielleicht Zeiten, in denen Sie etwas anders machen. Sie überspringen vielleicht den Startsatz oder die Sätze beim Karateschlag. Schwimmen Sie einfach mit dem Strom, Sie sehen dann schon, was funktioniert. Bei ganz kleinen Kindern, die selbst nicht klopfen können, können Sie die Punkte zart klopfen.

Zehn- bis Zwölfjährige, Teenager und sogar kleinere Kinder können sich übermäßig auf Extreme konzentrieren – alles ist dann entweder perfekt oder die totale Katastrophe. Lassen Sie die Kinder diese Emotionen auf ihre eigene Art und Weise ausdrücken und klopfen Sie zu diesen extremen Szenarien. Versuchen Sie, rationale Erklärungen zu vermeiden. Das kann dazu führen, dass sie sich missverstanden fühlen und nicht zum Klopfen bereit sind.

Ängste auflösen

Sams bevorzugte Position in seinem Lieblingssport war plötzlich zu seinem größten Albtraum geworden. Mit neun Jahren war er bereit, seinen Platz als Starpitcher des Softball-Teams aufzugeben.

Ohne Vorwarnung hatte Sam plötzlich vor dem Pitchen eine extreme Angst entwickelt – er hatte Angst, vom Ball getroffen zu werden, sich das Bein zu brechen oder gar zu sterben. Seine Angst war so akut geworden, dass er nicht mehr zum Pitcher-Mound laufen konnte.

Sams Mutter brachte ihn zu Brad Yates, einem bekannten EFT-Praktiker. Sie begannen darüber zu sprechen, was Sam beim Pitchen fühlte.

Brad führte ihn dann ins Klopfen ein und sorgte für eine einfache, schlichte Sprache wie beispielsweise: »Schau, wir arbeiten jetzt in dieser Reihenfolge. Da ist Energie in deinem Körper. Da gibt es Sachen, die durch deinen Körper fließen und dafür sorgen, dass du dich nicht wohlfühlst. Wir werden auf bestimmte Punkte klopfen, damit dein Körper ruhig wird. Das wird dir helfen, dieses komische Gefühl loszuwerden. Das hilft, damit die Angst weggeht.«

Zuerst wirkte der Junge etwas scheu, aber dann stimmte er zu und machte mit. Sie verbrachten etwa eine Stunde miteinander. Am Ende ließ Brad Sam die Augen schließen, sich das Pitchen vorstellen und dann von ihm sagen, wie sich das anfühlte. »Ich freue mich drauf«, sagte Sam lächelnd. Es hieß, dass er bei seinem nächsten Spiel einen guten Pitch machte und in jeder Spielminute Freude hatte.

Die Ängste von Zehn- bis Zwölfjährigen dämpfen

Es sollte Emilys erstes Jahr in der Mittelstufe sein.

Das Problem war, dass sich bei ihr eine Sozialphobie entwickelt hatte und sie sich weigerte, in die Schule zu gehen. Dazu kamen auch noch Schlafprobleme.

Eines Abends lasen ihre Eltern ihr das EFT-Kinderbuch von Brad Yates vor – *The Wizard's Wish*. Emily schlief schnell und leicht ein. Das war eine solch überraschende und willkommene Veränderung, dass die Eltern mit ihr zu Brad gingen und hofften, dass er bei ihr mit EFT einige Ängste auflösen konnte.

Zuerst wehrte sich Emily gegen die Idee zu klopfen. Aber schließlich ließ sie zu, dass Brad einige Runden mit ihr machte. Als er feststellte, dass sich ihr Angstniveau positiv verändert hatte, beschloss Brad, die Ergebnisse auf einer »Testfahrt« zu prüfen und sie zur Schule zu fahren.

Als sie sich der Schule näherten, weigerte sich Emily auszusteigen. Sie führten weitere Klopfrunden durch. Nach kurzer Zeit fragte Brad sie, wie es sich für sie anfühlte, zur Schule zu gehen, und sie sagte: »Das ist okay für mich.« Nach dieser einen Sitzung war Emily in der Lage, in die Schule zurückzukehren. Jetzt hat sie von ihren Lehrern die spezielle Erlaubnis, die Klasse zum Klopfen verlassen zu dürfen, falls ihre Ängste zunehmen.

Als mir Brad diese Geschichte erzählte, musste ich lachen, denn bei mir wurde etwas Persönliches angesprochen. Ich erinnere mich noch genau daran, dass ich mich weigerte, in die Schule zu gehen – und das ist eine Geschichte, die meine ganze Familie immer noch erzählt. Ich war in der zweiten Klasse, und wir waren gerade aus meinem Heimatland Argentinien in die Vereinigten Staaten gezogen. Eines Tages fuhr mich meine Großtante Nelli zur Schule. Sie stieg aus dem Auto aus und schlug die Tür zu, woraufhin ich alle Türen zumachte und im Auto blieb! Damals gab es noch keine Zentralverriegelung, und daher war es ein Leichtes für mich, dass der Türknopf heruntergedrückt blieb, als sie versuchte, wieder einzusteigen.

Schließlich gab ich nach, stieg aus und ging in die Schule. Aber glücklich war ich dabei nicht! Ich hätte damals sicherlich EFT gut gebrauchen können, um an meiner Angst und dem ganzen Stress angesichts einer solch großen Veränderung arbeiten zu können.

Teenagern ein emotionales Ventil geben

Eine meiner Klientinnen namens Maggie erzählte mir eine wunderschöne Geschichte, wie sie EFT bei ihrer sechzehnjährigen Tochter eingesetzt hatte. Das war ein Aspekt, der mich begeisterte. Sie sagte mir, dass ihre Tochter auf sie zugekommen sei, weil sie in der Schule einige Probleme hatte. Ihre Tochter kannte das Klopfen, und sie hatten es zuvor bereits eingesetzt und großartige Ergebnisse erzielt. Auch wenn Maggie und ihre Tochter eine enge Beziehung hatten, fühlte sie sich wie alle Teenager nicht wohl dabei, sämtliche Details ihrer Probleme zu erzählen. Und viele von uns können das verstehen, weil sie sich an ihre Zeit als Teenager erinnern.

Klugerweise sagte Maggie zu ihrer Tochter, dass sie den Ereignissen, über die sie nicht sprechen wollte, einfach einen Titel geben sollte – so wie man einen Filmtitel vergibt – oder einfach die Emotion benennen sollte, ohne auf Einzelheiten einzugehen. Dies ist ein Werkzeug, das ich oft bei Klienten einsetze, wenn ich feststelle, dass sie zögerlich sind und Einzelheiten einer bestimmten Situation nicht nennen wollen. Normalerweise schämen sie sich dafür, welche Rolle sie bei diesem Problem gespielt haben. Aber ich hatte nie gedacht, dass dieser Aspekt bei der Arbeit bei Teenagern so wirkungsvoll sein kann. Ein Elternteil kann einem Kind helfen, gemeinsam mit ihm klopfen, es ermutigen und emotionale Belastungen verringern, ohne Druck wegen der Details machen zu müssen.

Wie alle Eltern wissen, ist das großartig! Als sie zu den anfänglichen Themen eine Zeit lang geklopft hatten, fühlte sich Maggies Tochter wohler und erzählte ihr schließlich, was passiert war. Indem Maggie ihren Wunsch losließ, alles bis ins Detail wissen zu wollen, gab sie ihrer Tochter den nötigen Raum, zu besprechen, was wirklich los war, und dazu zu klopfen.

Stellvertreter-Klopfen: Kleinkinder, Tiere und andere

Seit Neuestem gibt es viel Interesse am Thema »Stellvertreter-Klopfen«. Grundsätzlich geht es darum, dass Sie Ihren eigenen Körper stellvertretend für jemand anderen beklopfen. Das hat viele Vorteile, denn auf diese Weise können Sie für Kleinkinder, Tiere und andere Gruppen klopfen, die das bei sich selbst nicht machen können. Solche Gruppen (und viele andere) haben nachweislich sehr gut auf das Stellvertreter-Klopfen reagiert.

Bevor Sie jedoch als Stellvertreter zu klopfen beginnen, ist es entscheidend, dass Sie sich selbst überprüfen. Es ist wichtig, dass Sie die Themen und Emotionen auflösen, warum Sie sich dazu verpflichtet fühlen, bei jemandem anderen als bei sich selbst zu klopfen. Es ist viel einfacher zu entscheiden, was bei einem anderen »nicht stimmt«, als sich mit dem eigenen Verhalten auseinanderzusetzen. Häufig scheint das Verhalten einer anderen Person für uns problematisch zu sein, denn dadurch tauchen bei uns unangenehme Emotionen wie Angst, Wut oder Eifersucht auf.

Wenn Sie beispielsweise als Stellvertreter für Ihr Kleinkind klopfen, damit es »immer auf Mami hört«, wird das wahrscheinlich nicht funktionieren, weil sein Verhalten Ihnen Angst macht. In diesem Fall müssen Sie zu Ihrer Angst klopfen, warum dieses vollkommen normale – und unberechenbare – kleinkindliche Verhalten bewirkt, dass Sie sich immer die schlimmstmögliche Situation vorstellen. EFT ist kein Werkzeug, um andere zu manipulieren, sondern es geht um das Auflösen negativer Energie. Stellen Sie daher sicher, dass alles Klopfen in der Stellvertreterrolle aus einer Haltung heraus erfolgt, die so wenig wie möglich emotional belastet ist. Und wenn Sie glauben, dass das nicht so ist, klopfen Sie zu *Auch wenn ich versuche, sie/ihn zu verändern, und sie/ihn zur Vernunft bringen will ...!*

Eines der beliebtesten Audios, das wir mit unserer EFT-Gemeinschaft im Laufe der letzten Jahre geteilt haben, ist eine geführte Meditation zum Stellvertreter-Klopfen, die meine Schwester Jessica entwickelt hat. Die Geschichten über die Erfahrungen mit dieser einfachen Audioaufnahme sind unglaublich. Sie können sie sich kostenlos, auf Englisch, unter www.thetappingsolution.com/surrogate anhören.

Besser sehen

Wir wissen es, hören es, und es wird uns seit Jahren eingetrichtert, dass sich die Augen im Alter verschlechtern. Das ist doch eine Tatsache des Lebens, nicht wahr?

Gut, aber wenn das nur manchmal zutreffen sollte? Was wäre, wenn ein schlechtes oder sich verschlechterndes Sehvermögen bis zu einem gewissen Grad mit Ihren Emotionen verknüpft ist?

Nachdem sie von Klienten gehört hatte, dass sich deren Sehvermögen durch Klopfen verbessert hatte, machte Carol Look ein Experiment, um genau diese Frage zu untersuchen. Sie machte mit hundertzwanzig Freiwilligen acht Wochen lang täglich Klopfübungen. Jede Woche konzentrierten sie sich auf eine andere Emotion – in der einen Woche ließen sie ihren Ärger los, in der darauf folgenden Woche arbeiteten sie an ihrer Angst usw. Durch diese Arbeit konnte sie den Menschen sprichwörtlich helfen, sich selbst und ihr Leben klarer zu sehen. Nachdem sie diesem Klopfprotokoll gefolgt waren, berichteten etwa vierzig Prozent der Studienteilnehmer von einer deutlichen Verbesserung in einigen der wichtigsten Sehkategorien – dazu gehörten Helligkeitswahrnehmung, Farbwahrnehmung, Augenermüdung, Kurzsichtigkeit und Weitsichtigkeit. Die Teilnehmer berichteten von den deutlichsten Verbesserungen, nachdem sie zum Thema Ärger geklopft hatten, und verzeichneten die zweitgrößten Verbesserungen, nachdem sie zum Thema Angst geklopft hatten.[1]

Sie können unter www.thetappingsolution.com/eyesight alle Studienergebnisse einsehen und mehr über Carols Programm erfahren.

Allergien bewältigen

Manche sagen, dass Allergien die »Phobien des Immunsystems« sind. Und wenn man sieht, wie gut das Klopfen bei Ängsten und Phobien funktioniert, ist es nicht überraschend, dass die EFT-Praxis bei den unterschiedlichsten Allergien dramatische Verbesserungen erzielt – von Weizenallergien bis hin zu allergischen Reaktionen auf Chemikalien, Pollen und mehr. Das gängigste Protokoll besteht darin, dass Sie die allergieauslösende Substanz vor sich haben, während Sie zu Ihrer Allergie klopfen. Indem Sie sich auf die Reaktion Ihres Immunsystems auf diese Substanz – und auf jegliche Emotionen im Hinblick auf diese Substanz oder auf Ihre Allergie selbst – konzentrieren, können Sie einfach zu allem und jedem klopfen, was auftaucht.

Sandi Radomski hat großen Erfolg damit, Allergikern mit dem Klopfen und anderen innovativen Werkzeugen zu helfen. Sie können mehr über ihre Arbeit unter www.thetappingsolution.com/allergies erfahren.

Kreativität erhöhen und Leistung verbessern

Wir haben bereits gesehen, wie EFT Leistungsangst im Sport entlasten kann, aber das ist erst der Anfang. Das Klopfen ist auch bei anderen Leistungsthemen überaus effektiv – dazu gehören Musik- und Tanzvorführungen, Schreibblockaden, öffentliche Reden, das Erreichen von Geschäfts- und Verkaufszielen ... die Liste könnte ein Fußballfeld abdecken! Indem es die negativen emotionalen Triebkräfte hinter blockierter Kreativität und eingeschränkter Leistungsfähigkeit auflöst, ermöglicht Ihnen das Klopfen einen direkten Zugang zu Ihren natürlichen Talenten. Sobald diese Talente beansprucht werden können, ohne dass Sie von lang gehegten Ängsten und Befürchtungen blockiert sind, werden Sie erstaunt sein, wie gut Sie spielen, schreiben, kreativ sein, tanzen, singen, sprechen, verkaufen und was auch immer machen können, wozu Sie geboren sind! Sie können mehr Leichtigkeit erleben, häufiger persönliche Höchstleistungen erbringen und dabei mehr Spaß haben.

ÜBUNG: Finden Sie etwas Lustiges zum Auflösen

Wir haben in diesem Buch viele große Probleme angesprochen – es ging um Beziehungen, Geld, Essen bis hin zur Stressauflösung. Nehmen wir uns nun eine Minute Zeit, um die Stimmung aufzulockern und ein bisschen Spaß zu haben! Das Klopfen kann Ihnen dabei helfen, alle Arten von positiven Veränderungen vorzunehmen. Dazu gehört, dass Sie seltsame, ungewöhnliche Stressfaktoren oder Hindernisse loslassen, die im Laufe der Jahre zum Bestandteil Ihres Lebens geworden sind.

Ich lernte einmal eine Frau kennen, die zwanzig Jahre lang nicht in der Lage gewesen war, Vitamine oder grünes »Superfood«-Pulver einzunehmen. Sie wusste, dass es gut für ihre Gesundheit war, aber sie hatte diesbezüglich eine Blockade. Sie öffnete eine Packung, und ihr wurde sofort übel. Das war es dann, und weiter kam sie nicht.

Sie erklärte, dass ihr Vater sie früher dazu gezwungen hatte, alle möglichen Arten von Vitaminen und Mineralien einzunehmen, was sie immer angewidert hatte. Selbst als Erwachsene konnte sie sich nicht dazu überwinden.

Wir begannen mit dem Klopfen und ließen uns von ihren Erinnerungen führen. Wir sagten Sätze wie *Auch wenn mich mein Vater früher dazu gezwungen hat, Vitamine zu nehmen … Auch wenn ich es gehasst habe …* Natürlich war sie nach ein paar Klopfrunden in der Lage, das grüne Pulver einzunehmen! Ein weiteres Ein-Minuten-Wunder-Ergebnis!

Nehmen Sie sich einen Augenblick lang Zeit, um über Ihr Leben und irgendwelche kleinen Gewohnheiten, Aversionen oder Muster nachzudenken, die Sie auflösen oder überwinden möchten. Versuchen Sie herauszufinden, wie es anfing. Gab es da einen emotionalen Auslöser? Eine Erinnerung oder Assoziation, die hilfreich ist, um die Entstehung dieser Gewohnheit oder Aversion zu erklären oder zu sagen, wann sie begonnen hat? Klopfen Sie zu dem, was auch immer Sie aufgedeckt haben. Sie werden verblüfft sein, wie Sie diese Kleinigkeiten durch Klopfen aus Ihrem Leben beseitigen können!

KAPITEL 13
EINE NEUE VISION FÜR DIE MENSCHHEIT

Zweifle nie daran, dass eine kleine Gruppe aufmerksamer, engagierter Menschen die Welt verändern kann – tatsächlich ist dies die einzige Art und Weise, in der die Welt jemals verändert wurde.
MARGRET MEAD

Jetzt, da Sie gesehen haben, wie EFT auf Ihr eigenes Leben wirken kann, werde ich Ihnen etwas von der erstaunlichen Arbeit zeigen, wie sie weltweit durchgeführt wird. Die spannende Wahrheit ist, dass sich das Klopfen in aller Welt als effektives Heilwerkzeug bei einer Vielzahl von Problemen bewährt hat, wobei es bei Traumata besonders wirkungsvoll ist. Auch wenn ich Ihnen einen Vortrag über den Weltfrieden ersparen werde, so will ich doch sagen, dass das Klopfen Bevölkerungen heilt, die in der Vergangenheit nicht gut auf andere, konventionellere Therapien reagiert haben. Es zeigt auch ein enormes Potenzial, um zu helfen, das Wachstum in schwachen Volkswirtschaften anzuregen, überlastete Gesundheitssysteme funktionsfähiger (und kostengünstiger) zu machen und entrechtete Bevölkerungsgruppen in vom Krieg zerrissenen Ländern wieder zu integrieren.

Wie Sie sehen werden, ist das Potenzial von EFT, unsere Welt zu verbessern, fast grenzenlos.

PTBS: die unsichtbare Epidemie?

Die posttraumatische Belastungsstörung oder PTBS wird oft mit Kriegsveteranen assoziiert. In Wirklichkeit ist es aber leider so, dass PTBS sich auf alle möglichen Menschen auf der ganzen Welt auswirkt – dazu gehören die vielen Millionen von Überlebenden von Naturkatastrophen, Kriegen, Folter, Erkrankungen, Vergewaltigungen usw. Die durch ein Trauma ausgelöste Verstörung unterscheidet nicht zwischen Rasse, Alter oder Geschlecht. Die Symptome können ein kleines Kind treffen, das einen Tsunami überlebt hat – genauso wie einen Soldaten, der aus dem Irak zurückkehrt.

Das US-amerikanische National Institute of Mental Health (NIMH) definiert PTBS als »Angststörung, an der manche Menschen leiden, wenn sie ein gefährliches Ereignis beobachtet oder durchlebt haben«.

Wenn Sie sich in Gefahr befinden, ist es ganz natürlich, Angst zu haben. Diese Angst löst in Sekundenbruchteilen zahlreiche Veränderungen im Körper aus, die ihn darauf vorbereiten, sich zu verteidigen oder die Gefahr zu vermeiden. Wie wir bereits zuvor besprochen haben, ist diese Kampf-oder-Flucht-Reaktion eine gesunde Reaktion, die einen Menschen vor Schaden bewahren soll. Aber bei Personen mit PTBS wird diese Reaktion verändert oder geschädigt. Daher stehen sie unter Stress oder haben Angst, selbst wenn sie sich nicht mehr in Gefahr befinden.[1]

Wenn wir uns diese Definition ansehen, ist leicht erkennbar, warum PTBS als »unsichtbare« globale Epidemie beschrieben werden kann. Zu jedem beliebigen Zeitpunkt haben Menschen überall auf der Welt damit zu kämpfen, von einem Trauma zu genesen. Sie kennen kein Gefühl von Sicherheit – auch wenn sie und die ihnen nahestehenden Menschen schon lange nicht mehr in Gefahr schweben. Angesichts der Verbreitung von EFT freut es mich, sagen zu können, dass es endlich einen Weg gibt, damit Traumaopfer wieder ein normales Leben führen können – sie können ihre Ängste und Befürchtungen entlasten, ihre körperlichen Schmerzen verringern, Depressionen, Albträumen, Schlaflosigkeit und Paranoia ein Ende setzen und auf die Zukunft hoffen, um wieder ein aktives und produktives Leben zu führen.

Die Wunden des Völkermords in Ruanda heilen

Wenn Sie sich mit Lori Leyden über ihre Arbeit in Ruanda unterhalten, können Sie nicht anders, als von der Heilkraft von EFT überwältigt zu sein. Dass eine solch einfache Praxis Heilung auf jeder wahrnehmbaren Ebene – ob körperlich, emotional, mental und spirituell – in einer so tief verletzten Nation wie Ruanda bieten kann, lässt uns lang genug innehalten, um uns die tief greifende Veränderung vorzustellen, die das Klopfen weltweit haben könnte.

Lori ist Psychotherapeutin und Expertin für Stressauflösung. Sie erhielt 2007 einen Anruf mit der Bitte, ob sie die Erlaubnis für die Übersetzung ihres ersten Buches *The Stress Management Handbook* ins Kinyarwanda, die Sprache Ruandas, erteilen würde.

Sie wusste von dem Völkermord, der 1994 stattgefunden und zum Tod von 800 000 Ruandern in hundert Tagen geführt hatte, und war auch bereit, sich zu engagieren.

»Mir ging das Herz auf. Ich wusste, dass dies ein lebensverändernder Augenblick war, und daher fragte ich, was ich noch tun konnte, um zu helfen. Ich wurde nach Ruanda eingeladen, um Traumaheilarbeit mit Waisen und Witwen zu machen, die den Völkermord überlebt hatten«, erinnert sie sich.

Während ihrer ersten Reise nach Ruanda 2007 arbeitete Lori mit einer Gruppe von hundert verwaisten Familienoberhäuptern. Dies sind junge Leute, die jetzt um die zwanzig Jahre alt sind und zum Zeitpunkt des Genozids zwischen sechs und zehn Jahre alt waren. Sie waren zurückgeblieben, um für zwei bis sechs andere Kinder ohne sichtbare Unterstützung und Zukunftsaussichten zu sorgen.

An ihrem ersten gemeinsamen Tag fragte Lori die Teilnehmer, was für eine Heilung sie sich für sich selbst und ihre Mitwaisen wünschten. Ihre Liste begann mit dem Heilen der Wunden von Vergewaltigung, einer hoffnungslosen Zukunft, Armut, Erinnerungen an die Ermordung ihrer Familien und die Verzweiflung, ein Waisenkind zu sein, das für andere Kinder sorgen musste.

Einen Augenblick lang war sie von der vor ihr liegenden Arbeit eingeschüchtert und sie weiß noch, wie sie zu sich selbst sagte: »O du meine Güte. Ist EFT bei diesen gravierenden Traumata wirklich wirksam genug? Und mein Herz sagte: Okay, wir fangen jetzt einfach mal an.«

Also legte sie mit einem Klopfprotokoll für die erste Bitte los – die Heilung der Verletzung aufgrund von Vergewaltigung. Nach gerade einmal drei Klopfrunden ging die Skalabewertung von 10 auf 2, und die Erleichterung war sichtbar und greifbar. »Zum ersten Mal erlebten diese jungen Erwachsenen und Überlebenden ein Gefühl von Frieden und Sicherheit in ihrem Körper und Geist, das sie noch nie zuvor empfunden hatten«, sagt sie.

Seit 2008 ist Lori Teil eines Freiwilligenteams, das regelmäßig mit fünfhundert Waisen und Völkermordüberlebenden arbeitet, die ein örtliches Highschool-Waisenhaus in einer sehr entlegenen Gegend auf einem Berggipfel besuchen, das in einem der Distrikte liegt, der mit am stärksten von dem Genozid betroffen war. Obwohl ihre Arbeit im Waisenhaus extrem erfolgreich war – der Ausbruch von Traumata verringerte sich in nur einem Jahr um neunzig Prozent –, erkannte Lori, dass Traumaheilung nicht ausreichte. Wenn diese jungen Menschen einmal einen Schulabschluss haben, werden sie wieder von der Hoffnungslosigkeit ihrer Zukunft traumatisiert, denn sie haben keinerlei Möglichkeit, ein College zu besuchen, einen Beruf zu lernen oder ein Geschäft zu gründen, das sie aus ihrem Armutskreislauf herausholen würde.

Lori erklärte, wie sie entschied, den Umfang ihrer Arbeit auf ein Programm auszuweiten, das sie Project LIGHT nennt: »Die Belastungen, denen diese traumatisierten Witwen und Waisen ausgesetzt sind, sind so schwerwiegend – Mord, Folter, Verstümmelung, HIV, Obdachlosigkeit, Armut ... Man schätzt, dass neunzig Prozent der Menschen in Ruanda einen Teil von der Brutalität des Völkermords erlebt haben, und damit haben Sie ein ganzes Land, das mit einem gewissen Maß an PTBS lebt ... Jedes Mal, wenn ich aus Ruanda zurückkehre, bin ich von diesen jungen Leuten noch mehr inspiriert. Ihr Durchhaltevermögen, Mitgefühl, Engagement und ihre Fähigkeit zu vergeben öffnet mein Herz für ein wahrhaftiges Wissen, dass es möglich ist, die Welt zu heilen.« Im May 2011 entwickelte Lori mit Unterstützung von *The Tapping Solution* eine neue Form humanitärer Hilfe, die auf dem Klopfen basiert. Es ist das erste internationale Jugendheilungs- sowie herzzentrierte Führungs- und Unternehmerprogramm weltweit – und es erzielt tief greifende Ergebnisse. »Wir benutzen das Klopfen als Grundlage für alle unsere Programmelemente – von körperlicher und emotionaler Heilung bis hin zu Problemlösung, Kreativität, Produktivität, Fokussierung, Konzentration, Konfliktlösung und Teambildung sowie für persönliches und spirituelles Wachstum«, sagt Lori.

Project LIGHT setzt das Ausbildung-der-Ausbilder-Modell ein, in dem Botschafter ausgebildet werden, die dann Tausenden von anderen Menschen in ihren Gemeinden die Klopftechniken vermitteln können.

Mattieu, Yvette, Desiré und Fidel sind einige der ersten LIGHT-Botschafter, die ihre Verzweiflung und Trauer in Liebe, Mitgefühl und Freude bei sich selbst und anderen verwandelt haben. Sie unterrichten nicht nur das Klopfen in ihren Gemeinden, sondern sind darüber hinaus auch noch als Leiter in örtlichen Regierungspositionen gewählt worden. Und jetzt, was genauso wichtig ist, finden sie ihren Weg aus der Armut heraus, indem sie autarke Mikrofinanzunternehmen entwickeln.

Während Lori Dutzende von Geschichten über EFT-Heilungen auf Lager hat, ist es eine Project-LIGHT-Botschafterin namens Chantal, die ihr als Erstes in den Sinn kommt. Sie war zur Zeit des Völkermords acht Jahre alt, und ihre ganze Familie wurde damals ermordet. Sie bekam einen Hieb mit einer Machete am Hals ab, der ihr fast den Kopf abtrennte, und erwachte schließlich neben ihrem Onkel auf einem Leichenhaufen. Sie kroch in einen nahe gelegenen Wald, wo sie mitansehen musste, wie die Mörder alle erschlugen, die noch lebten, darunter das einzige noch lebende Mitglied ihrer Familie. Nach diesem Tag lebte Chantal auf der Straße oder bei Fremden, die sie missbrauchten, während sie weiterhin an gravierenden emotionalen und körperlichen Wunden litt. Die Liste von posttraumatischen Symptomen, die sie erlebte, durchlief das ganze Spektrum – »Furcht, Zukunftsangst, Depressionen, Schlaflosigkeit, Schmerzen. Ich könnte immer weiter fortfahren«, sagt Lori.

Als Lori 2009 Chantal begegnete, war sie wieder obdachlos. Jede Nacht stahl sie sich auf eine Baustelle, wo sie in einem kleinen Schuppen schlief. Es gab sehr wenig, was Lori damals für sie tun konnte, aber zwei Jahre später, als Project LIGHT gestartet wurde, wusste sie, dass Chantal eine ideale Botschafterkandidatin sein würde. Auf wundersame Weise konnte Lori sie finden und sie zu ihrem ersten Project-LIGHT-Training vor Ort bringen. Innerhalb von Tagen, nachdem sie das Klopfen gelernt hatte, veränderte sich Chantals Sichtweise. »Sie hatte genügend Hoffnung, um zu sehen, dass sie ihr Leben verändern konnte. Ihre körperlichen Schmerzen ließen nach, und ihre emotionalen Symptome gingen in der ersten Woche um sechsunddreißig Prozent zurück«, erklärt Lori.

Chantal ist jetzt sechsundzwanzig Jahre alt und zu »einer erstaunlichen Inspirationsquelle geworden«, strahlt Lori. »Durch das Project-LIGHT-Programm hat Chantal ihren eigenen Gemüseladen im Dorf eröffnet, wohin die Kunden aller Altersgruppen nicht nur kommen, um ein Stück Brot oder eine Tasse voll Zucker zu kaufen, sondern auch, um ihren weisen Rat in Anspruch zu nehmen und das Klopfen zu lernen. Darüber hinaus wurde sie von den Dorfältesten in das National Women's Leadership Committee berufen.«

Wenn ich Loris Geschichten höre, bin ich mehr denn je davon überzeugt, wie wirkungsvoll EFT unsere Welt heilen kann – egal wie die Herausforderungen aussehen. Wenn Chantal ihre furchtbaren Wunden heilen kann, warum kann dann nicht jeder Mensch egal an welchem Ort das Gleiche tun?

Aufgrund der bahnbrechenden Erfolge ist Lori momentan auf der Suche nach Geldmitteln, um Project LIGHT weiter auszubauen. »Kenia, Indien und Südafrika haben Interesse gezeigt«, sagt sie. »Ich hoffe, dass durch Project LIGHT das Klopfen ein höheres Maß an Berechtigung erfährt und diese Bewegung gefördert wird, um diese maßgebliche Heilmethode dorthin zu bringen, wo sie am meisten auf der Welt gebraucht wird, damit unsere nächste Generation junger Menschen heilen, arbeiten und uns in eine friedvolle Zukunft führen kann.«

Mehr Informationen finden Sie unter ProjectLightRwanda.com.

Globale Barrieren durchbrechen

Wenn ich an meine Gespräche mit Lori zurückdenke, ist es unmöglich, nicht von den Ergebnissen von Project LIGHT und der Intensität ihrer Arbeit beeindruckt zu sein. Lori betrachtet das Klopfen als eine Art Zugang zu anderen Heilpraktiken wie Meditation, Gebet, Singen und weiteren Formen der Energiearbeit. Sie und ich unterhielten uns darüber, dass Klopfen ein effektiver Weg ist, um Menschen dabei zu helfen, sich zu öffnen, und ihnen auf einer tieferen Ebene den Fokus zu geben, den sie brauchen, um zu meditieren oder gar zu beten. Diese Flexibilität ist nur einer von vielen Gründen, warum das Klopfen so gut in so vielen Teilen der Welt funktioniert. Das Klopfen kann sich an den unterschiedlichsten Kulturen, Glaubenssystemen, Religionen und anderen Ritualen und Praktiken anpassen.

Ein Beispiel für die Anpassungsfähigkeit von EFT an Kulturen und Religionen ist das Israel Trauma Care Center (ITCC) in Safed, Israel. In vielerlei Hinsicht ist das ITCC einige Welten, Generationen und kulturelle Klüfte von Ruanda entfernt. Es wurde 2006 eröffnet, nachdem der Norden Israels mehr als fünfhundert Terroranschläge mit Raketen erlebt hatte. Im Center wird den Einwohnern von Safed EFT beigebracht. Sie leiden unter einem breiten Spektrum von PTBS-Symptomen – von Schlaflosigkeit über Panikattacken bis hin zu starker Angst vor lauten Geräuschen. Diese erfolgreiche Arbeit des Center wurde sogar vom Bürgermeister Safeds anerkannt.

Heilung nach verheerenden Naturkatastrophen

Als sich das Erdbeben von Pangandaran 2007 in Indonesien ereignete, war Tedi ein siebenjähriger Junge, der mit seinem Freund am Strand spielte, rannte und lachte. Als die Erde unter ihnen zu beben begann, rannten die beiden Jungen und ein Schaf aus der Nachbarschaft in das nächstliegende Haus. Augenblicke später wurde das Haus mit seinen neuen Bewohnern von einem Tsunami erfasst und in den Dschungel getragen. Als der Wasserspiegel einige Stunden später schließlich zurückgegangen war, fand sich Tedi zu seinem Entsetzen in dem zertrümmerten Haus allein wieder, denn sein Freund und das Schaf waren tot. Zwei volle Tage vergingen, bis Tedi gerettet wurde, und zu diesem Zeitpunkt war er körperlich ausgezehrt und emotional und mental am Boden zerstört.

Er konnte fast nicht schlafen und hatte eine unkontrollierbare Blasenschwäche. Die posttraumatische Belastungsstörung beeinträchtigte sein junges Leben. Deepak Mostert, der Gründer von TREST (Trauma Relief & Emotional Support Techniques) Aid, war entschlossen, die Lebensgeister des Jungen wieder zu wecken, und begann Tedi zu zeigen, wie er EFT nutzen konnte. Nach nur einer Sitzung lösten sich Tedis Traumasymptome auf. Einige Jahre und viele Klopfsitzungen später ist Tedi wieder der starke, mutige Junge, der er einst war. Er entwickelt sich schnell zu einer starken Führungspersönlichkeit und nimmt an allen EFT-Sitzungen teil, die Deepak in seiner Heimatstadt abhält.

Für Deepak, dessen TREST-Aid-Organisation seit 2006 in Katastrophengebieten arbeitet und den Überlebenden dabei hilft, ihr PTBS zu überwinden, sind Tedis Fortschritte mehr als ein Beweis dafür, dass das Klopfen die schnellste und effektivste Behandlung für Traumaüberlebende ist.

Als ehemaliger Polizist und Psychotherapeut konzentriert er sich in seiner Arbeit auf heranwachsende Traumaopfer. Sein Interesse für Traumata entstand, als er unter PTBS litt, weil er im Alter von zweiundzwanzig Jahren in einem brennenden Gebäude und dann mit einunddreißig Jahren in einem brennenden Auto feststeckte. Als im indonesischen Java infolge eines Erdbebens im Jahre 2006 fast sechstausend Menschen umkamen und 1,2 Millionen Menschen obdachlos wurden, nahm Deepak die Gelegenheit wahr, einer lokalen nicht staatlichen Organisation (NGO) dabei zu helfen, dort ein Programm für Schulkinder zu entwickeln. Es waren Kinder, deren Körper zwar überlebt, aber deren Geist, Verstand und Herz unwiderruflich gebrochen schienen.

Als er in der ersten Katastrophengegend ankam, wurde Deepak mit einem Meer von düsteren jungen Gesichtern konfrontiert, die wohl kaum auf die traditionelle Beratungsarbeit ansprechen würden – denn diese war für eine solch große und zutiefst verletzte Gruppe zu langsam. Er war entschlossen, die größtmögliche Wirkung zu erzielen, begann mit EFT zu experimentieren und entdeckte bald, dass damit Traumasymptome bei Hunderten und schnell Tausenden von jungen Opfern innerhalb von Stunden oder Tagen gemildert werden konnten. Deepak arbeitete mit Gruppen von hundert Kindern auf einmal und half ihnen, ihr Lächeln wiederzuentdecken und sich von Kopfschmerzen, Rückenschmerzen, akuter Angst, Hoffnungslosigkeit, Hilflosigkeit und Trauer zu befreien.

Als sich Deepaks erstaunlicher Erfolg herumsprach, begannen er und sein Team damit, noch größere Gruppen auszubilden – dazu gehörten Angestellte im staatlichen Gesundheitswesen, Psychologen, Studenten, Jugendorganisationen und Lehrer, die damals ihr Wissen als EFT-Trainer einsetzten, um anderen betroffenen Gemeinden zu helfen.

Deepak gründete TREST Aid während seines ersten Besuches in diesem Erdbebengebiet im Jahre 2006. Es ist die erste humanitäre Hilfsorganisation der Welt, die bei der Bewältigung psychologischer Traumata mit Energietherapien wie EFT arbeitet. Dank der ungebrochenen Hingabe der Organisation haben er und sein Team 15 898 neue EFT-Trainer ausgebildet. Bei diesem ersten Projekt auf Java haben er und seine Trainer das Klopfen eingesetzt, um 377 214 von Traumata betroffenen Studenten innerhalb von drei kurzen Wochen zu helfen.

Deepak gibt zu, dass die Wirkung des TREST-Aid-Programms sämtliche Erwartungen übertroffen hat. Er erklärt, dass das Klopfen die psychologischen Symptome über den Körper anspricht, der eine wichtige und effektive Ressource für Menschen mit PTBS ist.

»Psychologisch gesehen, ist ein Traumaprozess eine absteigende Spirale«, sagt er. »Diese Spirale beinhaltet oft körperliche Erinnerungen wie den Geruch von Feuer oder das Gefühl von Wasser, das die Lungen füllt. Da das Klopfen den Überlebenden den Zugang zu ihren Emotionen und ihrer körperlichen Energie zugleich ermöglicht, kann es sie von den Traumata viel schneller befreien als eine Gesprächstherapie.« Für die meisten Überlebenden von Katastrophen bedeutet es keine Sicherheit, wenn sie ihren Körper spüren. »Indem wir lernen, uns (mithilfe von EFT) mit unserem Körper zu verbinden, lernen wir, uns bei dieser Erfahrung zu erden. Es ist so, als erhielten wir einen Anker. Dadurch gerät unser Boot nicht mehr in diese Abwärtsspirale.«

Seit ihren Anfängen hat TREST Aid Hilfsprogramme in sieben Katastrophengebieten geleitet und damit in Indonesien allein mehr als eine Million Überlebende unterstützt. Durch seine Arbeit hat Deepak entdeckt, dass die Aufbauphase nach der Katastrophe – die normalerweise Monate oder Jahre später erfolgt, wenn die Überlebenden in ihre Dörfer zurückkehren und ihr Leben wieder aufnehmen – akute PTBS-Symptome erneut epidemieartig auslösen kann. Um den enormen Stress in dieser Phase zu entlasten, kehrt TREST Aid regelmäßig in die Katastrophengebiete zurück, um die lokale Bevölkerung in EFT zu unterrichten.

Von Anfang an ist dieses Training ungewöhnlich erfolgreich gewesen. »Bei tausend Überlebenden, die dieses Training durchlaufen haben, gibt es vielleicht nur zwei oder drei Personen, die für ihr Trauma eine Anschlussbehandlung brauchen.« Wenn ein TREST-Aid-Team von vier Freiwilligen täglich drei Schulen etwa jeweils drei Stunden lang besucht, kann es ungefähr zwischen zwölfhundert und fünfzehnhundert Schüler und zwischen sechzig bis achtzig Lehrer an einem einzigen Tag ausbilden. Mit den entsprechenden Ressourcen kann diese Zahl erheblich steigen, wobei vier TREST-Aid-Volontäre bis zu 250 000 Überlebende pro Monat erreichen.

Deepak glaubt, dass »Traumata in der menschlichen Evolution eines der größten Hindernisse darstellen«. Er ist entschlossen, die Effektivität seiner Arbeit zu erhöhen, und hat ein dreistufiges Trainingsprogramm entwickelt, das er in Katastrophengebieten rund um den Globus einzusetzen hofft. Sein Ziel besteht darin, ein Ausbildungsinstitut für staatliche und kommunale Organisationen auf der ganzen Welt zu gründen, das EFT-Training zur Behandlung von Traumata im Rahmen der Katastrophenhilfe anbietet. Weitere Informationen finden Sie unter www.TRESTAid.com.

Heilung von Herz, Körper und Geist – und die Wirtschaft

Als ich hörte, wie Deepak Mostert über seine Katastrophenhilfe in Indonesien sprach, faszinierte mich seine Beobachtung, dass die akutesten PTBS-Symptome erst Monate oder Jahre nach dem Ereignis auftauchen. Zu diesem Zeitpunkt sind die meisten Hilfsprogramme beendet, und zum ersten Mal nach der Katastrophe muss die lokale Bevölkerung ihre temporären Unterkünfte verlassen und in ihre alten Heimatdörfer oder andere Orte zurückkehren, um wieder ein »normales« Leben aufzunehmen.

Es ist absolut verständlich, dass die Menschen in dieser Aufbauphase von Angst, Trauer und anderen latenten PTBS-Symptomen verzehrt werden. Stellen Sie sich zum Beispiel vor, dass Sie nach einem Krieg oder einer Naturkatastrophe in Ihr früheres Haus zurückkehren und dadurch ständig an die geliebten Menschen erinnert werden, die Sie verloren haben.

So schmerzlich diese Situation auf persönlicher Ebene sein mag – diese Aufbauphase ist auf einer weiteren, nämlich wirtschaftlichen Ebene gleichermaßen entscheidend. Tatsache ist, dass es einer enormen Investition bedarf, um sich von einer Naturkatastrophe wieder zu erholen. Die staatliche finanzielle Belastung durch den Aufbau ganzer Dörfer und der Infrastruktur wie Straßen und Versorgungsnetzwerken kann lähmend wirken. Die nackte Wahrheit ist einfach, dass es für den Staat absolut notwendig ist, dass die lokale Bevölkerung als produktive und arbeitende Bürger ihr altes Leben wieder aufnimmt. Je leistungsfähiger die Bevölkerung in dieser Phase ist, desto schneller kann die Wirtschaft vor Ort ohne staatliche Unterstützung wieder selbstständig zu funktionieren beginnen.

Wenn aber die Menschen, die in ihre alten Häuser zurückkehren, körperlich und emotional durch das PTBS eingeschränkt sind, sind sie nicht in der Lage, einen Bauernhof zu führen, ein Geschäft zu eröffnen, Taxi zu fahren – oder was auch immer sie zu ihrem eigenen Wohl und dem der lokalen Wirtschaft tun.

Wenn Sie einmal überlegen, dass ein vier- bis fünfköpfiges TREST-Aid-Freiwilligenteam in solche Gegenden gehen und innerhalb von dreißig Tagen mit EFT arbeiten kann, um Hunderttausende von PTBS-Leidenden zu behandeln, beginnen Sie einzusehen, was für eine bedeutsame Rolle EFT spielen kann, um ganze Wirtschaftssysteme und Gesellschaften wiederherzustellen. Ohne echte emotionale Unterstützung der lokalen Bewohner kann sich die Aufbauphase schnell in ein Massenchaos verwandeln und bewirken, dass eine bereits unter Druck stehende Wirtschaft tiefer in die Krise rutscht. EFT bewirkt eine tief greifende und lang anhaltende emotionale Heilung, sodass die Wiederaufbauphase erfolgreich durchgeführt werden kann. Dadurch können zerstörte Gemeinden aufs Neue starten, und der Handel wird angeregt, was notwendig ist, damit die Wirtschaft funktioniert.

So wie Lori Leyden von Project LIGHT erklärt, sind die Menschen ohne die Heilung mithilfe von EFT nicht in der Lage, sich wieder gesellschaftlich zu engagieren, an ihre Arbeit zurückzukehren, eine Firma wiederzueröffnen, zur Schule zu gehen oder ein gesundes, produktives Leben zu führen. Durch die Art der emotionalen Heilung, die das Klopfen bietet, werden die Menschen jedoch erstaunlich belastbar – und sind in der Lage, selbst die schrecklichsten und katastrophalsten Ereignisse zu überwinden.

Das Oaxaca-Projekt: beschleunigte Heilung und verbesserte Lebensqualität

Deborah Millers Arbeit mit EFT ist so beseelt und inspirierend wie auch herzerweichend. Sie ist EFT-Praktikerin, hat einen Doktor in Zell- und Molekularbiologie und stellt ihre Zeit und Talente der Kinderabteilung für Krebs am Hospital General Aurelio Vadiviesco im mexikanischen Oaxaca zur Verfügung. Deborahs Arbeit ist als das Oaxaca-Projekt bekannt und hat Dutzenden von jungen Krebspatienten sowie deren Familien und dem Krankenhauspersonal zu den enormen emotionalen, mentalen, physischen und klinischen Vorteilen verholfen, wie sie EFT bietet.

Der Leiter der Onkologieabteilung, Dr. Armando Quero Hernández, der seit 15 Jahren in dem Krankenhaus arbeitet, hat durch Deboras Klopfarbeit enorme Veränderungen beobachtet.

»Durch EFT habe ich begonnen, Veränderungen zu sehen: Die Familien sind weniger angespannt und die Kinder dynamischer und fühlen sich wohler«, sagt er. Deborah fügt hinzu, dass die Kinder aufgrund ihrer Erkrankung manchmal so ängstlich sind und der Schmerzen und unvermeidlichen Krankenhausbesuche so überdrüssig werden, dass sie Depressionen bekommen und den Mut verlieren. Dr. Hernández erinnert sich, dass ein kleines Mädchen so sehr die Hoffnung verloren hatte, dass es seine Medikamente verweigerte und bei keiner Behandlungsform kooperieren wollte. Die Lage spitzte sich derart zu, dass die Mutter des Mädchens überlegte, ob sie ihre Tochter nicht nach Hause mitnehmen sollte, damit sie dort sterben konnte. Nachdem Deborah mit EFT gearbeitet hatte, begann sich das Mädchen zu entspannen, es lächelte, lachte und erklärte sich bald einverstanden, ihre Medikamenteneinnahme und Behandlungen fortzusetzen, die ihr Körper zum Überleben benötigte.

Auch bei Fällen im Endstadium, sagt Dr. Hernández, »spielt EFT eine sehr wichtige Rolle«, denn es lindert das Leiden und bietet den Kindern und ihren Eltern inneren Frieden. Deborah schildert noch genauer, dass das Klopfen die ganze Krebsabteilung oft von einem Ort der Misere zu einem Ort von Hoffnung und Frieden werden lässt. Viele junge Krebsopfer entwickeln eine Angst vor Nadeln, Krankenhäusern und sogar vor der Farbe Weiß (Krankenhäuser und alles, was damit zusammenhängt, sind in der Regel weiß). Durch EFT können sie sich von Ängsten befreien und sind glücklicher, energiegeladener und haben sogar körperlich mehr Kraft. Die Eltern der Patienten profitieren ebenfalls und setzen EFT ein, um mit der enormen emotionalen, mentalen und finanziellen Belastung zurechtzukommen, mit der sie konfrontiert sind.

Von den positiven Begleiterscheinungen, die EFT auf der persönlichen Ebene hat, können auch die Institutionen schnell profitieren.

»EFT führt zu einer verstärkten emotionalen Gelassenheit und hämatologischen Heilung, die sich wiederum klinisch auswirken«, bestätigt Dr. Hernández. Diego beispielsweise ist ein Erwachsener, dessen

Krebs unerwartet wiederkehrte, wobei er alarmierend schnell schwächer wurde. Nachdem er mit Deborah gearbeitet und EFT eingesetzt hatte, verbesserten sich sein emotionaler Zustand sowie seine Immun- und hämatologische Reaktion dramatisch. Wegen seiner rapiden Genesung benötigt Diego weniger Aufmerksamkeit vom Krankenhauspersonal, das sich dadurch wiederum andere bedürftigere Patienten kümmern kann.

Nachdem er eine Vielzahl von ähnlichen Situationen beobachtet hat, bestätigt Dr. Hernández, dass sich die Lebensqualität dieser Kinder nicht nur enorm verbessert, sondern dass EFT auch das Potenzial hat, Krankenhäusern wie diesem beträchtliche Vorteile zu verschaffen. Indem es den emotionalen Zustand der Patienten verbessert, scheint EFT die Immunfunktion zu fördern. Bei dauerhaftem Einsatz könnte EFT Infektionen und Komplikationen verringern oder sogar die Menge an notwendigen Medikamenten reduzieren. Demzufolge werden weniger Laborarbeit und Krankenschwestern zur Patientenversorgung benötigt. Dadurch spart das Krankenhaus erheblich Kosten ein, und so ist es einer Einrichtung wie dem Hospital General Aurelio Valdiviesco möglich, einer noch größeren Anzahl von jungen Krebsopfern zu geringeren Kosten zu helfen.

Abgesehen von der Unterstützung der Patienten und deren Familien hat sich EFT auch als wichtiges Werkzeug für die Krankenschwestern und das übrige medizinische Personal erwiesen. Dr. Hernández berichtet, dass dank des Klopfens »die Atmosphäre positiver wird«. EFT verbessert auch »die Art und Weise, wie Ärzte Problemen gegenübertreten und … hilft dem Personal dabei, (mehr) Aufmerksamkeit auf das krebskranke Kind zu richten«, fügt er hinzu.

Für Deborah, deren Optimismus und Fürsorge nie zu versiegen scheint, ist das Oaxaca-Projekt in erster Linie eine Gelegenheit, Freude und Lachen in das Leben dieser Kinder zu bringen.

»Sie verlieben sich in diese Kinder«, sagt sie und lächelt. »Sie sind wunderschön. Sie sind kraftvoll. Sie sind tapfer. Sie leben mit dieser unglaublichen Krankheit und tun ihr Bestes, um darüber hinwegzukommen. Ihnen Werkzeuge an die Hand zu geben und sie unmittelbar vor sich aufblühen zu sehen vermittelt einem ein wunderschönes Gefühl.« Sie gibt zu, dass sie oft so sehr ins Spielen und Lachen mit den Kindern vertieft ist, dass sie vergisst, dass sie sich in einer Krebsabteilung befindet. »Beim Oaxaca-Projekt geht es nicht um Krankheit«, sagt sie. »Das wahre Projektziel besteht darin, Wohlbefinden entstehen zu lassen.« Mehr darüber erfahren Sie auf der Website OaxacaProject.com.

Fortschritte für die moderne Medizin

Spannend beim Oaxaca-Projekt ist die Art, wie Deborah EFT in das schulmedizinische Modell integriert. Sie setzt EFT nicht dazu ein, um in ärztliche Behandlungen einzugreifen, sondern um die Angst zu verringern, die die Patienten angesichts ihrer Erkrankung, der Operationen und anderer Therapien verspüren. Wie Dr. Hernández betont hat, hat sich ihre Arbeit auch auf die Ärzte und das Krankenhauspersonal ausgewirkt – und ihnen ein neues Werkzeug für ihr eigenes Leben als auch das Leben ihrer Patienten geschenkt.

Dr. Patricia Carrington, eine EFT-Praktikerin, die den Film *The Tapping Solution* unterstützt hat, hat sich näher mit der EFT-Arbeit beschäftigt, die in den USA bei Krankenschwestern, Medizinpersonal und Patienten durchgeführt wurde. Auch wenn der Umfang klein ist – die Ergebnisse sprechen für sich: von reduzierter Medikamenteneinnahme bis hin zur Schmerz- und Angstreduktion bei Patienten – das Klopfen wirkt sich positiv auf die Patientenpflege aus und dient dem Krankenhauspersonal zur Stressauflösung –, und dies insgesamt kostengünstiger als bei schulmedizinischer Behandlung allein. Wie Dr. Carrington auf ihrer Website versichert: »Ich kann mir den Tag vorstellen, an dem EFT eine anerkannte Methode in Krankenhäusern und Bestandteil des präoperativen Standardprotokolls ist. Dies scheint eine Vision zu sein, die es wert ist, von uns allen gehegt zu werden.«[2]

Die Albträume des Krieges auflösen

Angesichts dessen, wie das Klopfen Traumaleidenden von Ruanda bis Mexiko hilft, überrascht es Sie vielleicht nicht zu hören, dass es in den USA Kriegsveteranen gibt, die eine beeindruckende EFT-Arbeit leisten.

Depressionen, Ängste, Schlaflosigkeit, Albträume, Alkoholismus, Drogenmissbrauch, Gewalttätigkeit, Selbstmordneigung und Paranoia – das ist die Kurzversion der PTBS-Symptome, unter denen Kriegsveteranen häufig leiden. Es handelt sich um eine Traumastufe, die mit konventionellen Therapien nicht effektiv behandelt wurde, weshalb Gary Craig, der Begründer von EFT, und Dr. Dawson Church, der Begründer des Soul Medicine Institute, das Stress Projekt ins Leben riefen. Das Stress Projekt zeigt den Veteranen, wie sie EFT einsetzen können, und weist ihnen den Weg durch enorm schmerzhafte und oft grauenhafte Kriegserinnerungen hindurch, die sie chronisch verfolgen.

Um die Theorie zu überprüfen, ob das Klopfen tatsächlich »diese Arbeit« leisten kann, haben Craig und Church fünf stark traumatisierte Veteranen aus Vietnam und dem Irak zusammengebracht, um mit ihnen fünf Tage lang mithilfe von EFT ihre PTBS aufzuarbeiten. Diese fünfköpfige Startgruppe hat sich seitdem auf mehr als dreitausend Teilnehmer ausgeweitet. Die bemerkenswerten Ergebnisse des Stress Projekts haben selbst hartnäckige Skeptiker wie Dr. David Gruder, einen klinischen und Organisationspsychologen aus San Diego, Kalifornien, umschwenken lassen. Er beschreibt sich jetzt selbst als »äußerst enthusiastisch« in Bezug auf EFT. Dr. Gruders dramatische Meinungsänderung »wurde nur durch eine einzige Sache, und zwar nur eine einzige, hervorgerufen«, wie er erklärt. »Man nennt sie *Ergebnisse.*«

Und obgleich die Zahlen beeindruckend sind – eine 25-prozentige Cortisolreduzierung nach einer Stunde Klopfen, eine Verringerung der allgemeinen PTBS-Symptome um 65 Prozent (nach sechs Sitzungen), eine Abnahme von Angst und Depressionen um mehr als 50 Prozent nach EFT –, sind es die persönlichen Geschichten dieser gequätlten Veteranen, die am meisten überzeugen.

Nehmen wir beispielsweise Art Fritog, einen Vietnamveteranen, dessen PTBS so außer Kontrolle geraten war, dass er gewalttätige Wutanfälle bekam und seiner 33-jährigen Frau und ihren Kindern drohte, sie umzubringen. Nach gerade einmal drei Tagen im Stress Projekt konnte Art seine Gefühle ruhig mit seiner Frau besprechen, ihre Hand sanft halten und oft lächeln und lachen. Sie erklärte dankbar: »Es war nach fünf Jahren die erste echte Unterhaltung.« Als er seinen psychischen Zustand kommentierte, fügte Art hinzu: »Ich kann nicht genug betonen, wie wichtig es ist zu wissen, dass man sich tatsächlich wieder als echter Mensch fühlen kann und keine Angst mehr hat.«

Und da ist Andy Hodnick, der vor der Teilnahme am Stress Project stotterte, gegen eine schwere Paranoia ankämpfte, ein antisoziales gewalttätiges Verhalten an den Tag legte und Albträume von seinem Einsatz im Irak hatte. Nachdem er EFT angewendet hatte, berichtete uns Andy ohne Stottern oder Unruhe von seinen Erlebnissen. Seine Paranoia ging auch so weit zurück, dass er wieder im Restaurant essen konnte, was er einige Zeit lang vermieden hatte.

Und zu guter Letzt haben wir noch Carlin Sloan, einen Irakveteranen, der vor dem Stress Projekt Alkohol so benutzte wie viele Süchtige die Straßendrogen – er trank bis zur Ohnmacht und griff, kaum war er wieder wach, gleich wieder nach der Flasche. Das war die einzige Möglichkeit, wie er seine Erinnerung dämpfen konnte, bei der er sah, wie ein Kind in die Luft gesprengt wurde und ihn eine Gruppe Frauen danach verfolgte und schrie, dass er am Tod des Kindes schuld sei. Gelähmt von Schuldgefühlen, verfolgt von seinen Erinnerungen und mit stechenden Schmerzen in Kiefer und Nacken, mit denen er zurechtzukommen versuchte, drohte Carlin wiederholt damit, sich wieder zu verpflichten. Sein PTBS hatte ihn voll im Griff, und er war nicht in der Lage, ins Zivilleben zurückzukehren.

Nur wenige Tage später nach der EFT-Anwendung schlief Carlin nachts ohne Alkohol durch, das Zittern in seinen Händen verschwand, und er berichtete, dass er aufwachte und »sich gut fühlte«. Monate später hatte Carlin ganz mit dem Trinken aufgehört und verspürte weder Schuldgefühle noch Kiefer- und Nackenschmerzen. Vielleicht am wichtigsten war, dass sich seine Sichtweise dramatisch veränderte.

»Ich bin glücklich«, sagte er. »Bevor ich das EFT-Ding machte, wäre es einfach seltsam gewesen zu behaupten, glücklich zu sein. Und jetzt sage ich das wahrscheinlich zehnmal am Tag. Unter www.StressProject.org finden Sie weitere Informationen.

Die Belastungen des Gesundheitssystems senken

Wie bei den Patienten im Oaxaca-Projekt besteht für die Veteranen einer der größeren Vorteile von EFT darin, dass es die Symptome schnell entlasten kann, die ansonsten eine langfristige Medikation und Psychotherapie erfordern würden. Demzufolge wird den Krankenkassen natürlich die Belastung erspart, über Monate und sogar Jahre hinweg die kostenintensiven, ineffektiven Therapien zu tragen.

Man könnte sich nun vorstellen, was passieren würde, wenn das Klopfen von den Krankenkassen anerkannt würde. Es ist leicht erkennbar, wie die Krankenkassen, Krankenhäuser und Ärzte bessere Behandlungen zu deutlich geringeren Kosten anbieten könnten, wenn sie EFT in die Medikation und konventionelle Behandlung miteinbeziehen würden. Die enorm positive Auswirkung, die diese Kostenersparnis auf das Gesundheitssystem haben könnte, könnte den Weg zu erheblichen Verbesserungen wie der medizinischen Versorgung eines größeren Bevölkerungsanteils und einer besseren Alten- und Krankenversorgung usw. ebnen.

Wagen Sie es, sich eine neue Welt vorzustellen

EFT kann Bevölkerungsgruppen behandeln und auch heilen, die andererseits durch ein Trauma emotional, physisch und mental beeinträchtigt bleiben würden. Wenn Sie daran denken, können Sie sich leicht vorstellen, dass sich das Klopfen in eine weltweite Bewegung verwandeln könnte, die etwas bewirkt!

ÜBUNG: Können Sie helfen?

Die Organisationen, die in diesem Kapitel vorgestellt wurden – Project LIGHT, TREST Aid, das Stress Project und das Oaxaca Project –, benötigen jede Unterstützung, um ihre erstaunliche Traumaheilarbeit fortzusetzen. Ich hoffe, dass Sie sich einen Augenblick Zeit nehmen können, um sich deren Websites anzusehen, und etwas spenden oder beitragen, soweit es für Sie möglich ist. Wie die meisten gemeinnützigen Organisationen werden vor allem Geldmittel benötigt, aber auch Menschen, die sie bekannt machen. Überlegen Sie also, ob Sie diese Webadressen (und dieses Buch) an Ihre Freunde und Familienmitglieder über E-Mail, Facebook, Twitter oder andere Kommunikationsformen weitergeben möchten. Vielen Dank dafür.

Project LIGHT
ProjectLightRwanda.com
Arbeitet mit EFT und bietet bodenständige Ausbildungen, um einer ganzen Generation von Überlebenden des Völkermords dabei zu helfen, sich vom PTBS zu erholen und ein neues Leben (und Land) entstehen zu lassen.

TREST Aid
TRESTAid.com
Unterweist Erdbebenopfer aller Altersstufen in Indonesien in EFT, um von PTBS zu genesen und einen Neustart zu ermöglichen.

Das Oaxaca Project
OaxacaProject.com
Arbeitet mit jungen Krebsopfern in Oaxaca, um mithilfe von EFT die Heilung zu unterstützen und für inneren Frieden zu sorgen.

Das Stress Project
StressProject.org
Arbeitet mit EFT, um Veteranen dabei zu helfen, das PTBS durch Kriegserfahrungen in Vietnam und im Irak aufzulösen.

KAPITEL 14
EINE NEUE VISION FÜR *SIE*

Du bist mutiger, als du glaubst, stärker, als du scheinst, und klüger, als du denkst.
CHRISTOPHER ROBIN (IM FILM *WINNIE THE POOH*)

Den größten Teil meines Lebens habe ich mich durch die Welt hindurchnavigiert und geglaubt, dass die Dinge einfach so passieren. Ich hatte keine Ahnung, warum das so war – kein Gefühl für die grundlegenden Ursachen meines Verhaltens und wie ich damit umgehen konnte. Wenn ich wütend auf jemanden war, lag es daran, dass dieser Mensch etwas an sich hatte, weshalb er es verdiente. Wenn ich mich verletzt fühlte, war das gerechtfertigt, denn jemand hatte dafür »gesorgt«, dass es mir so ging. Wenn ich auf eine bestimmte Weise handelte, dann war das eine »persönliche Charaktereigenschaft«.

Ich agierte, reagierte, traf Entscheidungen, erlebte negative Emotionen und Ergebnisse und glaubte, dass die Dinge eben einfach so waren. Wenn Sie mit dieser Art von Existenz vertraut sind – ob momentan oder in der Vergangenheit –, wissen Sie, dass dies keine lustige Angelegenheit ist. Wenn wir nicht glauben, dass wir die Kontrolle über unser Schicksal haben, ist dies einer der schmerzhaften Lebenswege.

Glücklicherweise bin ich an dem Punkt angelangt, an dem ich langsam begonnen habe, die Verantwortung für mein Leben zu übernehmen. Mir wurde bewusst, dass ich von den Ereignissen meiner Vergangenheit geprägt worden war. Ich sah, dass negative Ereignisse in meinem Leben zwar nicht meine Schuld waren, ich aber dennoch verantwortlich dafür war.

In diesen ersten Jahren meiner persönlichen Bewusstwerdung war mir klar, dass ich mich verändern, anders handeln und bessere Entscheidungen treffen wollte – aber ich wusste nicht, wie. Ich wusste nicht, wie ich die Muster aufbrechen konnte, die schon so lange mein Leben bestimmten. Wie konnte ich damit aufhören, was ich mein Leben lang gemacht hatte? Wie konnte ich aufhören, auf eine Art und Weise zu reagieren, auf die ich nicht mehr reagieren wollte? Wie konnte ich schließlich Entscheidungen treffen, die mir Kraft gaben? Wie konnte ich loslassen, vergeben, heilen und mich in allen Lebensbereichen vorwärts bewegen?

Glücklicherweise ist es so, dass die Antwort auftaucht, wenn die Frage und der Wunsch stark genug sind. Für mich tauchte sie in Form dieser seltsamen Klopftechnik auf! Wie ich Ihnen in diesem Buch geschildert habe, war ich überrascht, als ich die Wirksamkeit von EFT zum ersten Mal erlebte. Und ich bin nach wie vor jeden Tag von der Magie überrascht, die EFT in meinem Leben und im Leben der Menschen in meiner Umgebung entstehen lässt.

Ich hoffe, dass die bisherige Lektüre Sie informiert, inspiriert und Ihnen vor allem geholfen hat, die Veränderungen zu bewirken, die Sie sich am meisten wünschen. Wenn Sie das Buch jetzt gelesen haben, ohne dabei viel zu klopfen, ist das in Ordnung. Aber ich möchte Ihnen nahelegen, zu den Klopfskripten zurückzukehren und sich auch das Onlinematerial anzusehen, das Sie wirklich dabei unterstützen kann, EFT zu erleben.

Dieses Buch ist in keinerlei Weise ein umfassender Ratgeber zu sämtlichen Themen, die mit dem Klopfen zu tun haben. Es tut mir weh, Ihnen nur so viele Informationen an die Hand geben zu können –, aber ich kann Sie auch nicht mit einem 3000-Seiten-Wälzer belasten! Die Geschichte eines meiner beliebig gewählten Klienten könnte allein ein ganzes Buch füllen. Ich kann nur hoffen, dass Ihnen dieser kleine Vorgeschmack von der Wirksamkeit von EFT Freude bereitet und Sie dazu inspiriert hat, mehr darüber zu erfahren – damit Sie diese Reise in Ihrem eigenen Leben fortsetzen können.

In diesem Buch haben wir eine bunte Vielfalt von Themen behandelt – von körperlichen Schmerzen und Krankheiten bis hin zu Kindheitstraumata, von Beziehungen bis hin zum Geldverdienen, Abnehmen und mehr. Wenn Sie Ihre Reise fortsetzen, macht es vielleicht Sinn, sich auf ein bestimmtes Thema zu konzentrieren, damit Sie Ihre Ergebnisse leichter bewerten können.

Die Herausforderungen beim EFT

Die größte Herausforderung bei der Verbreitung dieses effektiven Werkzeugs ist meiner Beobachtung nach die Tatsache, dass EFT so neu ist und sich so stark von unseren bestehenden Paradigmen unterscheidet, dass wir keine kulturelle Verstärkung haben, die uns daran erinnert, EFT auch wirklich zu praktizieren.

Wenn wir den Fernseher einschalten, werden wir dazu aufgerufen, furchtbare Speisen zu essen, Alkohol zu trinken, Medikamente einzunehmen oder ein Auto zu kaufen. Aber was in den Medien leider noch nicht auftaucht, ist eine Werbung, die Sie daran erinnert, sich die Zeit zu nehmen, um die Dinge langsamer anzugehen, zu vergeben, zu heilen und zu lieben. Ich habe öffentlich oft gesagt, dass für die Branche der Persönlichkeitsentwicklung und Alternativheilkunde das Großartigste ein Mensch wäre, der herausfindet, wie man eine Milliarde Dollar macht, um Menschen bei ihrer Heilung zu helfen, und damit in der Lage wäre, während der Super-Bowl-Veranstaltung neben einer Pharmaanzeige seine Werbung zu schalten – eine Anzeige, die zur Abwechslung eine Alternative anbietet.

Bis das geschieht, liegt es bei Ihnen, Ihr Bestes zu tun, um sich selbst ans Klopfen zu erinnern, um diese Plätze online aufzusuchen, wo andere klopfen, und Freunde um sich zu sammeln, die klopfen. Je mehr Sie EFT einsetzen und die dadurch entstandenen Veränderungen in Ihrem Leben positiv verstärken, desto leichter werden Sie sich daran erinnern, es weiterhin zu praktizieren.

Mit Freunden und der Familie klopfen

Es ist wahrscheinlicher, dass Sie nach den positiven Erlebnissen in diesem Buch und den hier beschriebenen Erfolgen von anderen bereits an eine Person oder zwei (oder zehn!) gedacht haben, die von EFT profitieren könnten. Einer der Hauptgründe, weshalb ich den Dokumentarfilm *The Tapping Solution* ursprünglich gemacht habe, bestand in meinem Wunsch, dass die Menschen EFT mit anderen teilen können, ohne selbst aktiv sein zu müssen.

Das Schlüsselwort ist hier *passiv*. Und ich teile dies mit Ihnen aus meiner eigenen persönlichen Erfahrung heraus, als ich das labile Gleichgewicht zwischen Enthusiasmus, Hilfsbereitschaft und Aufdringlichkeit kennengelernt habe. Nach vielen Versuchen habe ich herausgefunden, dass der beste Weg, um das Klopfen weiterzugeben, darin besteht, die eigenen persönlichen Erfahrungen oder den Film oder dieses Buch weiterzugeben und freundlich darauf hinzuweisen, es doch einmal auszuprobieren. Es ist nicht Ihre Aufgabe, jeden davon zu überzeugen, den EFT-Prozess auszuprobieren, und wenn die Menschen das Gefühl haben, dass Sie sie »reparieren« wollen, werden sie Widerstand leisten. Wenn Ihre Freunde und Ihnen nahestehende Menschen jedoch spüren, dass Sie mit einem offenen Herzen einfach versuchen, Unterstützung anzubieten, werden sie wahrscheinlich darauf hören, was Sie zu sagen haben.

Tiefer gehen .... und selbst anderen helfen

Wie bereits gesagt, ist dieses Buch einfach nur ein Anfang, ein Ausgangspunkt auf dieser Reise der Selbstheilung. Wenn Sie tiefer gehen möchten – was ich Ihnen sehr empfehle –, sehen Sie sich bitte all die anderen Ressourcen an, die wir online zur Verfügung stellen und von denen viele im Laufe dieses Buches erwähnt worden sind. Besuchen Sie dazu die Website www.thetappingsolution.com und schauen Sie sich dort einmal um.

Ich werde auch oft gefragt, wie man EFT-Coach wird oder eine Ausbildung machen kann, um andere im Klopfen zu unterrichten. Die

Fähigkeit, sich mit anderen zusammenzutun, die Hilfe brauchen – und sie auf der Reise von Wachstum und Heilung zu begleiten –, ist weiterhin eine der lohnendsten Erfahrungen meines Lebens. Ich kann es nur wärmstens empfehlen. Wir haben die entsprechenden Hilfsmittel für diesen Weg auf www.thetappingsolution.com/training zusammengestellt.

Ein neuer Anfang

Auf seiner tiefsten Ebene ist EFT ein Prozess der Heilung, des Loslassens und des Lernens aus vergangenen Traumata und negativen Erlebnissen. Es ist so, als würde man eine Zwiebel Schicht für Schicht schälen. Der Ärger, den wir verspüren, wird losgelassen, nur um darunter die Trauer zu finden. Die Trauer öffnet den Weg für das Verstehen. Das Verstehen führt zu Bewusstheit und Freude. Bewusstheit und Freude leiten Frieden und Liebe ein. Schicht für Schicht tragen wir so die Vergangenheit ab – wir weinen oft ein wenig auf dem Weg –, und übrig bleibt das wahre Selbst: die Schönheit dessen, wer und was wir im Kern sind, das Verstehen und Vergeben unserer Vergangenheit und die Möglichkeiten für unsere Zukunft.

Es ist möglich, sich voller Glück, Freude und Frieden in dieser Welt zu bewegen. Es ist möglich, ein strahlendes Licht und ein Vorbild für Hoffnung und Heilung zu sein. Ich hätte mir nie vorstellen können, dass das Beklopfen von Punkten am Körper einer dieser Wege sein könnte, um diese Ebene von Freude, Friede und Fülle zu erreichen. Die erstaunlichsten Dinge im Leben tragen oft etwas Geheimnisvolles in sich, was nur wenige von uns verstehen können.

Es gibt nur eines, was ich aus persönlicher Erfahrung weiß. Es geht über die unglaubliche Wissenschaft und Forschungsarbeit hinaus, die die Wirkungsweise der EFT-Technik untersucht. Es geht über die Millionen von Menschen hinaus, die damit arbeiten, und über die atemberaubenden Ergebnisse der Organisationen, die es weltweit einsetzen. Und zwar, dass ich weiß und Sie, wie ich hoffe, wissen oder zu wissen beginnen: EFT funktioniert.

Ich habe es gesehen. Ich habe es erlebt. Ich habe erlebt, wie es mein

Leben auf erstaunliche, tiefe und wunderbare Weise transformiert hat. Ich bin weiterhin von Ehrfurcht erfüllt und inspiriert von dem, was für Sie, für mich und für die Menschheit möglich ist.

Ich kann es kaum abwarten, Ihnen irgendwo auf dem Lebensweg zu begegnen und Ihre persönliche Erfahrung zu hören. Ich kann es kaum abwarten, dass Sie mir berichten, wie Ihnen EFT bei der Heilung geholfen hat, wie Ihr Schmerz sich durch das Klopfen verändert hat, wie Sie schließlich die Blockaden hin zur Fülle durchbrochen haben, mit denen Sie jahrzehntelang gelebt haben, wie Sie denjenigen vergeben haben, die Sie verletzt haben, und wie Sie schließlich das Leben Ihrer Träume erschaffen haben.

Sehnlichst warte ich darauf, Ihre Geschichte zu hören. Bitte teilen Sie uns Ihre Erfahrungen und Ergebnisse über E-Mail mit:

stories@thetappingsolution.com

Bis dann … und denken Sie bitte daran: Klopfen Sie weiter!

PS

Sind Sie immer noch da? Fantastisch! Hier kommt ein kleiner Bonusabschnitt für diejenigen von Ihnen, die es bis hierher geschafft und das Buch zu Ende gelesen haben. Zuerst einmal herzlichen Glückwunsch! Es sei denn, Sie sind jemand, der gleich ganz hinten im Buch geblättert hat, um herauszufinden, wie es aufhört – was aber unwahrscheinlich ist, denn es handelt sich hier nicht um einen Roman.

Wenn Sie es so weit geschafft haben, weiß ich schon einmal so viel über Sie: Es liegt Ihnen sehr viel daran, persönliche Veränderungen vorzunehmen, ein besseres Leben zu führen und sich selbst und die Welt zu verändern. Ich hoffe, dass für Sie das auf den vorhergehenden Seiten Gelernte Wirklichkeit wird.

Wenn Sie wirklich dazu bereit sind und wenn Sie sich schnellere Veränderungen wünschen als je zuvor – und wenn Sie bereit sind, endlich das Leben Ihrer Träume zu leben, habe ich noch eine weitere Kleinigkeit für Sie parat.

Ich habe einen kurzen Kurs zusammengestellt, mit dem Sie das in diesem Buch Gelernte auf die nächste Ebene bringen können. Sie finden ihn unter www.thetappingsolution.com/mygift. Dieser Kurs ist kostenlos und mein Geschenk an Sie dafür, dass Sie das Buch gelesen und sich für sich selbst und die Welt einsetzen.

Sagen Sie das aber nicht einfach so weiter, dass es diesen Link gibt oder dass es hinten im Buch noch etwas gibt, okay? Die anderen müssen sich das selbst verdienen! Sie haben es bereits geschafft!

PPS

Danke. :)

(Ich schreibe meine E-Mails immer mit Smileys. Wie kann ich sonst meine Gefühle richtig vermitteln? Mein Verleger dachte, dass es wohl vernünftiger sei, sie nicht überall im Text zu verteilen, und das verstehe ich. Glücklicherweise habe ich diesen hier noch eingeschmuggelt, ohne dass es jemand gemerkt hat.)

Und noch einer, einfach so für Sie :)

Weitere Informationen

Wenn Sie mit Ihrer Klopferfahrung die nächste Stufe erreichen wollen, haben wir zu praktisch jedem Thema dieses Buches eine Vielfalt von Hilfsquellen, aber zurzeit nur in englischer Sprache, die Sie über www.thetappingsolution.com beziehen können:

Eine gigantische Entdeckung: Holen Sie sich mehr Informationen zu der spannenden neuen Wissenschaft und Forschung hinter dem Klopfen unter www.thetappingsolution.com/research.

Schnellstart: Erleben Sie das Klopfen jetzt: Sehen Sie ein kurzes Video, das Sie durch den Klopfablauf führt, unter www.thetappingsolution.com/tappingvideo.

Ängste, Gefühle der Überforderung und Stress auflösen: Möchten Sie Ihren Alltagsstress wirklich in den Griff bekommen? Besorgen Sie sich eine kostenlose Meditation zur Stressauflösung (Normalpreis $19.95 und für alle Leser dieses Buches kostenlos) unter www.thetappingsolution.com/stress.

Widerstände gegen Veränderungen überwinden: Erfahren Sie mehr, wie Sie spezielle Hürden überwinden können, um sich zu verändern, unter www.thetappingsolution.com/change.

Sich durch die Vergangenheit klopfen: Haben Sie das Gefühl, dass Traumata aus der Vergangenheit Sie zurückhalten und dass Sie feststecken? Erleben Sie endlich Ihren Durchbruch, unter www.thetappingsolution.com/thepast.

Den Körper heilen: Das Klopfen hat sich bei körperlichen Selbstheilungsprozessen als unglaublich effektiv erwiesen. Erfahren Sie mehr unter www.thetappingsolution.com/heal.

Sich von körperlichen Schmerzen befreien: Unser »Schmerzauflösungs-Weltgipfel« ist ein Onlineereignis, an dem mehr als 100000 Menschen teilgenommen haben. Es könnte genau das sein, was Sie brauchen, um körperliche Schmerzen in den Griff zu bekommen. Sie erhalten einen kostenlosen Einblick unter www.thetappingsolution.com/painrelief.

Abnehmen und Ängste, Schuldgefühle und Scham rund ums Essen loslassen: Laden Sie sich kostenlos eine Klopfmeditation herunter, die Sie beim Abnehmen unterstützt (Normalpreis $19.95 und für alle kostenlos, die dieses Buch gekauft haben), unter www.thetappingsolution.com/painrelief.

Liebe und gesunde Beziehungen entstehen lassen: Manifestieren Sie die Liebe, die Sie sich wünschen, oder verbessern Sie Ihre bestehende Beziehung, unter www.thetappingsolution.com/love.

Geld verdienen und seine Träume verwirklichen: Laden Sie sich eine kostenlose Klopfmeditation herunter, um finanziellen Stress und Ängste zu lindern und ein Leben mit mehr Fülle zu erschaffen (Normalpreis $19.95 und kostenlos für alle Leser dieses Buches), unter www.thetappingsolution.com/money.

Phobien und Ängste auflösen: Von Flugangst bis zur Sprechangst in der Öffentlichkeit – beseitigen Sie Ihr spezielles Problem, unter www.thetappingsolution.com/overcomingfears.

Anmerkungen

KAPITEL 1

1. J. Fang et al. »The Salient Characteristics of the Central Effects of Acupuncture Needling: Limbic-Paralimbic-Neocortical Network Modulation«. *Human Brain Mapping* 30, no. 4 (April 2009): 1196–1206; K.K. Hui et al. «Acupuncture Modulates the Limbic System and Subcortical Gray Structures of the Human Brain: Evidence from fMRI Studies in Normal Subjects.« *Human Brain Mapping* 9, no. 1 (2000): 13–25.

KAPITEL 6

1. R.L. Nahin et al. »Costs of Complementary and Alternative Medicine (CAM) and Frequency of Visits to CAM Practitioners.« *National Health Statistics Reports*, no. 18 (July 2009), http://nccam.nih.gov/sites/nccam.nih.gov/files/nhsrn18.pdf.
2. »The Human Brain,« The Franklin Institute: Resources for Science Learning, www.http://www.fi.edu/learn/brain/stress.html.
3. »Stress,« eHealthMD, http://ehealthmd.com/content/what-stress.
4. »Not Effective and Not Safe: The FDA Must Regulate Dangerous Antimicrobials in Everyday Products,« Natural Resources Defense Council, April 2010, http://www.nrdc.org/health/files /antimicrobials.pdf.

KAPITEL 12

1. »The Results of Carol Look's Eyesight Experiment«, Carol Look: Attracting Abundance, http://www.attractingabundance.com/eft/carol-looks-eyesight-experiment.

KAPITEL 13

1. »What is Posttraumatic Stress Disorder, or PTBS?« National Institute of Mental Health, http://www.nimh.nih.gov/health/publications/post-traumatic-stress-disorder-PTBS/what-is-post-traumatic-stress-disorder-or-PTBS.shtml.

2. »Dr. Pat Carrington's ›EFT at Work in a Hospital Series‹, EFT: Founding Masters, http://www.eftmastersworldwide.com/content/eft-at-work-in-a-hospital.

Danksagung

Ich weiß, es klingt wie ein Klischee, wenn ich sage: »Ich schulde die Entstehung dieses Buches so vielen Menschen ...« – aber es ist tatsächlich so! Ich bin meiner großartigen Familie so dankbar für all die Liebe und Unterstützung. Brenna – meine wundervolle Frau – du hast mich dermaßen unterstützt und warst so hilfsbereit, während ich dieses Buch geschrieben habe. Du bist meine großartigste Cheerleaderin. Du sorgst dafür, dass ich gesund, glücklich und inspiriert bleibe, um in der Welt eine Veränderung zu bewirken. Ich liebe dich! Des Weiteren möchte ich einen Dank an meine wunderbaren Geschwister und Geschäftspartner Alex und Jessica aussprechen. Danke, Jessica, dass du den Mut und das Vertrauen hattest, um diese verrückte Reise mit mir anzutreten. Du bist so ein Star, und es ist eine Freude, mit dir jeden Tag arbeiten zu können. Alex – keine der unglaublichen Erfahrungen, die wir miteinander gemacht haben, wären ohne dich möglich gewesen. Du bist ein genialer Geschäftsmann, und ich kann es kaum erwarten, was uns als Nächstes einfällt! Ich möchte den besten Eltern danken, die man sich wünschen kann – ich danke euch für den, zu dem ihr mich gemacht habt, und dafür, dass ihr mich bei jedem Schritt auf dem Weg geliebt und unterstützt habt. Karen, Malakai, Lucas, die weiteren Kleinen, die noch kommen, mein erster Leser und meine liebe Tante Penny, die Taylors und vor allem meine Lesefreundin Alison und der Rest der Gang überall auf der Welt – ich liebe euch.

Liebe Freundin Kris Carr, ich bin für deine Hilfe bei jedem Schritt auf dem Weg so dankbar – es begann damit, dass du mich Patty Gift vorgestellt hast, und reicht bis hin zur Veröffentlichung dieses Buches. Mein Leben ist unendlich viel reicher, weil du dazugehörst. Ich bedanke mich bei Patty Gift, meiner brillanten Verlegerin und Freundin, die ich bereits zuvor erwähnt habe. Ich schreibe weiter Bücher, damit ich einfach Gelegenheit habe, mit dir zu plaudern. Mein Dank geht an Louise Hay, der Visionärin und Wegweiserin hinter der Transformation von Hunderttausenden von Menschen weltweit; es ist mir eine Ehre und ein Privileg, dass Sie meine Verlegerin sind und zu meinem Freundeskreis zählen. Und ein Dank an den Rest der Gang bei Hay House: Reid Tracey, einen der brillantesten Geschäftsmänner voller Mitgefühl, denen ich je begegnet bin – vielen Dank für Ihr Vertrauen und Ihre Unterstützung. Nancy Levin, danke dafür, dass Sie mich auf die Bühne gestellt und mir dabei geholfen haben zu leuchten. Laura Gray, Sally Mason, Gail Gonzales, Christy Salinas, Margarete Nielsen und allen anderen bei Hay House möchte ich meinen Dank aussprechen!

Ich bin Cheryl Richardson ewig dafür dankbar, dass sie nicht nur von Beginn an an uns geglaubt und uns ein Interview für den Film *The Tapping Solution* gegeben hat, sondern auch dafür, dass sie uns weise geführt, beraten und beim Schreiben dieses Buches unterstützt hat. Das war solch eine große Hilfe – danke!

Mein Dank gilt auch Mark Hyman, einem der mitfühlendsten, liebevollsten (und intelligentesten!) Ärzte. Danke für das wunderbare Vorwort und dafür, dass Sie mir Ihre schwierigsten Fälle geschickt haben!

Nick Polizzi, der brillante Regisseur und Herausgeber von *The Tapping Solution*, der mit mir zusammen vor langer Zeit in vollem Vertrauen diesen Sprung getan hat. Ich bin täglich dankbar dafür, dass du nicht nur vor allem zur Umsetzung dieses Films beigetragen hast, sondern ich danke dir auch für deine lebenslange Freundschaft und Unterstützung. Kevin Granni – seit fünfzehn Jahren bist du ein Teil dieser Achterbahn, und ich danke dir für deine Unterstützung und Freundschaft. Jetzt macht es so richtig Spaß, und ich kann es kaum abwarten, deinen Bestseller zu lesen.

Mein Dank geht außerdem an meine Freunde in der Gemeinschaft, die sich mit dem Klopfen und Persönlichkeitsentwicklung befassen und zu diesem Buch und zur Unterstützung der Welt beigetragen haben: Carol Look, Lindsey Kenny, Dawson Church, David Feinstein, Dr. Joe Mercola, Arielle Ford, Marci Shimoff, Jack Canfield, Joe Vitale, Rachel Goldstein, Brad Yates, Dr. Erin Shannon, Lori Leyden, Stacey Vornbrock.

Es gibt so viele Menschen, die mir dabei geholfen haben, damit dieses Buch Wirklichkeit werden konnte: Wyndham Wood, Autumn Millhouse, Mary Ayers, Kelly Notaras, Michelle Polizzi und Stephanie Marohn – danke!

Mein Dank geht an das Team von *Tapping Solution*: Heather, Lindsey, Joel, Kris, Tara, April, Jessie, Shalane, Lisa, Jason und Cassy. Wenn dieses Buch veröffentlicht wird, ist es sicherlich schon wieder um zehn wunderbare Teammitglieder gewachsen – danke, dass ihr mir dabei geholfen habt, die Welt zu verändern. (Denn genau das ist es, was wir machen.)

Dank an all diejenigen, die ihr Herz für mein Coaching geöffnet und mit ihren Erfahrungen zu diesem Buch beigetragen haben – ich bin dadurch transformiert worden, dass ich euch bei eurer Veränderung behilflich war! Ich bedanke mich bei den Hunderttausenden von Menschen auf meiner E-Mail-Liste: Auch wenn ich nur wenige von Ihnen persönlich kenne, berührt mich Ihre Unterstützung und Ihr Einsatz für Sie selbst und die Welt.

Und zuletzt möchte ich den Begründern danken, auf denen meine ganze Arbeit beruht – Roger Callahan, Gary Craig und Pat Carrington für ihre unglaublichen Innovationen und Durchbrüche. Ohne Sie wäre so etwas nicht möglich gewesen!

Über den Autor

Nick Ortner ist der Schöpfer und leitende Produzent des erfolgreichen Dokumentarfilms *The Tapping Solution.* Zudem organisiert er das jährlich stattfindende weltweite Onlineevent *The Tapping World Summit,* an dem mehr als 500 000 Menschen teilnehmen. Ortner ist ein dynamischer Referent, der auf der ganzen Welt bahnbrechende Klopfsitzungen live präsentiert. Er lebt in Connecticut.